The Mangled Extremity
Evaluation and Management

肢体严重损伤
评估与治疗

原著 [美] Raymond A. Pensy

[美] John V. Ingari

主译 喻爱喜 简 超 漆白文

中国科学技术出版社

·北 京·

图书在版编目（CIP）数据

肢体严重损伤：评估与治疗 /（美）雷蒙德·A. 彭西 (Raymond A. Pensy)，（美）约翰·V. 英加里 (John V. Ingari) 原著；喻爱喜，简超，漆白文主译 . — 北京：中国科学技术出版社，2022.7

书名原文：The Mangled Extremity: Evaluation and Management

ISBN 978-7-5046-9599-4

Ⅰ . ①肢… Ⅱ . ①雷… ②约… ③喻… ④简… ⑤漆… Ⅲ . ①四肢—损伤—评估②四肢—损伤—治疗 Ⅳ . ① R826.6

中国版本图书馆 CIP 数据核字 (2022) 第 075376 号

著作权合同登记号：01-2022-2447

策划编辑	丁亚红　焦健姿
责任编辑	丁亚红
文字编辑	郭仕薪
装帧设计	佳木水轩
责任印制	徐　飞

出　　版	中国科学技术出版社
发　　行	中国科学技术出版社有限公司发行部
地　　址	北京市海淀区中关村南大街 16 号
邮　　编	100081
发行电话	010-62173865
传　　真	010-62179148
网　　址	http://www.cspbooks.com.cn

开　　本	889mm×1194mm　1/16
字　　数	402 千字
印　　张	17
版　　次	2022 年 7 月第 1 版
印　　次	2022 年 7 月第 1 次印刷
印　　刷	天津翔远印刷有限公司
书　　号	ISBN 978-7-5046-9599-4/R·2895
定　　价	198.00 元

译者名单

主　译　喻爱喜　简　超　漆白文

副主译　喻译锋　吴亦凡　易新泽宇

译　者（以姓氏笔画为序）

王　正　王　郁　邓玲珑　古辉云

李宗焕　李鹏程　杨夏晴　肖卫东

张　栋　张　浩　易万荣　周　敏

屈文强　赵　勇　胡　祥　袁　莹

内容提要

本书引进自 Springer 出版社，由美国骨科专家 Raymond A. Pensy 教授和 John V. Ingari 教授联合编写，国内武汉大学中南医院十余位专家共同翻译，是一部系统介绍肢体严重损伤评判标准与治疗方式的实用指南。本书内容全面丰富，着重介绍了肢体严重损伤患者的各种诊断难点，并分析了患者所需的药物和手术治疗方案，是著者在大量实践与创新基础上的理论总结。书中所述兼具深度和广度，不仅适合中高年资的临床医生阅读参考，还可作为骨科专业技术人员的案头工具书。

主译简介

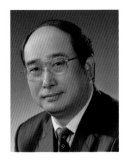

喻爱喜

医学博士，教授，博士研究生导师，博士后合作导师。武汉大学中南医院一级主任医师、骨科党支部书记、创伤与显微骨科主任。湖北省创伤显微外科临床医学研究中心主任，湖北省显微外科医疗质量控制中心主任，武汉市显微外科临床医学研究中心主任，湖北省第一、二届医学领军人才（骨科学），武汉市黄鹤英才。享受国务院政府特殊津贴。主持国家自然科学基金、国际合作及省市级项目10余项。获国家及湖北省科技进步奖等10余项，作为第一作者获湖北省科技进步二等奖2项，湖北省科技成果推广一等奖1项，武汉市科技进步一等奖1项。获国际及中国发明专利4项。发表学术论文280余篇，其中以第一作者及通讯作者身份发表SCI收载论文60余篇。

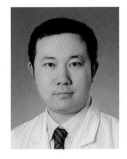

简 超

博士，美国加利福尼亚大学（戴维斯分校）联合培养博士。武汉大学中南医院创伤与显微骨科，主治医师。湖北省医学会显微外科学分会委员。专业方向为创伤骨科、显微外科，擅长肢体创伤及其并发症如感染、骨不连、骨缺损、骨坏死、肢体畸形的修复与重建，严重肢体创伤的治疗，各类组织瓣移位与移植，复杂创面的综合治疗。参与国家自然科学基金及省重大项目各1项，主持武汉大学科研项目3项。获国家发明专利2项。以第一作者或通讯作者身份在 *JBJS*、*J Nanobiotech* 等期刊发表专业论文8篇，其中SCI收载论文6篇。

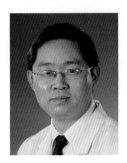

漆白文

医学博士，硕士研究生导师，主任医师。武汉大学中南医院创伤与显微骨科副主任、创面诊疗中心主任。中华医学会骨科学分会青年委员，中国医师协会创伤外科分会委员，湖北省医学会创伤学分会青委会副主任委员。擅长四肢开放性骨折、血管神经损伤、急慢性软组织缺损的修复以及创伤后的肢体功能重建，骨不连、骨缺损、骨髓炎等疾病的治疗，特别是各种急慢性创面的综合治疗。主持省部级课题5项，其中湖北省重大科技专项1项。获实用新型专利3项。以第一作者及通讯作者身份在SCI期刊及核心期刊发表论文40余篇。

译者前言

  肢体严重损伤是一类危及肢体存活甚至危及生命的骨科急症，治疗上往往十分棘手。针对这类复杂的损伤，国内一直缺乏相关的专业著作，故笔者接触此书并了解其前沿理念和丰富内容后，立即产生了翻译此书的想法。在与出版社达成共识后便迅速组织团队翻译该书，希望书中呈现的理念与技术能突破语言的障碍以飨国内读者。

  我国的显微重建技术一直处于世界领先地位，许多十分复杂的肢体严重损伤病例由国内团队保肢成功，使得肢体严重损伤的保肢及重建技术获得极大关注。本书不仅系统、全面地阐述了肢体严重损伤评估、截肢与保肢选择、保肢与功能重建技术，还涵盖了肢体严重损伤对患者的心理影响、疼痛控制、矫形器治疗、假肢应用等多个方面，对这些知识的充分理解有助于我们对损伤作出更全面的评估，以对截肢与保肢进行综合性决策，即不仅仅局限于"保得住"，而更应权衡是否"保得好"。此外，本书还介绍了靶向肌肉神经移植术和骨整合假肢等新进展。这些新进展对我们的启发意义不言而喻，推动这些新技术在肢体严重损伤中的创新性应用，将会极大促进肢体严重损伤救治方法的革新。

  本书译者均是从事肢体损伤救治的医生，其中许多译者都有数十例以上肢体严重损伤患者的救治经验，在沟通中，他们均表示借翻译此书的契机，对肢体严重损伤临床实践的原理和方法有了更深的认识，结合对既往相关临床工作的反思，从中受益匪浅。最后也希望本书的翔实内容会对您的临床工作有所裨益，这也是我们翻译此书的初衷及最大动力。

  在本书中文版付梓之际，衷心感谢翻译团队在繁忙的临床工作之余，认真查阅大量资料、字斟句酌，尽可能做到翻译的"信与达"。但由于中外术语规范及语言表述习惯有所不同，加之翻译人员风格有所差别，中文翻译版中可能存在、欠妥之处，敬请读者予以批评指正。

武汉大学中南医院 喻爱喜

原书前言

欣然敏行·细致入微·耐心坚持

我希望读者在拿起这本书之前，已经在手术室里听过、读过、说过这组词，因为这组词蕴含着个人认为的成功挽救肢体工作的核心，即下面论述内容所围绕的核心。

欣然敏行，即愉快的准备，乐于从事此工作并机敏行事。

负责救治肢体严重损伤患者的人都知道，这一特质是成功的核心。肢体，特别是手和手臂，代表了人类身份认同组成中不可或缺的部分。因此，在遭受严重损伤后，当医生看到患者上肢或下肢变成杂乱的伤筋碎骨时，都会本能地感到悲伤和沮丧，同时也会意识到患者已经永远失去了他们身份认同和个体能力的一部分。然而，对于极少数的医生来说，另一种反应也可能会发生，这种反应促使他们出现一种几乎欣然准备去拼凑这部分身体的表现，向他人倾授此过程中其所得，并研究改进治疗过程的方法。此谓欣然敏行。

细致入微，即一个事实或项目的详细信息，往往是在密切关注某件事情后才注意到的，或将这些事实或项目作为一个整体来考虑。

很少有人会质疑，人类解剖学、生理学和心理学等学科代表了一种看似无限的复杂性。解剖学学生认识到，人体的组成部分就近乎是无穷无尽的，更不用说它们的生理相互作用及与人类心灵的结合，对任何一个人来说，完全理解这些部分几乎是不可能的。也许正是这种挑战，人们认识到通过更深入和更全面地了解使我们"心动"的特定事实，就可以实现技术和结果的改善，这为致力于挽救肢体的外科医生提供了额外的动力。修复这些骨骼、神经、肌腱和血管，使患者获得最大受益，需要有类似钟表匠对个别部件一样的关注力。正如 Sterling Bunnell 博士所述，"在没有止血带的情况下对手部进行手术，就像在墨水池里修表一样"。此谓细致入微。

耐心坚持，即忍受困难或令人不快的事情而不抱怨的能力。

在困难面前坚持不懈是外科医生的共同品质，对于保肢专家来说，这更是基本和不可或缺的，甚至几乎不需要提及。了解人体非凡的愈合潜力和实现积极变化的手术方法是这门学科的重要组成部分。面对肢体严重损伤，外科医生还必须了解何时进行干预，因为在某些情况下，一些特定的外科技术可能更适合作为第一次或最后一次干预，这取决于具体情况，以及患者的需求和愿望。毋庸置疑，肢体严重损伤会需要许多干预措施，进而需要仔细规定这些手术和治疗的时机，这些只有通过经验才能了解。此谓耐心坚持。

最后，我对那些开始从事这项工作的人的建议是，要记住我们作为医生，应将患者作为一个整体来对待。这项工作颇具挑战性，要记住骨骼、血管，以及显微手术的精进技术，这些都需要通过多年的培训和经验习得，且必须与对患者整体健康状况的理解相结合。必须仔细平衡身体、心理和社会需求，因此每一位面临保肢或截肢的患者都需要仔细评估和教育，以确保患者和家属在我们能力范围内了解我们试图保肢的风险、成本和持续时间。

Raymond A. Pensy

Department of Orthopaedic Surgery

R Adams Cowley Shock Trauma Center

Baltimore, MD, USA

致　谢

....

献给我的妻子 Mara，她使我所珍视的一切成为可能。

Raymond A. Pensy

这本书的出版离不开我妻子 Arlene 的坚定支持，她无疑是我最好的朋友。

John V. Ingari

目　录

第1章　重建肢体严重损伤：从地基到封顶
Rebuilding the Mangled Extremity: Foundation to Rooftop

Naji Madi　Raymond A. Pensy　著

一、定义

准许 / 规划施工现场

人类的肢体，特别是上肢，通过不断的工作、娱乐、交流和自我照护方式为个体提供了与环境互动的能力。四肢为我们提供了多种身份认同，既是在显而易见的身体属性意义上，也许又是在更深层次上，即我们如何运用肢体在上述活动中表现自己[1,2]。因此，失去部分或全部肢体功能对心理和生理的影响都是毁灭性的[3]。大量的时间和资金投入用于研究这些损伤的病因、治疗和预后，这也强调了这项工作的重要性[4,5]。

一些大型的、多中心的前瞻性研究已经证明，对于肢体严重损伤的患者在保肢和截肢之间作出决策远非易事[6,7]。在进行结果的比较时，皮肤、肌肉、骨等身体部分作为整体，其相互作用不能与心理和社会组分进行割离，因此在对患者进行治疗决策时，也必须将这些因素加以考虑[6,8]。也就是说，在进行截肢或尝试保肢的决策时，应该首先从定义开始，了解如何评估肢体，以及挽救肢体所需的总体原则。由此，至少可以就具体情况与患者展开基于相关知识下的讨论，以期改善后续的研究。骨骼、软组织（包括皮肤、肌肉、肌腱和韧带）、血管和神经构成了肢体的关键基本组成部分，当这四个核心部件中有三个或更多的部件损伤时[9]，就被定义为肢体严重损伤（图1-1）。无论是有经验的外科医生还是临床新手，都能立即识别出肢体严重损伤，因为伤口形状和特征往往十

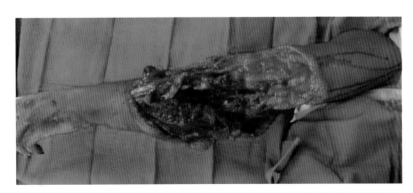

▲ 图 1-1　**18 岁女性**，左前臂挤压伤，典型表现为肢体严重损伤，包括软组织、骨骼、神经和血管损伤

分突出，而一开始就弄清扭曲和毁损的肢体往往是不可能的。这类损伤肢体往往被鲜血、组织碎片、撕裂的衣物，有时甚至还有弹片覆盖，裸露出骨头和深层组织结构，即使是对经验丰富的临床医生而言，这类损伤也呈现出一种"混乱"的外观，一开始很难准确辨别哪些部分是可挽救的，更不用说哪些组织可以重新组合成一个有功能的结构单元。

因此，只有允许某些因素在"可控"的环境下，经验丰富的外科医生才能有效地认定可挽救的肢体严重损伤，这些因素包括手术室能提供足够的照明、尽可能少的外部干扰、充分的检查和手术探查。在上述操作过程中，外科医生必须清点保肢和恢复功能所必需的关键组织结构，这种评估通常只有在完全清除了组织碎片和无活力的坏死组织后才能彻底完成。根据损伤机制和污染程度的不同，活组织结构的留存也不尽相同。尽管清创术对成功保肢是否具有影响的研究还存在不确定性，但清创过程毋庸置疑地被外科医生们普遍认为是保肢治疗中最重要的第一步[10]。

肢体严重损伤重建计划类似于住宅建造所需的规划。尽管重建肢体远比住宅建造复杂得多，但功能性的肢体重建和建造高质量的建筑之间存在相似性，这为肢体严重损伤的重建提供了一种思考的理论框架和指导方法，也为本文其他部分写作提供了大纲（表 1-1）。

二、保肢步骤

从"规划"和"许可"开始，损伤机制（如挤压伤、锐器或弹道贯通伤、撕裂伤等）的了解、全面的体检，以及患者损伤状态的了解是至关重要的。如下一章所讨论，患者的生理状态经常会决定最初的处理方案和建议[9]。X 线片、超声多普勒检查和必要时的血管造影检查[11, 12]，通常有助于为骨与动脉损伤程度的评估提供明确而客观的指标（图 1-2 至图 1-4）。

这让外科医生至少能够向患者提供初步知情同意书（许可）以进行初步的外科处理，但肌肉损失、神经或肌腱损伤的程度可能很难仅凭临床检查和初步检验进行评估。因此知情同意应该是广泛而富于移情的。这些初始的步骤非常重要[13]。

许多作者建议使用评分系统来帮助治疗肢体严重损伤，包括预测保肢指数（predictive salvage index，PSI）、肢体损伤严重程度评分（mangled extremity severity score，MESS）[15]、保

表 1-1 住宅建造步骤与保肢步骤的比较

住宅建造步骤	保肢步骤
规划 / 许可	体格检查、X 线片、CT、血管造影 / 知情同意
选址	手术室准备（良好的灯光、优质的团队、可进行透射的手术床、可控式止血带）
挖掘	清创术
地基建造	骨修复（外固定架、髓内钉或内固定方法）
管道系统	动脉重建和止血（缝合结扎、静脉移植、分流术、导管取栓术等）
电路系统	神经重建（修复或移植）
内部装饰	肌腱修复或移植
外部装饰	皮肤重建（直接缝合、暂时性负压吸引、皮片移植或皮瓣移植）

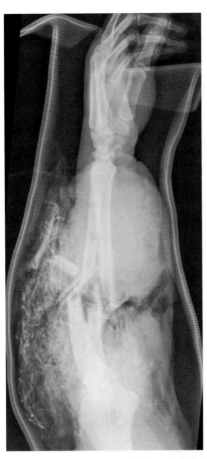

▲ 图 1-2 固定于糖钳夹板的前臂严重损伤的侧位 X 线片，尺桡骨均为粉碎性骨折，掌背侧软组织缺损

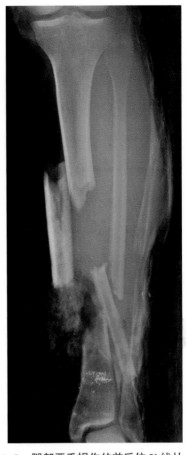

▲ 图 1-3 腿部严重损伤的前后位 X 线片，显示移位的胫腓骨干节段性骨折伴骨与软组织缺损

肢指数（limb salvage index, LSI）[16]，以及神经损伤、缺血、软组织污染、骨骼损伤、休克和年龄综合评分（nerve injury, ischemia, soft tissue contamination, skeletal injury, shock, and age, NISSSA）[17]。然而，这些指标很复杂，应用中并未显示一致性可重复的结果，并且缺乏大队列研究验证[9, 18]。在某种程度上，这些评分系统促使"清单"的形成，这对于制订合理的治疗方案至关重要，类似于表 1-1 所描述的方案。

手术室（施工位置）需要有经验和训练有素的团队，以及必要的辅助诊疗设备。熟悉骨骼、血管和软组织手术的专业人员，包括麻醉师、护士、放射科技术人员、循环支持人员是治疗成功的关键，就像房屋建造每个阶段需要合适的建筑团队一样。同样，实施这些必要步骤的场所也需要事先考虑，即一个有足够透视空间、可行血管造影、有空间安置仪器的手术室，应该是保肢外科医生的"施工场地"。良好的照明、充气止血带和可透视的手术台也是必不可少的。

三、清创（"挖掘"）

立即清创或同时行初步重建血运的重要性不言而喻[19, 20]。对手术平面、神经血管结构、肌肉的神经支配、起止点的全面了解，对于安全、有效、彻底的清创是必不可少的。手术入路选择在未受损的肢体比扭曲、挤压或部分撕脱的肢体更容易实施。尽管如此，"避免切割圆形组织结构"是至关重要的。为此，止血带控

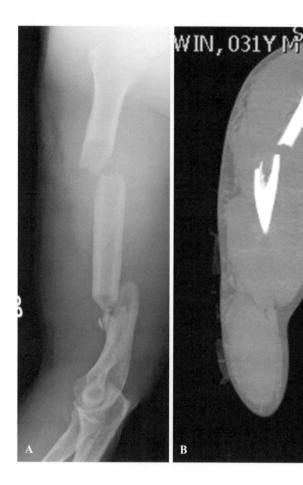

◀ 图 1-4　**A.** 肱骨侧位片显示移位的肱骨干节段性骨折；**B. CT** 血管造影冠状位重建显示肱动脉断裂和肩胛盂下缘骨折

制出血是首选。然而在某些情况下，特别是在肢体缺血严重且持续时间较长的情况下，首选使用分流术使肢体再灌注，并在不使用止血带的情况下完成清创手术。然而，笔者的观点是对于绝大多数病例，止血带控制可以为外科医生提供一个无血术野，这对识别关键组织结构（特别是神经）和合适手术平面至关重要，只有外科医生识别了损伤区域内或穿行损伤区域的这些结构，才能完成有效的清创。切断神经会导致永久性和即刻功能缺失，而在伤口内留下失活的肌肉或组织碎片必然会导致伤口化脓，这些反过来会使肢体无法挽救且难以说明保肢的合理性。

必须要强调良好的清创术至关重要。如上所述，在大多数情况下，使用止血带和充分掌握相关解剖结构，可防止对关键神经血管结构的医源性损伤。笔者认为开放性骨折通常存在

两种类型的伤口，即一种需要对创面边缘进行切除；另一种则需要根治性切除。第一类开放性骨折是一种简单的"由内而外"的损伤机制，具有很少的污染、皮肤脱套、骨膜剥离和组织失活，只要简单地对骨折进行标准的处理，同时移除少量的皮肤、皮下组织、肌肉和骨骼即可，而无须通过完全正常的组织开始手术平面的分离。另一种类型的损伤，如由于爆炸、霰弹枪、辗压、叉车、卡压或高速枪等导致，特别是伤口有大量异物碎片时，需要行根治性切除。这种组织的清创剥离，必须像外科医生在切除癌症一样进行，即外科医生应该假设任何残留的癌组织会导致切缘阳性，最好的情况是需再次切除，最坏的情况是最终导致患者截肢甚至死亡。

对于边缘性切除，笔者倾向于使用手术刀锐性切除皮肤，直到切缘有明显的出血。任何

清创不足将最终导致组织坏死，引起内固定、肌腱、骨外露等严重后果，这些组织将很快干燥且丧失功能。同样，肌肉也应清创至明显出血。肌肉一定要能收缩和出血，否则也应被切除。任何清创不足所引起的最好结果是化脓、发热和疼痛，而最坏结果是代谢失衡、败血症，甚至出现死亡。关于肌肉清创，笔者推荐使用电刀、手术刀或咬钳。坏死的肌肉使用剪刀或手术刀快速切除，然后用电凝止血。对于存活可疑的肌肉用咬钳清理，因为密实、韧性的健康肌肉会抵抗咬钳的咬合，而坏死肌肉则会被轻易清除。对于骨组织，笔者倾向于使用 4mm 高速骨磨钻，骨骼上"红辣椒"样点状出血征象指示了清创的深度。根据笔者的经验，开放性骨折的骨端从皮肤刺出超过 1cm 或者其骨膜剥离 1cm 以上后是无法存活的。虽然骨科医生很难接受大量的骨组织清创术，特别是关节周围或支撑关节的骨组织，但没有理由让残留失活（非出血）组织引起脓肿。

对于那些需要根治性切除的巨大开放性骨折，可以由正常的组织平面进行剥离。为了挽救肢体甚至生命，这类导致整个筋膜间室丧失的损伤在清创时需要医生和患者做好一定程度的肢体功能丧失的预期。所有失活的非关键结构要从正常的组织平面予以清除，这包括皮肤、肌肉、骨骼、甚至动脉和静脉(如果必要的话)。因为这些结构都有可靠的重建方法，因此被认为是非关键的。虽然对这些组织结构的清创很具有挑战性且耗时，但如果因清创不彻底导致感染接踵而来，那么这些努力要么加倍付出，要么变成徒劳。神经通常是唯一没有彻底清创的结构。术者需要在靠近损伤区域的近端和远端仔细地分离出关键神经，然后从拟切除区域仔细解剖分离出神经。即使周围没有软组织覆盖，神经也可以在 15～20cm 或更长范围内保持活力和功能。如后续章节所述，如果可以恢复软组织覆盖，则可在 24～48h 内使用静脉倒置移植术进行 20cm 或以上的动脉重建。在每一个发生感染的病例中，外科医生都必须承担责任，承认清创不充分。在某些情况下，唯一合适的清创是截肢。

笔者认为外科医生最喜欢的"抗生素"应该是不锈钢手术刀（或能够完成有效清创的其他方法），因为目前还没有发现有细菌对此耐药。此外，目前亦没有抗生素能够弥补不充分的清创。最后，在完成清创术时，如果止血充分，外科医生的器械不会对患者产生毒性，也不会产生任何已知的过敏反应。

四、骨骼固定（"地基"）

首先，重建严重肢体损伤需要一个基础。无论损伤机制如何，肢体必须获得稳定性才能实现后续的重建工作[21]。骨损伤会导致肢体缺乏正常对线和刚性，这不利于后续的肢体重建工作，特别是涉及血管重建（管道系统）时。骨骼稳定可以通过多种方法来实现，这些方法将在后面的章节中具体分上肢和下肢进行讨论。无论选择哪种方法，都应为后续手术提供必要的框架，使骨结构复位至接近正常的生理状态，并保留骨和软组织愈合所需的血供。任何有经验的房屋建筑商或工程师都认为只有"真实"、垂直与水平的地基，才能保证建筑兼具美学与功能，不需要进行不必要的修改和延迟。

随后的章节将阐明临时固定与最终固定策略的选择，以及上肢和下肢保肢治疗的差异。

五、动脉损伤（"管道系统"）

确保肢体动脉血流至关重要。对于血运情况的评估在进入手术室之前就应该开始[11]，在许多情况下，由骨骼移位引起的血管"扭曲"

等异常，通过简单的复位操作和骨骼固定就可以得到纠正。如果肢体的动脉流入仍有问题，应立即手术探查、进行修复和（或）动脉移植。这些干预的时机可能因患者而异。然而，无论在何种情况下，必须优先处理骨折以防止对脆弱的血管重建造成破坏。在某些情况下，恢复动脉灌流可以作为首要的手术操作（如动脉分流术）[22]。对于严重或"绝对"缺血的肢体，组织坏死是持续的过程，呈时间依赖性，尤其是那些最依赖有氧代谢的组织。因此，在任何重要的清创术或骨折固定术之前，只要看到关键血管的两个断端，就应立刻实施分流术。

六、神经损伤（"电路系统"）

严重损伤肢体的神经支配通常是整体治疗结果的主要决定因素。由于严重损伤的患者不能进行充分的、主动配合的体检，确认受伤肢体神经支配的完整性往往十分复杂。这些患者在四肢外科医生到达床边时，往往是意识不清、处于镇静或插管状态。尽管在初次手术时很少需要对神经进行确定性的处理，但必须对上下肢关键神经进行清点检视。使用止血带对受伤肢体进行初步检查，以估计可能被撕裂、撕脱或压碎的神经，这往往是对神经功能残存和功能障碍进行评估的最佳时机。在清创损伤区域内的失活肌肉时，应仔细进行评估以显示仍有活性的神经。通常，对骨骼进行固定的操作会

干扰对神经的进一步和重复评估。如前所述，专科医生可能会或可能不会对多发伤患者进行临床检查，直到患者被麻醉，或在某些情况下，在其他挽救生命措施和肢体稳定处理后才进行检查。关于断裂的神经，值得一提的是，通过维持神经的相对解剖位置和适当的张力，可以极大地促进神经修复。神经的生理性张力可以由非显微外科专业的医生使用 6-0 单丝聚丙烯缝合实现。通过这种方式，外科医生简单地通过多次神经外膜缝合"桥接"神经断端，使神经末端相对合理地接近，从而使神经位于单个解剖平面内。施加的张力也应该是"生理性的"。这种生理性张力通过无间隙靠拢横断的神经来完成，或者不能无间隙靠拢时，其断端间隙应等于清创切除神经的长度或者预期神经撕脱或缺损的长度。这样可以避免神经断端发生不必要的回缩，因为神经断端回缩会导致需要明显更长的神经移植来修复，或者会妨碍神经的一期修复直至最终的软组织覆盖和正式的神经修复重建完成（图 1-5）。

七、伤口覆盖（"饰带／屋顶"）

获得一个合适的"屋顶"或覆盖对肢体是至关重要的，许多软组织覆盖的选择将在后面的章节逐一阐明。然而，值得一提的是，任何骨骼、神经、肌腱或血管重建的成功，都离不开抵抗外部环境、防止组织干燥或感染的持久

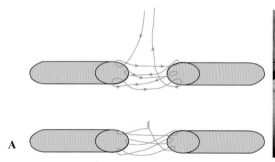
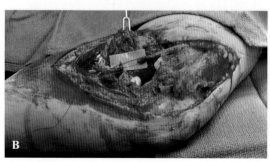

▲ 图 1-5 临时跨越式神经缝合术的示意图及临床应用

屏障。因此，必须认真考虑和规划如何实现皮肤闭合和软组织覆盖，最好是采用健康、有活力的皮肤或肌肉进行软组织覆盖，从而允许后续有计划（或计划外）的二次干预顺利进行。临时性伤口覆盖的方法，如将抗生素骨水泥珠包裹在不透水的敷料中，又称"珠袋"，或负压封闭引流装置等都可作为临时方法发挥作用 [24, 25]。由于此类覆盖物不是生理性的和活的组织，它们显然不能提供持久的组织覆盖、发挥免疫功能、递送外周血管给药的抗生素，而且，也不能提供促进创面愈合所需的许多其他关键的细胞因子和因素等。因此这些方法应只被视为是过渡性的，直到适合采取更高级和确定性治疗。

　　病例 1-1　18 岁女学生，汽车撞击致左下肢严重损伤。大腿和足部看起来完整，受伤范围限于膝关节区域。

　　X 线片（图 1-6A）显示胫腓骨近端骨折，近端胫腓关节脱位。左下肢 CT 扫描（图 1-6B），冠状面显示胫骨近端骨折。CTA 证实腘动脉断裂。

　　立即行跨膝关节外固定架固定，采用同侧大隐静脉倒置移植完成腘动脉的重建。

　　骨骼和软组织清创后导致腘窝巨大缺损，抗生素骨水泥间隔器和静脉移植物外露。

　　仔细的手术解剖分离和适当清创后（图 1-6C 和 D），保留内侧腓肠动脉和内侧腓肠肌的大部分，可形成局部旋转腓肠肌皮瓣以提供腘窝足够的软组织覆盖。

　　在开放性伤口区域应用临时异体皮肤覆盖，然后在术后 7 天，在血管重建成熟和肿胀部分消退后将其移除，代之以自体皮肤移植。外固定架被中转为非跨膝关节外固定架（图 1-6E），3 个月后完成植骨，结果显示胫骨愈合（图 1-6F 至 H），允许完全负重，这位年轻女性重返牙科学校。

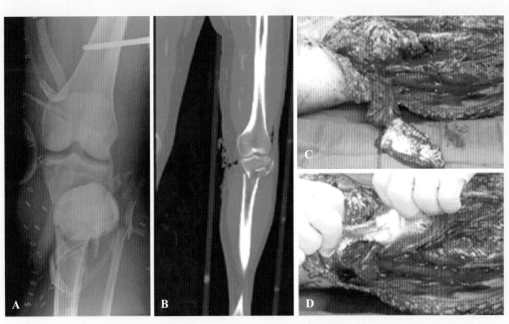

▲ 图 1-6　病例 1-1 下肢严重损伤

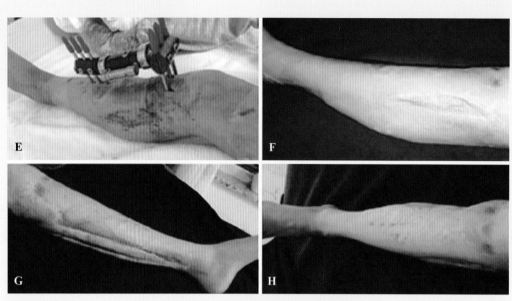

▲ 图 1-6（续） 病例 1-1 下肢严重损伤

参考文献

[1] Salminger S, Sturma A, Roche AD, et al. Functional and psychosocial outcomes of hand transplantation compared with prosthetic fitting in below-elbow amputees: a multicenter cohort study. PLoS One. 2016;11(9):e0162507.

[2] Ostlie K, Franklin RJ, Skjeldal OH, et al. Assessing physical function in adult acquired major upper-limb amputees by combining the Disabilities of the Arm, Shoulder and Hand (DASH) outcome questionnaire and clinical examination. Arch Phys Med Rehabil. 2011;92(10):1636–45.

[3] Galanakos SP, Bot AG, Zoubos AB, et al. Psychological and social consequences after reconstruction of upper extremity trauma: methods of detection and management. J Reconstr Microsurg. 2014;30(3):193–206.

[4] Tennent DJ, Wenke JC, Rivera JC, et al. Characterisation and outcomes of upper extremity amputations. Injury. 2014;45(6):965–9.

[5] Chen MW, Narayan D. Economics of upper extremity replantation: national and local trends. Plast Reconstr Surg. 2009;124(6):2003–11.

[6] Bosse MJ, MacKenzie EJ, Kellam JF, et al. An analysis of outcomes of reconstruction or amputation after leg-threatening injuries. N Engl J Med. 2002;347(24): 1924–31.

[7] Pet MA, Morrison SD, Mack JS, et al. Comparison of patient-reported outcomes after traumatic upper extremity amputation: replantation versus prosthetic rehabilitation. Injury. 2016;47(12):2783–8.

[8] Doukas WC, Hayda RA, Frisch HM, et al. The Military Extremity Trauma Amputation/Limb Salvage (METALS) study: outcomes of amputation versus limb salvage following major lower-extremity trauma. J Bone Joint Surg Am. 2013;95(2):138–45.

[9] Prasarn ML, Helfet DL, Kloen P. Management of the mangled extremity. Strategies Trauma Limb Reconstr. 2012;7(2):57–66.

[10] Godina M. Early microsurgical reconstruction of complex trauma of the extremities. Plast Reconstr Surg. 1986;78(3):285–92.

[11] Peng PD, Spain DA, Tataria M, et al. CT angiography effectively evaluates extremity vascular trauma. Am Surg. 2008;74(2):103–7.

[12] Applebaum R, Yellin AE, Weaver FA, et al. Role of routine arteriography in blunt lower-extremity trauma. Am J Surg. 1990;160(2):221–4.

[13] Bernstein ML, Chung KC. Early management of the mangled upper extremity. Injury. 2007;38(Suppl 5):S3–7.

[14] Howe HR Jr, Poole GV Jr, Hansen KJ, et al. Salvage of lower extremities following combined orthopedic and vascular trauma. A predictive salvage index. Am Surg.

1987;53(4):205–8.

[15] Johansen K, Daines M, Howey T, et al. Objective criteria accurately predict amputation following lower extremity trauma. J Trauma. 1990;30(5):568–72; discussion 572–3.

[16] Russell WL, Sailors DM, Whittle TB, et al. Limb salvage versus traumatic amputation. A decision based on a seven-part predictive index. Ann Surg. 1991;213(5): 473–80; discussion 480–1.

[17] McNamara MG, Heckman JD, Corley FG. Severe open fractures of the lower extremity: a retrospective evaluation of the Mangled Extremity Severity Score (MESS). J Orthop Trauma. 1994;8(2):81–7.

[18] Dirschl DR, Dahners LE. The mangled extremity: when should it be amputated? J Am Acad Orthop Surg. 1996;4(4):182–90.

[19] Crowley DJ, Kanakaris NK, Giannoudis PV. Irrigation of the wounds in open fractures. J Bone Joint Surg Br. 2007;89(5):580–5.

[20] Byrd HS, Spicer TE, Cierney G 3rd. Management of open tibial fractures. Plast Reconstr Surg. 1985;76(5):719–30.

[21] Miranda M. Skeletal stabilization in the severely injured limb: fixation techniques compatible with soft tissue trauma. Tech Orthop. 2014;29(4):186–9.

[22] Gifford SM, Aidinian G, Clouse WD, et al. Effect of temporary shunting on extremity vascular injury: an outcome analysis from the Global War on Terror vascular injury initiative. J Vasc Surg. 2009;50(3):549–55.

[23] Millesi H. Peripheral nerve injuries. Nerve sutures and nerve grafting. Scand J Plast Reconstr Surg Suppl. 1982;19:25–37.

[24] Dedmond BT, Kortesis B, Punger K, et al. The use of negative-pressure wound therapy (NPWT) in the temporary treatment of soft-tissue injuries associated with high-energy open tibial shaft fractures. J Orthop Trauma. 2007;21(1):11–7.

[25] Bhattacharyya T, Mehta P, Smith M, et al. Routine use of wound vacuum-assisted closure does not allow coverage delay for open tibia fractures. Plast Reconstr Surg. 2008;121(4):1263–6.

第 2 章　肢体严重损伤患者的检伤分类

The Triage of the Patient with the Mangled Extremity

Anna Romagnoli　Joseph Dubose　Thomas Scalea　著

一、概述

肢体严重损伤被认为是任何肢体的血管、骨骼、软组织和（或）神经四类系统中至少三类均遭受了十分严重的损伤。从现场检伤分类的角度来看，患者表现出这种损伤类型时，应被送往合适的救治地点进行恰当的评估，以使肢体功能结果最优化。救治时，要遵循的首要原则是"生命优先于肢体"。迅速地抽离患者并进行初步稳定对患者的生存至关重要。从到达首诊医院起，以最佳诊疗方法来进行决策。

决策的变化将基于现有的资源及专家共识意见，需要考虑到多种因素。初始治疗方案和随后的文本被设计用于一般民用情况下，即从急诊科开始的肢体严重损伤的处置，不过许多相同的原则也适用于军事医学。然而战时的细微差别不在本节的讨论范围之内。

二、现场检伤分类

根据 CDC 2011 现场检伤分类指南，基于患者一般生理状况、解剖结构条件、损伤机制，以及某些患者特征，将患者分入创伤中心。专家组建议患者出现以下任何一项生理学指标时，需将患者送往创伤中心，包括格拉斯哥昏迷评分（GCS）≤ 13 分，收缩压＜ 90mmHg，呼吸频率＜ 10 次 / 分或＞ 29 次 / 分，或者需要呼吸支持。

专家组认识到即使患者具有正常的生理学指标，但具有符合以下任意一种情况的特定解剖部位的损伤，也应被分诊到创伤中心，即所有发生在头、颈、躯干，以及临近肘或膝的肢体的穿透性损伤；胸壁不稳定或者畸形（如连枷胸）；两处及以上长骨近段骨折；肢体的挤压伤、脱套伤、毁损伤或脉搏消失；腕或者踝关节附近的肢体离断；骨盆骨折；开放性或凹陷性颅骨骨折；瘫痪。对于肢体严重损伤，其可能单独出现，也可能是多发伤中的一部分，因此有必要在具有资质的创伤中心形成多专科医师团队。表 2-1 列举了一些肢体严重损伤需要截肢的危险因素。院前急救者应该熟悉这些危险因素并且尝试将具有这些特征的患者转诊到更高级别的创伤中心。

理想状态下，肢体严重损伤的患者应该被送往最近的合适医疗中心。然而受限于医疗系统，有时无法实现。在这种情况下，患者初步的稳定须在接诊医疗机构完成。一旦病情稳定，患者就可以转移到更高级的医疗机构。

表 2-1　肢体严重损伤截肢的危险因素

肢体严重损伤截肢的危险因素
一般因素
• 年龄 > 50 岁
• 高能量损伤
• 持续性低血压（< 90mmHg）
骨损伤
• Gustilo Ⅲ A 型胫骨骨折伴有严重组织缺损、神经损伤、腓骨骨折、骨折移位大于 50%、节段性粉碎性骨折或者需要骨移植的可能性大
• Gustilo Ⅲ B、Ⅲ C 型胫骨骨折
• Gustilo Ⅲ 型开放性 pilon 骨折
• Gustilo Ⅲ B 型开放性踝关节骨折
• 中足或后足严重的开放性损伤
血管损伤
• 热缺血时间超过 6h
• 严重的节段性血管缺损
• 更近端的损伤
• 远端吻合血管失活
神经损伤
• 确定的神经断裂，尤其是胫神经断裂
软组织损伤
• 大的环形组织缺损
• 严重的闭合性软组织缺损 / 坏死
• 伴肌肉坏死的骨筋膜室综合征

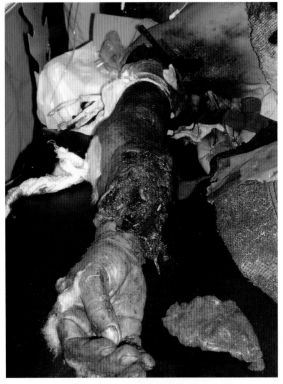

▲ 图 2-1　上肢严重损伤使用止血带

图片由 Dr. Joseph Dubose 提供

三、初步现场救治

现场救治员需要进行快速初步评估以识别出严重危及生命的损伤。院前创伤生命支持（prehospital trauma life support，PHTLS）/ 战术作战伤员救护（tactical combat casualty care，TCCC）方案有助于救治者对伤者进行快速检查及干预。严重出血时应采用直接压迫法、填塞法或止血带止血（图 2-1 和图 2-2）。从现场可以处置气道、呼吸和循环问题，必要时可以进行适当的院前干预。

血管通路的建立很重要，建议在未受伤的肢体建立通路。静脉置管是理想的方式，但如果休克导致血管严重塌陷，骨髓内通路可能对于初步的通路建立十分必要。在没有头部损伤的情况下，应维持允许性低血压以限制失血。在前往医疗机构的途中，应监测肢体状况，因为根据患者的血流动力学状态，出血可能会恢复。

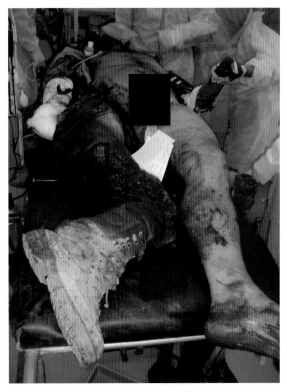

▲ 图 2-2　下肢严重损伤使用止血带

图片由 Dr. Joseph Dubose 提供

四、初步评估

（一）控制活动性出血

需要强调的是，除了在到达时控制出血外，肢体严重损伤患者的初次评估与有多发伤的其他患者的评估没有区别。在多发伤的病例中，"生命优先于肢体"的原则是永远适用的。初步的检视和初始 ABC 法标准评估应占优先地位。救治者须避免因肢体外观而被转移注意力，坚持以系统的方法专注于对更严重问题的发现和有效治疗上。所有危及生命的损伤的复苏和治疗都要优先于任何肢体问题。

在最初的危及生命的损伤被评估、处置或排除后，可以将注意力转向损伤的肢体图 2-3）。如果可能的话，止血装置，最好是止血带（充气式或机械式），可以预先放置在受伤肢体的近端，以确保其可及时有效运用，以防在移除现场使用的敷料时引起严重出血。一旦患者就位，可以去除敷料以便救治成员能够评估伤情，确认肢体严重损伤的情况。此时，持续的肢体出血可以通过直接按压、伤口填塞、加压包扎或止血带来控制。如果能看到血管，可以直接钳夹和结扎控制出血。不建议盲目钳夹，因为这可能存在潜在性危害。如果发现有严重出血，可以给止血带充气或收紧止血带，或加压包扎。不推荐在急诊室进一步探查伤口，

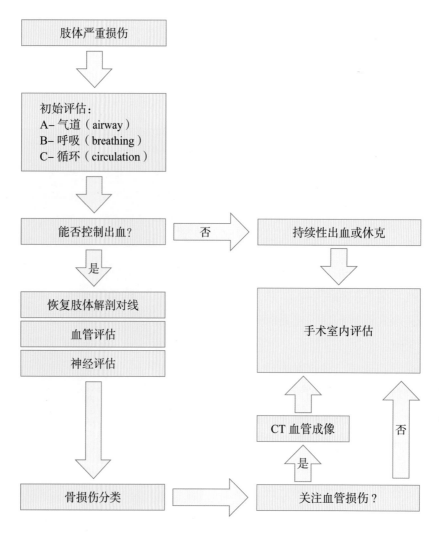

图 2-3　肢体严重损伤的检伤分类法则

因为这会加重出血和导致进一步的伤口污染。止血带应尽可能向肢体远端放置，持续时间尽可能短，以降低缺血恶化的可能性。只要条件允许，手术用气动止血带系统比野外用止血带更可取。明智的做法是对气动止血装置适当充气以成功阻断动脉，压力低于收缩压可能会显著增加静脉压（产生"静脉止血带"效应），加重静脉出血和随后的肢体肿胀，并可能增加肢体肌肉间室内的压力。

严重损伤肢体唯一能立即危及生命的情况是外部失血。肢体缺血虽然是紧急情况，但并不代表会立即危及生命。

对缺乏经验的医生来说，采用多普勒探测评估肢体远端灌注情况作为初始检查的一部分是一个常见的误区。这种做法进一步使医生脱离对患者的整体救治，而只关注肢体情况。这种干扰可能会延误对躯体出血、脑外伤或其他立即危及生命情况的诊断。

（二）持续性出血或顽固性血流动力学不稳

如果在急诊科努力尝试后仍无法控制外出血或患者在没有其他出血来源的情况下仍持续表现出血流动力学不稳定，应迅速将患者送往手术室进行手术止血。如果受限于近端肢体、交接部位损伤，则不能使用止血带，可能需要采用手术近端控制出血技术。

对于血流动力学不稳定的患者，应考虑其他来源的持续失血。进一步行 X 线或超声检查可以帮助诊断并发的胸部、腹部或骨盆的出血。如果患者伴有腔内出血，采用两个手术团队可能更为有利。如果只有一个手术团队，肢体出血可以用止血带控制，直到腔内来源的出血得到控制。对腔内出血的损伤控制技术可以使肢体尽快得到处理。

（三）适当恢复肢体对线

对于血流动力学稳定的患者，最重要的初始步骤是采用夹板固定或牵引对骨折复位以减轻任何可能的血管扭曲。复位后可以对肢体灌注、骨和软组织的畸形进一步评估。镇痛和镇静对实现骨性较好对线至关重要，也可能需要清醒镇静或气管内插管。

（四）血管评估

在多达 20% 的患者中，肢体钝性血管损伤可能会导致患者截肢。钝性损伤机制会导致这些肢体血管损伤且合并多种其他类型损伤，同时初次治疗优先权的比较可能延误肢体血管损伤的诊断。此外，在这些患者中，脉搏的改变是骨折移位的常见现象。早期血管评估可以快速发现这些损伤，减少随后的缺血时间。

通过观察血管损伤硬性指标对血管状态作出初步判断，这些征象包括活动性出血，体积大、进行性增大、搏动性血肿，杂音或震颤，无法触及远端脉搏，远端缺血性表现（如疼痛、苍白、麻痹、感觉异常、皮温降低、发冷），这些征象提示需立即行外科手术干预。

肢体严重损伤时血管损伤的软指标包括现场活动性出血史，临近主干血管的穿透性伤或钝性损伤，单侧脉搏减弱，小的非搏动性血肿或者神经功能不全，这些征象均提示需要进一步评估。

在恢复解剖对线和充分复苏后，血管检查应从尝试触诊脉搏开始。如果脉搏无法触及或比预期弱，则应尝试床边多普勒超声评估。如果多普勒检查有信号，且组织缺损不妨碍测量，则可以采用受伤肢体指数（动脉压力指数 API）指导进行额外血管成像检查。对于病情适当稳定的患者，患肢的多普勒动脉压力指数低于 0.9 或脉搏缺失 / 减弱提示需要由 CT 血管成像或者直接血管造影提供额外的影像学特征。受伤肢体指数可因许多与血管损伤无直接关系的因素影响而变化，包括肥胖、糖尿病、高血压、低体温或出血引起的外周血管痉挛。根据患者的体质使用合适尺寸的血压袖带是非常必要的。此外，还应努力给患者充分复苏和保暖，以最大限度保障多普勒指数的可靠性。

（五）神经系统评估

应充分检查肢体神经系统以评估周围神经功能。神经的损害，特别是胫神经，被认为预示着不好的功能结果。表2-2列举了特定神经损伤的体征。然而，一项前瞻性研究显示周围神经损害并非功能性保肢失败的敏感预测指标。这项研究结果反映了许多这类损伤的自然病程难以预测。在损伤的急性期，很难将神经功能失用或暂时性功能丧失与永久性神经损伤区分开来。然而，将这些发现记录下来并在决策过程中纳入这些因素是非常重要的。理想情况下，在插管前应对神经的详细感觉和运动功能进行评估以作为术前功能评定。

（六）骨与软组织损伤的分类

肌肉、骨和软组织损伤情况可以通过体格检查和影像学检查来评估。这种评估最初可在复苏区域进行，但更详细的检查应在手术室进行。检查的要点应包括评估伤口大小、伤口污染情况、骨折类型、软组织缺损程度，以及合并主要动脉损伤情况。Gustilo 开放性骨折分类系统（表2-3）作为一种标准的创面分类方法，考虑到了所有这些要素。

作为客观衡量标准，应该在每一位患者治疗开始时计算肢体损伤严重程度评分（MESS）。应考虑到拍照记录损伤的严重性，并将其作为医疗记录，以记录伤口最初的状态和进展、恶化的情况。

肢体严重损伤的患者应接受广谱抗生素和破伤风治疗。基于标准损伤救治方案的液体平衡复苏也应开始。

表 2-2　周围神经损伤检查表现

周围神经损伤的体格检查结果	
上肢	
正中神经	
运动：拇指示指对指的屈曲运动无力或障碍	感觉：拇指、示指、中指掌部感觉减退或消失
桡神经	
运动：腕关节和拇指背伸无力或障碍	感觉：拇指、示指间虎口区感觉减退或消失
尺神经	
运动：手指外展和内收无力或障碍	感觉：环指尺侧和小指感觉减退或消失
下肢	
股神经	
运动：不能伸膝	感觉：大腿前内侧远1/3感觉减退或消失
腓总神经	
运动：足、足趾背伸无力或障碍，足不能外翻	—
腓深神经	
运动：足、足趾背伸无力或障碍	感觉：第1和第2足趾趾蹼间背侧区域感觉减退或消失
腓浅神经	
运动：足不能外翻	感觉：足背感觉减退或消失（腓深神经支配区域除外）
胫神经	
运动：跖屈或足内翻无力或障碍	感觉：足底感觉减退或消失

表 2-3　**Gustilo 开放骨折分类系统**

Gustilo Ⅰ型	• 伤口＜ 1cm，软组织损伤最小 • 伤口清洁 • 骨折为横向或短斜形骨折，极小粉碎
Gustilo Ⅱ型	• 伤口 1～10cm，中度软组织损伤 • 骨折为横向或短斜形骨折，极小粉碎
Gustilo ⅢA 型	• 伤口＞ 10cm，大面积软组织损伤 • 尽管有软组织撕裂、形成皮瓣或高能量损伤，无论伤口大小，可一期缝合实现软组织覆盖 • 包括节段性骨折或严重粉碎性骨折
Gustilo ⅢB 型	• 广泛的软组织缺损伴有骨膜剥离和骨外露，最常见的是需要局部或游离皮瓣覆盖 • 通常伴有大量污染
Gustilo ⅢC 型	• 广泛性骨折合并需要修复的主要动脉损伤，无论软组织损伤程度如何

不采用系统性方法，肢体严重损伤治疗可能会发生错误。可能发生的典型错误包括未能及时完成缺血组织的再灌注、与专业外科医生之间的无效沟通引起相关的延误、不合适的血管成像要求引起的不必要的延迟、不充分的清创和骨折稳定，以及软组织闭合的延迟。

肢体严重损伤中，上肢和下肢存在差异，这必须仔细考虑。在允许的再灌注时限上，肢（8～10h）较下肢（6h）更长。上肢可允许的缺血时限的延长主要是考虑到经胫骨下肢截肢比经桡骨上肢截肢有更好的功能预后，这是因为上肢假肢的功能不如下肢。为减少软组织缺损，上肢肱骨近端缩短极限高达 5cm；相比之下，下肢股骨缩短不超过 2cm。上肢神经重建有一定的成功可能，而在下肢，多认为主要神经损伤是初期截肢的指征。损伤涉及上肢时，康复过程也更为必要。

在缺乏合适的评分系统的情况下，肢体严重损伤患者的治疗需要采用多学科合作方法，并仔细考虑复杂的系统因素和肢体相关的因素。最佳结果的获得需要损伤救治者系统评估这些因素，以在保肢和截肢之间作出恰当的选择。

五、结论

在院前环境、初次检伤分类和后续的救治中，肢体严重损伤患者的治疗仍存在巨大的挑战。在有其他优先事项的多发伤患者中，生命先于肢体必须始终是救治者的指导原则。在抢救室采用直接按压、填塞、止血带或直接结扎进行止血是至关重要的。由此，开始进行其他的检查和观察，以确定患者的最佳治疗方案。成熟全面的初始处理方法有可能最大限度地改善这些严重程度足以改变命运的损伤患者的结局。

参 考 文 献

[1] Sasser S, Hunt R, Faul M, Sugerman D, Pearson W, Dulski T, et al. Guidelines for field triage of injured patients: recommendations of the national expert panel on field triage, 2011. MMWR Recomm Rep. 2012;61(RR01):1–20.

[2] Beekley AC, Sebesta JA, Blackbourne LH, 31st Combat Support Hospital Research Group, et al. Prehospital tourniquet use in operation Iraqi freedom: effect on hemorrhage control and outcomes. J Trauma. 2008;64(2 suppl):S28–37; discussion S37.

[3] Rozycki GS, Tremblay LN, Feliciano DV, McClelland WB. Blunt vascular trauma in the extremity: diagnosis, management, and outcome. J Trauma. 2003;55:814–24.

[4] Mills WJ, Barei DP, McNair P. The value of the ankle-brachial index for diagnosing arterial injury after knee dislocation: a prospective study. J Trauma. 2004;56:1261–5.

[5] Nassoura ZE, Ivatury RR, Simon RJ, Jabbour N, Vinzons A, Stahl W. A reassessment of Doppler pressure indices in the detection of arterial lesions in proximity penetrating injuries of extremities: a prospective study. Am J Emerg Med. 1996;14:151–6.

[6] Feliciano DV. Management of peripheral arterial injury. Curr Opin Crit Care. 2010;16(6):602–8.

[7] Ly TV, Travison TG, Castillo RC, Bosse MJ, MacKenzie EJ, LEAP Study Group. Ability of lower-extremity injury severity scores to predict functional outcome after limb salvage. J Bone Joint Surg Am. 2008;90:1738–43.

[8] Togawa S, Yamami N, Nakayama H, Mano Y, Ikegami K, Ozeki S. The validity of the mangled extremity severity score in the assessment of upper limb injuries. J Bone Joint Surg Br. 2005;87:1516–9. https:// doi.org/10.1302/0301–620X.87B11.16512. [PubMed] [Cross Ref].

[9] Gupta A, Wolff TW. Management of the mangled hand and forearm. J Am Acad Orthop Surg. 1995;3:226–36. [PubMed].

第 3 章　下肢严重损伤的临时与最终骨骼固定
Temporizing and Definitive Skeletal Fixation for the Mangled Lower Extremity

Lucas S. Marchand　Theodore T. Manson　Marcus F. Sciadini　著

一、概述

肢体严重损伤对医生而言是极具挑战的临床难题，对患者而言也需要漫长的恢复过程。这类损伤顾名思义是以骨与软组织结构的严重损伤为特征，不仅危及受伤肢体，也与这类患者的高死亡率有关。使治疗方案更加复杂的是，肢体严重损伤往往出现在多发性损伤患者中，对这类损伤的治疗必须基于这种情况来考虑。随着院前急救与复苏的进展，肢体严重损伤患者的生存率显著增加。过去这类损伤会导致截肢，而目前，由于不断优化的急救复苏方案及显微血管手术技术革新使得实现保肢的能力不断提高。早期临时分流术、及时确定性血运重建、局部或游离组织瓣移植的软组织重建技术，均增加了保肢成功的概率。

下肢软组织损伤，尤其是血管神经结构的损伤，往往是考虑保肢时的限制因素。创面的复杂程度与大小、骨结构稳定性、血管神经结构的状况都将影响这类损伤的最终结果。然而，一旦决定行肢体重建，骨结构的固定是这个过程的必要组成部分之一。处理这些损伤通常从彻底清创开始，然后使用外固定装置临时保持骨结构稳定。最终的固定往往会延迟到已经实现软组织覆盖而适合确定性治疗之时，用于最终治疗的固定装置包括外固定架、钢板和螺钉、髓内植入物或这些固定装置的组合。

二、清创

（一）清创的历史

开放性骨折的严重性在早期已得到认识，其历史可以追溯到几个世纪前[9]。在许多方面，现代治疗与很久以前建立和实践的原则相似。希波克拉底所采用的针对开放性骨折治疗的核心是及时治疗这些损伤，包括突出骨碎片清除、清洁伤口敷料应用、稳定的复位和彻底的伤口管理。

在早期，开放性骨折的处理包括使用烧红的铁和及早使用沸油对伤口进行消毒[10]。尽管应用了这些方法，开放性骨折的致残率和死亡率仍然很高，截肢在19世纪变得更加常见[10]。Lister 消毒法和近期研究发现，包括麻醉的进步、无菌技术、院前救护与重症监护水平的提高，均显著推动了开放性骨折和肢体严重损伤治疗的发展[10, 11]。伤口护理管理和软组织移植方面的革新大大增加了这些损伤治疗的成功率。

（二）时机

所有开放性骨折均被视为已受到污染，并且会增加发生感染相关并发症的风险。在急诊室，开放性骨折的细菌学培养 60%～70% 呈阳性，这突出了彻底及时清创的重要性[12, 13]。这一点在下肢尤其值得关注，因为研究显示下肢开放性骨折的感染率要高于上肢[4]。

最近几年，关于复杂开放性骨折手术清创的推荐时间有所发展。虽然普遍认为损伤和清创之间的时间间隔过长可能会增加感染率，但风险显著增加的临界时间点仍然存在争议[13-16]。除非存在肢体血供障碍，肢体严重损伤相关的开放性骨折不再被视为"紧急情况"，但公认的做法是在患者已复苏且病情稳定适于手术及具备完备的手术支持人员时，以"紧急"方式处理这些损伤。

（三）实践

严重损伤肢体的初始清创通常在现场或急诊室进行，即初步去除明显的污物和使用无菌敷料包扎伤口。更正式的手术清创通常在患者初始复苏和稳定后的急性或亚急性阶段进行。对危及生命的损伤应进行及时评估和处理，不应延迟抗生素和抗破伤风治疗[13, 16-19]。

从患肢取下所有的夹板与绷带，以便对骨与软组织损伤进行全面评估。在进行初步评估时，可能无法充分了解受伤区域的范围。而手术探查对于充分了解损伤范围，以及对受损和污染组织进行清创都是必要的。另外，也可连续多次清创以确保清除所有失活的组织。损伤肢体以标准无菌方式进行准备和手术铺巾。在清创时应使用止血带，但使用时需审慎以避免造成肢体进一步的缺血损伤。此外，如果在清创过程中通过保留止血带来维持组织灌注，则组织活力的评估可能更容易完成。止血带可在遇到严重和（或）无法控制的出血时使用。

伤口评估始于救治人员在事故现场和到达急诊室后提供的信息。肢体受伤机制、血管和神经情况、伤口的大小、位置、污染程度、实验室检查、X 线片和合并伤均提供了有关损伤和患者的有用信息。X 线片和计算机断层扫描（CT）不仅可明确骨组织损伤的程度，也提供有关软组织损伤严重程度的有用信息。在清醒的患者中，应优先获取和准确记录神经血管体检结果，因为这些结构损伤可能会显著影响肢体重建的结果。

清创术是指细致切除失活组织，清除伤口的所有异物[9]。外科清创的目标是尽量减少伤口中残留的细菌数量，并建立健康的伤口边缘和基底[10]。在处理任何开放性骨折或肢体严重损伤时，清创是一个绝对必要的步骤，以尽量减少感染，增加骨愈合的可能性[20-23]。通过清除异物和死亡组织，任何残留细菌的增殖和引起临床意义上感染的机会被降至最低。不充分的清创将在伤口中留下大量的细菌，使其易于进一步增殖，因此清创这一过程十分重要。如果导致明显感染，后果可能是灾难性的，因为感染增加了软组织损伤，继而导致进一步的组织坏死、功能丧失和截肢的可能。

任何外科清创的第一步都应包括对损伤的系统评估，以及兼顾清创与后续进行治疗的谨慎计划。在肢体严重损伤中，外在的伤口往往不能真实反映损伤的程度或区域，尤其是有较多软组织覆盖的肢体近端，如大腿、上臂。在这些区域，伤口可能很小，但潜在的肌肉破坏程度、骨膜剥离的严重程度，以及骨折部位的污染程度可能是很严重的[10]。扩大伤口边缘以进行完整的损伤评估，通常会使这类损伤信息更明确。

虽然扩大伤口是清创术的重要部分，但应以确定和显露闭合和开放性软组织损伤全部范围为目的并非常准确地进行。因此这通常需要对损伤肢体延长切口，但必须注意避免造成新的失活组织瓣或在组织间平面解剖分离而产生较大的无效腔。应强调神经和血管结构的保护，同时也要重点考虑最终固定的植入物放置、局部或远处软组织移植需求和伤口闭合的选择。这些原则与充分清创的权衡，可能是治疗肢体严重损伤最具挑战性的因素之一。

完成清创术最有效的方法是采用系统性清创的方法，但具体方法可能因医生的偏好而异。部分医生采用根据组织类别（皮肤、皮下真皮／脂肪、筋膜、肌肉／肌腱、神经血管结构和骨骼）以一致顺序序贯清创；部分从伤口的周围和浅表开始，以环形方式依次向伤口的中心和深部进行，确保在进入下一层之前，伤口的每一层和每一部分都已彻底清创。只要手术医生积极探查、彻底清创，形成一个无菌的具有活力的创面软组织床，任何一种方法都能成功（图 3-1）。如果计划连续多次清创，可疑组织的去留可依损伤的发展演变和各种组织活力明确而定。肢体严重损伤的伤口往往污染严重，我们提倡在多次清创间隔，于伤口内填塞抗生素骨水泥珠链（图 3-2）。这些抗生素骨水泥提供了非常高的局部抗生素浓度，其没有全身毒性，可维持损伤骨组织周围的潮湿环境，防止骨膜干燥，并产生富含抗生素的"珠汤"以浸润整个伤口和骨折部位。此外，在外科清创和冲洗后，珠链应用于无菌手术室环境中，然后用黏合剂、生物封闭敷料密封，从而降低了在清创之间导致医院获得性病原体污染伤口的风险，并允许连续清创之间间隔的时间更长。不同外科医生混合到骨水泥中的抗生素的类型和数量不同，但我们更倾向于每包骨水泥添加 4g 万古霉素和 2.4g 妥布霉素。

皮肤组织应尽可能保留，因为皮肤坏死通常很快就会被发现，并且可以在后续的清创中清除。明显失活、浸渍或严重污染的皮肤应锐性切除。同样，坏死或污染的皮下组织和脂肪应清创。筋膜组织以类似的方式处理。如果担心存在骨筋膜室综合征，除清创外可对筋膜切开减压以允许在组织进一步肿胀时无组织坏死之虞。

肌肉应积极地清创，因为失活的肌肉可以为细菌提供肥沃的培养基[10]。穿过伤口的每个肌肉的整个肌腹范围都应根据需要进行评估和清创。污染的肌腱应清除碎屑并尽可能予以保留。主要骨块的游离端应植入损伤区域并清创。游离和失活的骨块通常需要从骨折部位取出。一般下肢无血供的大骨碎片需要被移除，而对保肢和重建至关重要的关节面骨块应在彻底清理后予以保留。

主要的动脉和神经应予以保留，如果受到损伤则应按照血管和神经重建章节中的概要进行修复。当这些血管、神经出现在损伤区内时，它们通常需要在整个伤口内被识别并予以保护，以便随后进行充分的清创。必须对血管神经进行仔细甄别和移行，以发现其周围的失活组织和伤口污物。

二、冲洗

用大量等渗液体冲洗将有助于清洁受伤的肢体[20, 23]。虽然冲洗不能代替清创，但它有助于进一步促进建立满意伤口软组织床的过程。按时间序贯冲洗一般在清创后进行，但也可以在任何时间点作为辅助手段使用。液体冲洗有助于去除血液（新鲜的和凝固的）、外来污染物、坏死组织和细菌。

长期以来，对伤口冲洗液的类型和最合适的冲洗压力一直存在争议[24-32]。一些证据表明，高压冲洗在去除颗粒物和细菌方面可能比低压更有效，但代价是增加了骨骼和软组织损伤[27, 29-31]。基础研究表明，高压冲洗可能会损

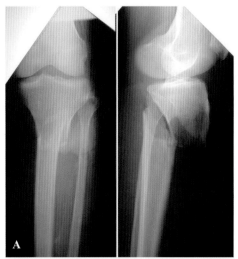

◀ 图 3-1　30 岁男性，因汽车撞击导致左侧胫骨近段开放性骨折

A. 左侧胫骨正位及侧位片；B. 清创前损伤伤口临床照片显示软组织与骨折严重污染；C. 清创后临床照片说明伤口转换为健康、有活力组织的无菌伤口

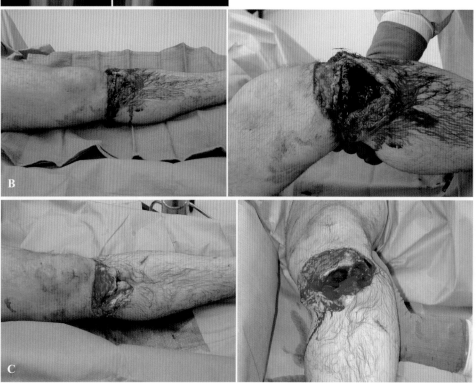

伤骨折的骨组织，将细菌冲入软组织和髓腔内，促进干细胞从成骨细胞向脂肪细胞谱系分化，损害体内骨折愈合[30, 31, 33-35]。关注高压冲洗对骨愈合的潜在影响也推动了该领域的进一步研究。低压冲洗液的基本原理是基于这样一种观点，即它可以避免骨愈合并发症，但这可能会降低伤口污染和细菌的去除效果[23]。

目前也主张在冲洗液中添加表面活性剂，如橄榄皂[20, 23, 32, 36-40]。使用表面活性剂的生物学原理是基于这些溶液中非极性和极性分子可作为乳化剂。此外，肥皂价格低廉，通常不会产生抗生素耐药性风险，而且一般认为其组织毒性非常低[36, 39, 41, 42]。

在一项针对 2551 名患者的随机研究中，开放性骨折液体冲洗应用（FLOW）的研究者们明晰了许多关于开放性骨折伤口冲洗的争议[23]。在接受高压和低压治疗的患者组之间，再次手术率相似，这提示在冲洗压力方面可以

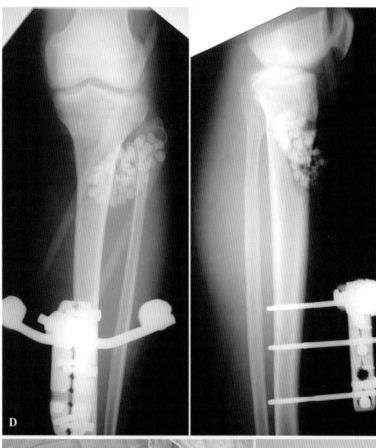

◀ 图 3-1（续） 30 岁男性，因汽车撞击导致左侧胫骨近段开放性骨折

D. 初次清创、临时跨膝关节外固定架固定、抗生素珠链植入术后正位及侧位片；E. 切开复位最终内固定和旋转皮瓣覆盖后，最后临床照片显示软组织良好愈合，功能活动范围恢复

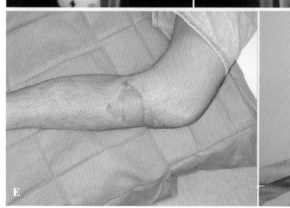

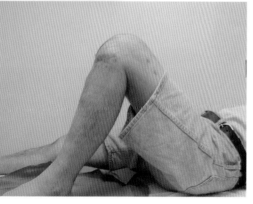

根据医生偏好而使用。然而，与生理盐水组相比，肥皂组的再次手术率更高。FLOW 试验的这一结果与既往小型研究的结果相反，其并不支持在冲洗液中添加肥皂这类表面活性剂。

四、外固定架

外固定架用于骨折的治疗已有一个多世纪的历史，而在过去几十年中其应用有了显著的发展 [43-47]。随着内固定技术和植入物的进步，外固定在临时和最终治疗阶段的作用都发生了变化。在考虑使用外固定架治疗肢体严重损伤时尤其如此。在严重骨骼肌肉损伤的情况下，通常需要外固定架来进行骨骼临时固定，软组织恢复，特别是在连续多次清创时可以保持肢体稳定（图 3-1 和图 3-2）。在最初的治疗中，外固定架这种固定策略可使深部硬件部分在伤口之外，如果需要，框架可轻松拆卸和重新组装。这有助于彻底检视和清创这些复杂损伤的骨折部位和软组织。采用外固定架进行骨折最终治疗更常见于肢体严重损伤，因为软组织受损和组织移植覆盖的需要均会降低对内固定选择的优先度。

外固定架为合并严重软组织损伤骨折的临时固定和最终固定提供了许多好处[43-47]。这些装置无须进行额外软组织解剖即可提供骨结构稳定性。如果应用得当，半针和（或）张力钢丝可在距离受伤部位一定距离处置入，而无须将固定硬件直接放在受伤区域。在关节周围骨折中，也可以跨膝或跨踝关节远离损伤区域置钉的方式应用临时外固定装置（图 3-3）。恰当应用外固定架的能力是治疗肢体严重损伤的必要技能。

外固定架作为一种动态工具，可以进行调整以适应各种临床情况，也可自由组装满足不同条件的需要。这些结构配置的多功能性是由于它们应用简单、易于移除 / 更换，以及与其他固定方式完美组合的能力。此外，框架的设计和应用可进行直接地调节，可以很容易改变单个结构单元的稳定性，以适应后期的治疗与康复需求。

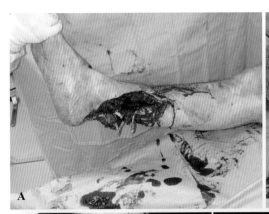
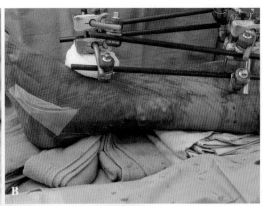
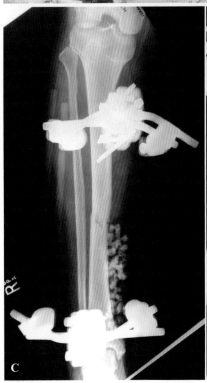
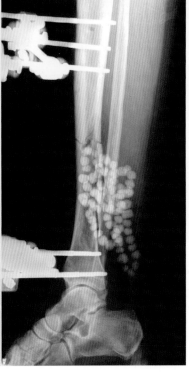

▲ 图 3-2 42 岁男性，因割草机致右下肢损伤

A. 临床照片显示严重的软组织损伤，有多处肌腱撕裂和肌肉缺损；B. 初步清创后的临床照片显示应用了临时外固定和抗生素珠链；C. 正侧位片显示临时复位和外固定及抗生素珠链

（一）构型和功能

外固定架，顾名思义通过使用带螺纹和不带螺纹针穿过骨组织，并在肢体外部通过夹钳、杆和（或）环连接，提供骨骼稳定性。多种外固定架被设计应用于各种各样的损伤。

外固定架有三种主要类型：①单侧 / 单边

单平面；②双侧单平面；③多平面。单侧结构位于肢体的一侧，并在单个平面内提供最大的稳定性。双侧固定同样在单个平面内固定，但在肢体两边有平行的组件。多平面固定具有面向多个平面的组件，从而增加了多平面控制和稳定性。外固定架框架在配置上可以是简单的或模块化的。大骨段可以通过大螺纹针控制，

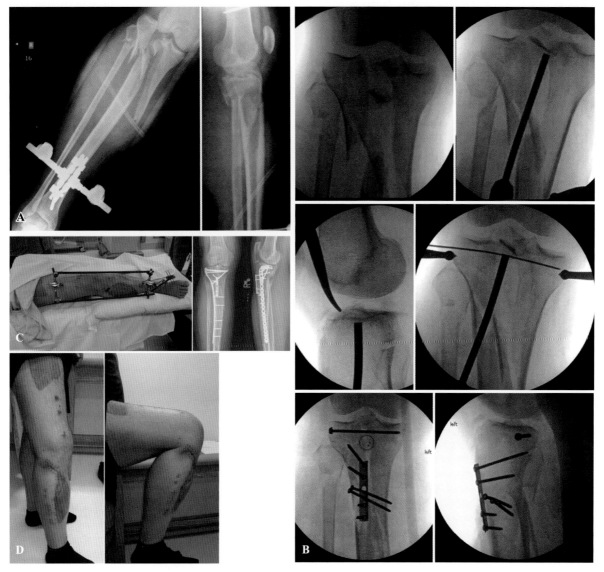

▲ 图 3-3 **45 岁男性，因摩托车事故致复杂胫骨平台双髁骨折伴骨筋膜室综合征。在接受四间室筋膜间室切开和临时跨膝外固定架固定后从外院转入**

A. 正侧位 X 线片显示复杂的胫骨平台，临时复位不良；B. 外固定架翻修和有限切开复位内固定的术中透视影像；C. 伤后 2 个月，右下肢麻醉下切开复位最终内固定、膝关节操作术前即刻临床照片，以及确定性手术后 2 个月右胫骨正侧位片，显示骨折愈合；D. 右下肢切开复位最终内固定 2 个月后的临床照片显示软组织覆盖已愈合，膝关节功能性活动范围恢复

而较小的骨块可以使用细针控制。如果需要，外固定架可以实现动力化或加压作用而增加其功用。此外，框架结构提供的稳定度可以通过多种因素进行调整。

外固定架的主要部件是固定针，其将外固定架的外部部件连接到骨骼。固定针可以是尖端螺纹、中心螺纹或不带螺纹的，直径为 2.0～6.0mm。为了提高骨整合和（或）降低感染率，可以对固定针进行涂层。最常用的涂层是羟基磷灰石，然而这种涂层的获益尚不清楚[48-53]。通过使用简单或多平面夹具将固定针连接到外部杆或环上，或者可使用张力克氏针将骨骼连接到外部的环上。这些克氏针的直径为 1.5～2.0mm，不带螺纹。张力克氏针可增加该结构的刚度，并防止固定针移动。最后，使用杆来连接和组合外固定架。通过夹具连接到针或环的杆的材料可以是不锈钢、铝合金或碳纤维。

（二）基础应用

最终的框架结构是简单还是复杂实际上取决于骨折块的数量和损伤的整体复杂性（表 3-1）。在治疗肢体严重损伤时，医生必须将骨骼稳定性的需要与对软组织的潜在影响、最终重建计划和这些结构的花费进行平衡。鉴于这些损伤的复杂性，通常需要模块化框架系统来提供多平面稳定性并允许框架系统应用具有灵活性。框架结构允许在骨折复位和杆连接之前应用螺纹针和细克氏针，这为其应用提供了便利。我们的主要目标是为肢体提供稳定性，

表 3-1 标准临时外固定架

应 用	固定针直径	固定针数量	固定针位置
股骨	5.0mm	近端片段：2 或 3 根 远端片段：2 或 3 根	前侧 • 优点：易于放置 • 缺点：穿过股四头肌 / 肌腱，可能会阻碍屈髋，损伤近端神经血管结构的风险 前外侧 • 优点：保护肌肉 / 肌腱 • 缺点：放置技术要求高 外侧 • 优点：易于放置 • 缺点：穿过股外侧肌，妨碍卧床患者体位变化
跨膝关节	股骨：5.0mm 胫骨：5.0mm	股骨：2 或 3 根 胫骨：2 或 3 根	股骨 • 前侧或前外侧（优缺点同上） 胫骨 • 前内侧
胫骨	5.0mm	近端片段：2 或 3 根 远端片段：2 或 3 根	前内侧 • 优点：易于放置，保护肌肉 / 肌腱 • 缺点：在这个水平胫骨位于皮下的性质导致骨髓炎伴针道感染的风险
跨踝关节	胫骨：5.0mm 跟骨：5.0mm 中 / 前足：4.0 或 3.0mm	胫骨：2 或 3 根 跟骨：1 或 2 根 中 / 前足：1 或 2 根	胫骨 • 前内侧（优缺点同上） 跟骨 • 内侧至外侧中心螺纹贯穿固定针（保护神经血管结构） 中足（可选，1 根固定针，经楔骨） • 背内侧（保护肌肉 / 肌腱） 前足（可选，2 根固定针，第一跖骨） • 背内侧（保护肌肉 / 肌腱）

但在不使用框架结构进行最终固定时，在临时情况下应尽量减少固定。在这种情况下，与克氏针相比，我们更推荐使用外固定针，因为螺纹固定针可以在不完全穿透下肢的情况下实现双皮质固定。此外，外固定针不需要使用张力装置。

当外固定架作为临时装置时应遵循几个基本原则。骨折应尽可能接近解剖对线，因此肢体也可以解剖对线。这提供了恢复正常解剖结构的好处，即提供合适的组织张力以使日后的最终固定变得容易，同时也稳定了软组织覆盖。应尽量减少应用到肢体上的固定物数量，但要适当与为肢体提供足够的稳定性以维持复位相平衡。如前所述，外固定的主要好处是在骨节段中置入螺钉和克氏针时对软组织的损伤最小，然而随着每个框架结构增加额外的固定，软组织管理、固定装置的护理和放射影像学变得更具挑战性。

（三）环形外固定架

环形外固定架是一种模块化的多平面固定器，最常用于最终治疗途径。这些固定器使用外部的环或半环通过张力性细针或半针连接到骨骼上，然后通过不锈钢杆或伸缩杆将这些环相互连接。这类外固定器使用更为烦琐，而且价格也更为昂贵，但其确实提供了极大的多功能性。这类多平面固定器可用于逐渐纠正成角、旋转畸形或长度差异。它们提供极好的机械稳定性，可以有效地控制和稳定小骨折块。

鉴于应用的复杂性及其对接近软组织有很大的限制，我们倾向于避免在急诊情况下使用环形固定器。然而，这类外固定器经常被用于肢体严重损伤的最终治疗，尤其是在软组织得到合适处理后。一些最新的模块化外固定系统提供了将临时外固定器转换为组合式结构的机

会。对于短期内可能需要多次软组织手术或清创，并且由于各种原因可能无法进行最终内固定的损伤，这是一种理想的治疗策略。这种治疗顺序是有利的，因为它能够在使用临时固定器时易于应用和更好地接近软组织，然后通过最终的外固定器调整，以提高力学稳定性和多功能性。

（四）外固定架稳定性

应考虑所应用的外固定器结构的稳定性和性能，无论是临时还是最终的固定。一些因素可能影响固定稳定性，包括固定针、连杆和整体结构的特征（表 3-2）[43, 44, 54-67]。骨折类型的内在稳定性和复位质量也将在固定结构的力学性能中发挥重要作用。虽然改变这些因素中的任何一个都可改变整个结构的刚度，但实际应用和临床考量往往决定了可以进行调整的数量/类型。

重要的是，与简单框架相比，有几个因素可能会降低模块的整体稳定性。模块化框架有多个接合部位，这可能成为不稳定的来源。此外，由于模块化夹具和每个铰链接头的定向固定使得固定针之间的距离以及连接杆与骨之间的距离通常会增加，这增加了这些装置的内在不稳定性。

（五）外固定架作为最终治疗

环形外固定架进行最终治疗的决定实际上是复杂且多因素的。医生必须考虑患者的整体情况，包括其他损伤、合并症、社会支持和肢体损伤（骨和软组织）的严重程度。治疗的目标是实现骨愈合和修复或重建的软组织愈合。骨质缺损的存在和程度、血供情况、骨折复位的质量、固定器械刚度和整体结构的负荷特点，将最终决定愈合能力，也会影响所使用的最终固定装置的类型。

外固定架曾经被认为是需要固定的开放性骨折的金标准治疗方法。采取这种方法的背后是出于对开放性骨折行内固定的担忧，即可能引发急性感染和随后的骨髓炎[68-70]。虽然后来的数据表明，许多开放性骨折急诊内固定治疗是安全的，但外固定装置的使用，仍然是某些开放性损伤最终治疗的主要手段[71-76]。

在存在严重软组织损伤且固定器缺乏健康组织覆盖的情况下，应考虑使用外固定架。在这些情况下，髓内钉固定也是一种选择，因为髓内钉可以受到骨组织"保护"，在软组织破坏或重建失败时不会暴露。然而在严重骨缺损时髓内钉也会暴露，而外固定架是一种可行的替代方法，其额外的潜在优势是允许通过牵张成骨治疗节段性骨缺损。此外，在合并软组织损害的严重关节周围损伤中，外固定架也有应用价值。在钢板作为主要内固定方式，后期钢板感染可能导致严重的软组织并发症或截肢时，可以考虑使用外固定架进行最终治疗。

（六）外固定架注意事项

当放置外固定架时，无论是最终的还是临时的固定，应考虑到肿胀和针道护理，医生在组装外固定装置时应使皮肤和夹具/杆之间有足够的空间。固定针松动是外固定架固定最常见的并发症，这可能是针道感染或针–骨界面有过多应力的结果[69,77]。构建一个稳定的固定器和患者对负重方案的依从性有助于最大限度地降低界面应力。

必须教会患者合适的针道护理（不浸泡/沐浴，但伤口允许时鼓励淋浴，每天用50%浓度的过氧化氢清洁针道部位两次，合适的卫生标准，保持针道部位干燥），并告知患者提醒医生任何可能的针道感染十分重要。大约30%的患者会发生针道渗液，然而除需要局部针道护理和口服抗生素以外，治疗手段干预的严重深部感染并不多见[10]。

五、钢板固定

使用钢板内固定治疗肢体严重损伤时应适当谨慎[78,79]。在治疗肢体严重损伤时，医生必须考虑钢板应用所伴随的额外软组织损伤。这类病变合并的软组织损伤问题往往会导致不能

表 3-2　影响外固定架稳定性的因素

因　素	最低刚度	最高刚度	评　论
固定针材质	钛合金	不锈钢	不锈钢 = 弹性模量和疲劳性能
固定针直径	小针直径（2mm、3mm）	大针直径（4mm、5mm、6mm）	刚度最大影响因素
固定针螺纹	全螺纹	部分螺纹	避免螺纹–杆连接部位于针骨接合处
杆的材质	碳纤维	钛合金、不锈钢	碳纤维杆具有射线可透性，其重量减轻
杆/针数	少	多	越多的针和（或）杆 = 刚度增加
固定针分散度	小	大	固定针越分散 = 刚度增加
应用	单平面	多平面	多平面固定增加整体结构刚度
载荷的施加	平面外	平面内	在平面内施加载荷提供更高的力学稳定性
连接杆至负重轴的距离	增加	减小	减小连接杆至负重轴（通常为长骨干）的距离 = 刚度增加

十分可靠地应用这些钢板结构，在这种情况下，过多的软组织分离和骨膜剥离可能会带来严重的后果，在进行后续钢板固定治疗之前必须要考虑到这一点。此外，那些有明显骨质丢失的损伤可能不适合采用钢板固定。

（一）钢板应用注意事项

如果骨折类型适用，且可在极低的额外软组织损伤下完成固定，并且植入物有良好的软组织覆盖，如活的肌肉，则可采用钢板固定。这种钢板固定可能需要通过一个远离软组织损伤的独立切口放置钢板，也可能需要将钢板置于非传统的骨表面（如胫骨后侧、股骨远端内侧骨面等）。对各种下肢手术入路的灵活运用将为成功利用这一策略提供最佳机会。如果条件允许，可通过第二个手术切口和在未受影响的健康软组织内解剖分离，将固定钢板放置在远离软组织损伤最严重区域，进而最大限度地降低感染风险。此外，还必须注意避免环形的软组织剥离和过度的解剖分离。

尽管存在感染风险，但仍有许多肢体严重损伤的骨折固定通过钢板和螺钉结构得到了很好的解决。这些包括可用于短节段关节周围和关节内骨折的固定。在这些情况下，钢板为实现关节解剖复位和骨结构稳定提供了最佳固定策略。钢板技术的进步，包括锁定钢板的发展，提高了钢板解决许多挑战性状况的能力[80-82]。锁定钢板尤其适用于干骺端粉碎性复杂关节周围骨折。在治疗这些骨折时，锁定钢板的优势在于形成了一个固定角度、无摆动的装置，而且这些钢板可以采用微创技术（图3-4）进行植入，可潜在改善骨愈合过程并降低伤口并发症的发生。胫骨开放性骨折即刻钢板固定具有较高的感染率，而在某些临床情况下采用"固定和皮瓣"方法可以获得成功。尽管一些研究者报道急诊应用这一方法可行，但我们倾向于

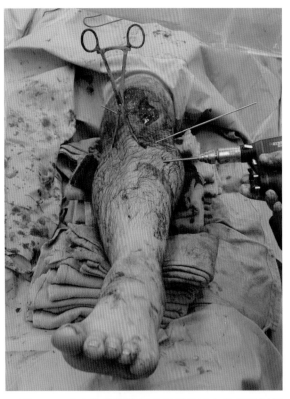

▲ 图3-4 术中临床照片展示了胫骨平台骨折微创钢板固定技术，包括经皮夹钳放置和肌肉下置入

在适当的情况下使用这种策略，即仅在连续多次清创和临时外固定后进行，并立即行皮瓣覆盖[99]。

用于桥接骨折粉碎区域的钢板，无论是传统钢板还是锁定钢板通常体积较大，在钢板置入之前应考虑到这一因素，因为这些钢板置入后会使得局部软组织覆盖十分困难。在处理合并严重软组织损伤的骨折时，我们倾向于尽量减少深部植入物的切迹和总的硬件负担，采用小型或微型钢板系统来帮助复位和固定关键骨折块或关节内骨折可有助于实现这一目标（图3-5和图3-6）。这些微型固定系统提供了多种钢板选择，甚至必要时能够锁定固定。通过辅助应用外固定架或髓内钉来增加固定结构的稳定性，这些辅助固定装置可用于跨越骨缺损或大节段的粉碎区域固定，否则这种跨区固定将需要更大的钢板。

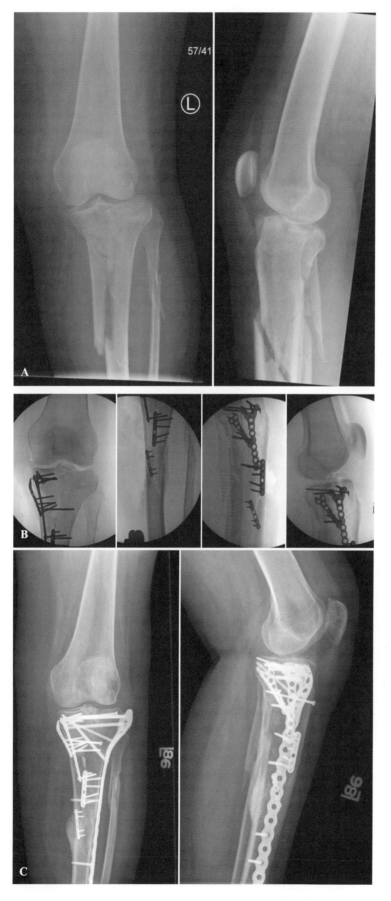

◀ 图 3-5 63 岁女性，从柜台跌落致左侧双髁胫骨平台骨折

A. 损伤的正侧位 X 线片显示伴有节段性干骺端粉碎的复杂左侧双髁胫骨平台骨折；B. 术中透视影像显示在临时跨膝外固定时采用微型固定系统固定内侧柱和关节内损伤，使用微型固定系统可在软组织损伤的急性期提供早期关节复位，并以最小的硬件负荷增强跨关节外固定架维持肢体长度的能力；C. 受伤后 7 个月正侧位 X 线片显示接近解剖复位的骨折愈合

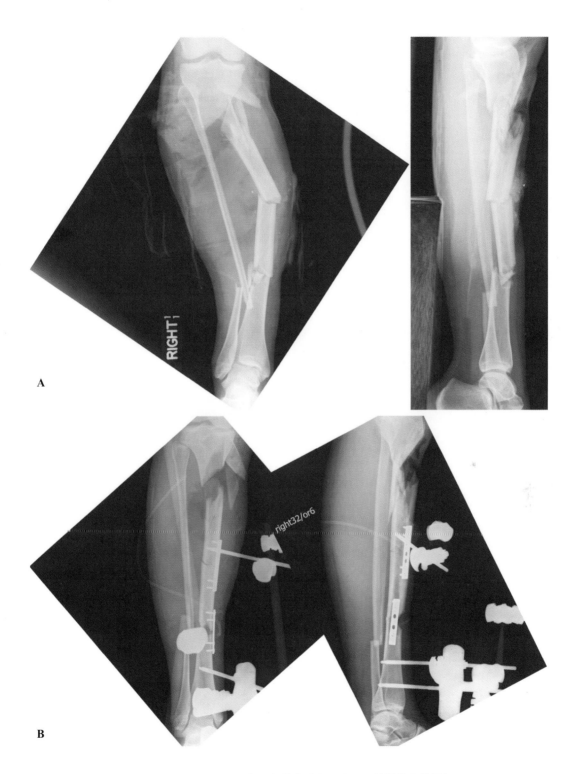

▲ 图 3-6　47 岁女性，摩托车撞击致右胫骨干开放性节段性骨折

A. 正侧位 X 线片显示复杂多节段胫骨干骨折；B. 初始清创、临时微型钢板固定和外固定架固定后的正侧位
X 线片

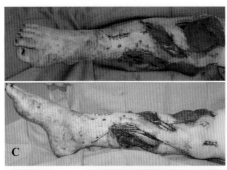

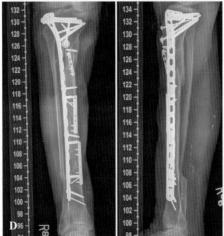

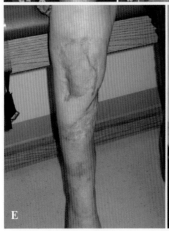
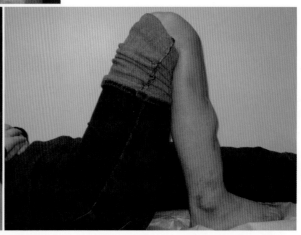

◀ 图 3-6（续） **47 岁女性，摩托车撞击致右胫骨干开放性节段性骨折**

C. 临床照片显示复杂的软组织损伤和在应用外固定架之前初始清创和微型钢板内固定后肢体整体对线的恢复；D. 分期切开复位钢板最终内固定后的最终结构；E. 临床照片显示骨与软组织愈合和功能性活动范围恢复的最终结果

（二）内固定失败

肢体严重损伤应用钢板固定时，另一个重要的问题是内植物的寿命。内固定可以被视为生物学和力学之间的竞赛，换言之，是骨折愈合和内固定失败之间的竞赛。在不稳定骨折类型中，如节段性粉碎性骨折、骨缺损或钢板对侧皮质不接触的骨折，内固定失败的风险特别大。在这些情况下，钢板承受着生理性肌肉收缩和（或）负重产生的周期性载荷。一般骨骼和内固定共同分担这种负荷，但在不稳定的骨折中，内固定会承受大部分应力。随着循环弯曲应力的持续，钢板失效的风险增加。如果骨折粉碎区域或间隙能够形成骨痂而愈合，则钢板可以保持其完整性。但如果因骨质丢失量大或软组织损伤相关骨愈合能力降低而导致骨折愈合延迟，那么钢板最终将达到其疲劳极限而失效。这个观念强调了识别软组织损伤程度并相应制订骨折固定手术计划的重要性。因损伤或手术剥离而失去血供的骨块会削弱骨愈合能力，因此改变了骨愈合和内固定失败竞赛间的时间线。

六、髓内钉固定

一些肢体严重损伤的骨折不适合髓内钉固定。关节内骨折或髓内钉入点周围软组织受损均不适合髓内钉治疗。髓内钉充当内固定装置桥接长骨骨折，它允许骨折微动而促进骨痂愈合。然而对于粉碎性骨干骨折，髓内钉仍然是一种非常有吸引力的治疗选择，因为它们可以通过一个远离受损组织的切口植入，仅需很少的软组织解剖和剥离，且髓外硬件负担极小。

（一）髓内钉固定注意事项

在常规应用中，使用闭合操作和复位技术将髓内钉穿过骨折。然而在肢体严重损伤中，可以通过开放性软组织损伤的伤口辅助复位。触摸、透视、牵引、经皮钳夹、Schanz 钉、Steinmann 针和阻挡钉都是医生可以使用的复位工具和辅助技术，以促进开放或闭合髓内钉手术的骨折复位。这些技术有助于最大限度地减少对骨折部位直接暴露，因此其上覆的软组织包膜完整，骨膜的血供得以保留，这对肢体严重损伤的治疗十分有利。

髓内植入物还存在另一层防止感染的"保护层"，即由于它们位于髓腔内，远离相关的软组织损伤。这是髓内钉的一个显著优势，位于髓腔内使它们不太可能受到浅表软组织感染的影响。此外，根据我们的经验，在内植物的感染中，髓内钉感染比钢板 / 螺钉感染更容易处理。

通过髓内植入物实现复位需要手术者对骨折在冠状面、矢状面和轴向（旋转）对齐有清楚的认识。对于长骨骨干的简单骨折，植入物通过实现骨折部位近端和远端的髓内"适配"来帮助复位。在这种情况下，在扩髓和置入前获得功能复位就不那么重要了。然而在对长骨更远端或近端的骨折类型进行置钉时，需要对其解剖和骨折对齐有深刻的理解以避免常见的陷阱。

（二）扩髓

Kuntscher 开发了钻孔扩大髓腔的方法，旨在形成一个直径更均匀的空间，并增加骨内膜和植入物之间的接触[10, 83, 84]。髓腔的扩大也提供了可插入直径更大、抗疲劳强度更高的髓内钉的能力。虽然扩髓过程相对简单，但其会导致髓腔内压力增加和皮质温度升高[85-87]。另外，扩髓会破坏髓内容物，包括髓内血液供应，因此可能会降低骨折愈合能力，这一问题多年来一直存在[88-94]。然而，唯一一项评估扩髓对开放性和闭合性胫骨骨折疗效影响的前瞻性多中心试验发现，扩髓和非扩髓置钉在是否需要植骨、更换或动力化内植物方面没有差异[95]（表 3-3）。

七、骨愈合

据报道，开放性骨折和严重肢体损伤的骨折不愈合率高达 60%[96, 97]。骨折移位、粉碎程度、软组织损伤的严重性、骨质丢失量和感染的存在等损伤因素都会影响这些损伤的骨折愈合率（表 3-4）。这类损伤的治疗策略包括适当的抗生素治疗、彻底的手术清创和临时 / 最终骨骼固定，以上方法均可能有助于这些损伤的最终愈合。实现骨性愈合的能力对于肢体功能的恢复至关重要[61, 98]。此外，牢固的愈合可以让患者更快地开始康复，并提高他们重返工作的能力。当未达到牢固愈合时，可以使用干预

表 3-3　肢体严重损伤不同最终治疗方式的比较

固定技术	优　点	缺　点	评　论
外固定架	• 低硬件负担 • 最低要求的软组织解剖 / 剥离 • 关节周围损伤中应用 • 多功能性应用 • 逐渐矫正成角、旋转畸形和长度差异的能力	• 应用的复杂性 • 不熟悉使用（对于许多外科医生） • 针道感染 • 针道松动 • 患者不满	• 外固定可用于肢体严重损伤的临时和最终治疗。此外，它们还可以作为其他形式的骨骼固定方式（髓内钉、钢板和螺钉固定）的辅助治疗
钢板	• 关节周围损伤的应用 • 用于短节段骨块 • 解剖复位的维持	• 硬件负担 • 软组织解剖 / 剥离 • 钢板失效	• 钢板技术的进步进一步推动了它们在肢体严重损伤中的应用。特别是小型和微型锁定钢板，可应用于关节周围损伤或必要的骨折碎片
髓内钉	• 入钉点远离损伤 • 最低的软组织解剖 / 剥离要求 • 硬件由骨骼保护	• 近端或远端骨折中置入困难 • 无法处理关节周围骨折	• 髓内钉可能更适合用于治疗一些肢体严重损伤，因为它们也具备外固定架固定的一些好处（最小的软组织剥离），但通常更容易应用且患者耐受性更好

表 3-4　影响肢体严重损伤骨折愈合的因素

损伤因素	治疗因素
• 初始移位 • 污染程度 • 软组织损伤严重性 • 骨缺损量 • 感染的存在	• 抗生素治疗 • 彻底清创与冲洗 • 固定方式

措施来增加愈合的可能性，包括骨折动力化、骨移植、牵张成骨和带血供骨移植。对这些技术的讨论超出了本章的范围，但只要软组织条件允许，这些技术都可以考虑。

八、结论

伴有严重软组织损伤的骨折是一类在治疗上极具挑战的损伤。对这些患者合并伤的治疗以及制订合适的软组织重建计划，通常需要与其他团队合作。肢体损伤专科医生的职责是合理安排局部损伤的治疗，并充分了解如何根据患者整体状况和合并损伤情况对其进行最佳治疗。一般来说，伤口清创和骨折的临时固定是治疗的第一阶段，这可能需要使用抗生素珠链或伤口负压敷料进行多次清创和治疗。在此之后，通常需要二期伤口闭合或局部 / 游离组织移植治疗。最终骨骼固定的决定通常发生在最终的软组织闭合或覆盖的前后。

充分认识到骨与软组织治疗的互利性很重要，骨的临时固定不仅保持了肢体长度，也减少了持续活动和不稳定相关的机械应力传递到脆弱软组织上，对软组织合适的治疗可为骨愈合提供有利环境。在治疗的重建阶段，合适的时机和不同干预措施的衔接至关重要。外固定架、钢板和螺钉或髓内钉作为最终治疗取决于多种因素。如果应用得当，每种固定方式都可以成功为骨折患者提供充分稳定性，进而实现骨与软组织愈合和功能恢复。

临床经验

- 肢体严重损伤中对软组织和骨损伤的治疗是相互依赖和互惠互利的。
- 外固定架是临时维持骨稳定性的基础，它能够很容易地接近软组织，并且这些结构可以根据需要轻松调整、组装和拆卸。
- 外固定架、钢板固定或髓内钉可用于肢体严重损伤中骨骼的最终治疗。

临床教训

- 不彻底的清创和（或）缺乏连续软组织评估会增加感染和灾难性并发症的风险。
- 在完成清创和软组织评估之前就使用内固定装置行骨骼最终固定。
- 单纯基于骨组织损伤的治疗计划，而不考虑合并的软组织损伤将导致不理想的结果。

参 考 文 献

[1] Stranix JT, Lee Z-H, Jacoby A, et al. Not all Gustilo type IIIB fractures are created equal: arterial injury impacts limb salvage outcomes. Plast Reconstr Surg. 2017;140(5):1033–41. https://doi.org/10.1097/PRS.0000000000003766.

[2] Redett RJ, Robertson BC, Chang B, Girotto J, Vaughan T. Limb salvage of lower-extremity wounds using free gracilis muscle reconstruction. Plast Reconstr Surg. 2000;106(7):1507–13.

[3] Katzman SS, Dickson K. Determining the prognosis for limb salvage in major vascular injuries with associated open tibial fractures. Orthop Rev. 1992;21(2):195–9.

[4] Dellinger EP, Miller SD, Wertz MJ, Grypma M, Droppert B, Anderson PA. Risk of infection after open fracture of the arm or leg. Arch Surg. 1988;123(11):1320–7.

[5] Hansen ST. The type-IIIC tibial fracture. Salvage or amputation. JBJS. 1987;69(6):799–800.

[6] Caudle RJ, Stern PJ. Severe open fractures of the tibia. JBJS. 1987;69(6):801–7.

[7] Keeley SB, Snyder WH, Weigelt JA. Arterial injuries below the knee: fifty-one patients with 82 injuries. J Trauma Injury Infect Crit Care. 1983;23(4):285–92.

[8] O'Donnell TF, Brewster DC, Darling RC, Veen H, Waltman AA. Arterial injuries associated with fractures and/or dislocations of the knee. J Trauma Injury Infect Crit Care. 1977;17(10):775–84.

[9] Mukherjee GD. The rise of surgery: from empiric craft to scientific discipline. Plast Reconstr Surg. 1980;65(4):531.

[10] Browner BD. Skeletal trauma. Gulf Professional Publishing; Houston, TX 2003.

[11] Müller ME, Allgöwer M, Willenegger H. Manual of internal fixation. Berlin, Heidelberg: Springer Science & Business Media; 2012. https://doi. org/10.1007/978–3–642–96065–9.

[12] Patzakis MJ. Management of open fractures and complications. Instr Course Lect. 1982;31:62–4.

[13] Patzakis MJ, Wilkins J. Factors influencing infection rate in open fracture wounds. Clin Orthop Relat Res. 1989;243:36–40.

[14] Skaggs DL, Kautz SM, Kay RM, Tolo VT. Effect of delay of surgical treatment on rate of infection in open fractures in children. J Pediatr Orthop. 2000;20(1):19–22.

[15] Skaggs DL, Friend L, Alman B, et al. The effect of surgical delay on acute infection following 554 open fractures in children. JBJS. 2005;87(1):8–12. https://doi.org/10.2106/JBJS.C.01561.

[16] Bednar DA, Parikh J. Effect of time delay from injury to primary management on the incidence of deep infection after open fractures of the lower extremities caused by blunt trauma in adults. J Orthop Trauma. 1993;7(6):532–5.

[17] Patzakis MJ, Wilkins J, Moore TM. Considerations in reducing the infection rate in open tibial fractures. Clin Orthop Relat Res. 1983;178:36–41.

[18] GUSTILO RB, Anderson JT. JSBS classics. Prevention of infection in the treatment of one thousand and twenty-five open fractures of long bones. Retrospective and prospective analyses. J Bone Joint Surg. 2002;84–A:682.

[19] Schurman DJ, Hirshman HP, Burton DS. Cephalothin and cefamandole penetration into bone, synovial fluid,

and wound drainage fluid. JBJS. 1980;62(6):981–5.

[20] Anglen JO. Wound irrigation in musculoskeletal injury. J Am Acad Orthop Surg. 2001;9(4):219–26.

[21] Gustilo RB, Anderson JT. Prevention of infection in the treatment of one thousand and twenty-five open fractures of long bones: retrospective and prospective analyses. JBJS. 1976;58(4):453–8.

[22] Foote CJ, Guyatt GH, Vignesh KN, et al. Which surgical treatment for open tibial shaft fractures results in the fewest reoperations? A network meta-analysis. Clin Orthop Relat Res. 2015;473(7):2179–92. https://doi. org/10.1007/s11999–015–4224–y.

[23] Flow Investigators, Bhandari M, Jeray KJ, et al. A trial of wound irrigation in the initial management of open fracture wounds. N Engl J Med. 2015;373(27):2629–41. https://doi.org/10.1056/ NEJMoa1508502.

[24] Petrisor B, Jeray K, Schemitsch E, et al. Fluid lavage in patients with open fracture wounds (FLOW): an international survey of 984 surgeons. BMC Musculoskelet Disord. 2008;9(1):7. https://doi. org/10.1186/1471–2474–9–7.

[25] Crowley DJ, Kanakaris NK, Giannoudis PV. Irrigation of the wounds in open fractures. J Bone Joint Surg Br. 2007;89(5):580–5. https://doi. org/10.1302/0301–620X.89B5.19286.

[26] Bhandari M, Thompson K, Adili A, Shaughnessy SG. High and low pressure irrigation in contaminated wounds with exposed bone. Int J Surg Investig. 2000;2(3):179–82.

[27] Bhandari M, Schemitsch EH, Adili A, Lachowski RJ, Shaughnessy SG. High and low pressure pulsatile lavage of contaminated tibial fractures: an in vitro study of bacterial adherence and bone damage. J Orthop Trauma. 1999;13(8):526–33.

[28] Gross A, Cutright DE, Bhaskar SN. Effectiveness of pulsating water jet lavage in treatment of contaminated crushed wounds. Am J Surg. 1972;124(3):373–7.

[29] Bhhaskar SN, Cutright DE, Runsuck EE, Gross A. Pulsating water jet devices in debridement of combat wounds. Mil Med. 1971;136(3):264–6.

[30] Hassinger SM, Harding G, Wongworawat MD. High-pressure pulsatile lavage propagates bacteria into soft tissue. Clin Orthop Relat Res. 2005;439: 27–31.

[31] Polzin B, Ellis T, Dirschl DR. Effects of varying pulsatile lavage pressure on cancellous bone structure and fracture healing. J Orthop Trauma. 2006;20(4):261–6.

[32] Anglen JO, Apostoles S, Christensen G, Gainor B. The efficacy of various irrigation solutions in removing slime-producing Staphylococcus. J Orthop Trauma. 1994;8(5):390–6.

[33] Bhandari M, Schemitsch EH. High-pressure irrigation increases adipocyte-like cells at the expense of osteoblasts in vitro. J Bone Joint Surg Br. 2002;84(7):1054–61.

[34] Bhandari M, Adili A, Lachowski RJ. High pressure pulsatile lavage of contaminated human tibiae: an in vitro study. J Orthop Trauma. 1998;12(7):479–84.

[35] Adili A, Bhandari M, Schemitsch EH. The biomechanical effect of high-pressure irrigation on diaphyseal fracture healing in vivo. J Orthop Trauma. 2002;16(6):413–7.

[36] Tarbox BB, Conroy BP, Malicky ES, et al. Benzalkonium chloride. A potential disinfecting irrigation solution for orthopaedic wounds. Clin Orthop Relat Res. 1998;346:255–61.

[37] Conroy BP, Anglen JO, Simpson WA, et al. Comparison of castile soap, benzalkonium chloride, and bacitracin as irrigation solutions for complex contaminated orthopaedic wounds. J Orthop Trauma. 1999;13(5):332–7.

[38] Burd T, Christensen GD, Anglen JO, Gainor BJ, Conroy BP, Simpson WA. Sequential irrigation with common detergents: a promising new method for decontaminating orthopedic wounds. Am J Orthop. 1999;28(3):156–60.

[39] Gainor BJ, Hockman DE, Anglen JO, Christensen G, Simpson WA. Benzalkonium chloride: a potential disinfecting irrigation solution. J Orthop Trauma. 1997;11(2):121–5.

[40] Huyette DR, Simpson WA, Walsh R, et al. Eradication by surfactant irrigation of Staphylococcus aureus from infected complex wounds. Clin Orthop Relat Res. 2004;427:28–36.

[41] Kaysinger KK, Nicholson NC, Ramp WK, Kellam JF. Toxic effects of wound irrigation solutions on cultured tibiae and osteoblasts. J Orthop Trauma. 1995;9(4):303–11.

[42] Sprung J, Schedewie HK, Kampine JP. Intraoperative anaphylactic shock after bacitracin irrigation. Anesth Analg. 1990;71(4):430–3.

[43] Behrens F. General theory and principles of external fixation. Clin Orthop Relat Res. 1989;241: 15–23.

[44] Behrens F, Johnson W. Unilateral external fixation. Methods to increase and reduce frame stiffness. Clin Orthop Relat Res. 1989;241:48–56.

[45] Chapman MW, Madison M. Operative orthopaedics. Philadelphia: Lippincott Williams & Wilkins; 1993.

[46] Dabezies EJ, D'Ambrosia R, Shoji H, Norris R, Murphy G. Fractures of the femoral shaft treated by external fixation with the Wagner device. JBJS. 1984;66(3):360–4.

[47] Velazco A, Fleming LL. Open fractures of the tibia treated by the Hoffmann external fixator. Clin Orthop Relat Res. 1983;180:125–32.

[48] Moroni A, Pegreffi F, Cadossi M, Hoang-Kim A, Lio V, Giannini S. Hydroxyapatite-coated external fixation pins. Expert Rev Med Devices. 2005;2(4):465–71. https://doi.

org/10.1586/17434440.2.4.465.

[49] Moroni A, Toksvig-Larsen S, Maltarello MC, Orienti L, Stea S, Giannini S. A comparison of hydroxyapatite-coated, titanium-coated, and uncoated tapered external-fixation pins. An in vivo study in sheep. JBJS. 1998;80(4):547–54.

[50] Pizà G, Caja VL, González-Viejo MA, Navarro A. Hydroxyapatite-coated external-fixation pins. The effect on pin loosening and pin-track infection in leg lengthening for short stature. J Bone Joint Surg Br. 2004;86(6):892–7.

[51] Caja VL, Piză G, Navarro A. Hydroxyapatite coating of external fixation pins to decrease axial deformity during tibial lengthening for short stature. JBJS. 2003;85–A(8):1527–31.

[52] Akilapa O, Gaffey A. Hydroxyapatite pins for external fixation: is there sufficient evidence to prove that coated pins are less likely to be replaced prematurely? Acta Orthop Traumatol Turc. 2015;49(4):410–5. https://doi.org/10.3944/AOTT.2015.14.0206.

[53] Saithna A. The influence of hydroxyapatite coating of external fixator pins on pin loosening and pin track infection: a systematic review. Injury. 2010;41(2):128–32. https://doi.org/10.1016/j. injury.2009.01.001.

[54] Halsey D, Fleming B, Pope MH, Krag M, Kristiansen T. External fixator pin design. Clin Orthop Relat Res. 1992;278:305–12.

[55] Kasman RA, Chao EY. Fatigue performance of external fixator pins. J Orthop Res. 1984;2(4):377–84. https://doi.org/10.1002/jor.1100020410.

[56] Johnson KD, Tencer AF. Biomechanics in orthopaedic trauma. Taylor & Francis; Philadelphia, PA 1994.

[57] Lavini FM, Brivio LR, Leso P. Biomechanical factors in designing screws for the Orthofix system. Clin Orthop Relat Res. 1994;308:63–7.

[58] Kowalski M, Schemitsch EH, Harrington RM, Chapman JR, Swiontkowski MF. Comparative biomechanical evaluation of different external fixation sidebars: stainless-steel tubes versus carbon fiber rods. J Orthop Trauma. 1996;10(7):470–5.

[59] Behrens F. A primer of fixator devices and configurations. Clin Orthop Relat Res. 1989;241:5–14.

[60] Behrens F, Johnson WD, Koch TW, Kovacevic N. Bending stiffness of unilateral and bilateral fixator frames. Clin Orthop Relat Res. 1983;178:103–10.

[61] Behrens F, Searls K. External fixation of the tibia. Basic concepts and prospective evaluation. J Bone Joint Surg Br. 1986;68(2):246–54.

[62] Egan JM, Shearer JR. Behavior of an external fixation frame incorporating an angular separation of the fixator pins. A finite element approach. Clin Orthop Relat Res. 1987;223:265–74.

[63] Huiskes R, Chao EY. Guidelines for external fixation frame rigidity and stresses. J Orthop Res. 1986;4(1):68–75. https://doi.org/10.1002/ jor.1100040108.

[64] Thordarson DB, Markolf KL, Cracchiolo A. External fixation in arthrodesis of the ankle. A biomechanical study comparing a unilateral frame with a modified transfixion frame. JBJS. 1994;76(10):1541–4.

[65] Aro HT, Chao EY. Biomechanics and biology of fracture repair under external fixation. Hand Clin. 1993;9(4):531–42.

[66] Briggs BT, Chao EY. The mechanical performance of the standard Hoffmann-Vidal external fixation apparatus. JBJS. 1982;64(4):566–73.

[67] Pettine KA, Chao EY, Kelly PJ. Analysis of the external fixator pin-bone interface. Clin Orthop Relat Res. 1993;293:18–27.

[68] Byrd HS, Cierny G, Tebbetts JB. The management of open tibial fractures with associated soft-tissue loss: external pin fixation with early flap coverage. Plast Reconstr Surg. 1981;68(1): 73–82.

[69] Green SA. Complications of external skeletal fixation. Clin Orthop Relat Res. 1983;180:109–16.

[70] Wade PA, Campbell RD. Open versus closed methods in treating fractures of the leg. Am J Surg. 1958;95(4):599–616.

[71] Nowotarski P, Brumback RJ. Immediate interlocking nailing of fractures of the femur caused by low-to mid-velocity gunshots. J Orthop Trauma. 1994;8(2):134–41.

[72] Chapman MW, Mahoney M. The role of early internal fixation in the management of open fractures. Clin Orthop Relat Res. 1979;138:120–31.

[73] Chapman MW. The role of intramedullary fixation in open fractures. Clin Orthop Relat Res. 1986;212:26–34.

[74] Chapman MW. The use of immediate internal fixation in open fractures. Ortho Clin North Am. 1980;11(3):579–91.

[75] Holbrook JL, Swiontkowski MF, Sanders R. Treatment of open fractures of the tibial shaft: ender nailing versus external fixation. A randomized, prospective comparison. JBJS. 1989;71(8):1231–8.

[76] Brumback RJ, Ellison PS, Poka A, Lakatos R, Bathon GH, Burgess AR. Intramedullary nailing of open fractures of the femoral shaft. JBJS. 1989;71(9):1324–31.

[77] Biliouris TL, Schneider E, Rahn BA, Gasser B, Perren SM. The effect of radial preload on the implant-bone interface: a cadaveric study. J Orthop Trauma. 1989;3(4):323–32.

[78] Clancey GJ, Hansen ST. Open fractures of the tibia: a review of one hundred and two cases. JBJS. 1978; 60(1):118–22.

[79] Olerud S, Karlström G. Tibial fractures treated by AO compression osteosynthesis. Experiences from a five year

material. Acta Orthop Scand Suppl. 1972;140:1–104.

[80] Augat P, Rüden v C. Evolution of fracture treatment with bone plates. Injury. 2018;49(Suppl 1):S2–7. https://doi.org/10.1016/S0020–1383(18)30294–8.

[81] MacLeod AR, Pankaj P. Pre-operative planning for fracture fixation using locking plates: device configuration and other considerations. Injury. 2018;49(Suppl 1):S12–8. https://doi.org/10.1016/S0020–1383(18)30296–1.

[82] Haidukewych GJ, Ricci W. Locked plating in orthopaedic trauma: a clinical update. J Am Acad Orthop Surg. 2008;16(6):347–55.

[83] Küntscher G. Intramedullary nailing of pseudarthrosis. Zentralbl Chir. 1973;98(29):1041–7.

[84] Lentz W. The history of intramedullary nailing. A brief look backwards. Der Chirurg; Zeitschrift fur alle Gebiete der operativen Medizen. 1990;61:474–80.

[85] Green J. History and development of suction-irrigation-reaming. Injury. 2011;41:S24–31. https://doi.org/10.1097/BOT.0b013e318238b22b.

[86] Robert Y Wang 1, Ru Li, Rad Zdero, David Bell, Michael Blankstein, Emil H Schemitsch. The physiologic and pathologic effects of the reamer irrigator aspirator on fat embolism outcome: an animal study. J Orthop Trauma. 2012 Sep;26(9):e132–7. https://doi.org/10.1097/BOT.0b013e318238b22b.

[87] Thomas F Higgins 1, Virginia Casey, Kent Bachus. Cortical heat generation using an irrigating/aspirating single-pass reaming vs conventional stepwise reaming. J Orthop Trauma. 2007 Mar;21(3):192–7. https://doi.org/10.1097/BOT.0b013e318038d952.

[88] Olerud S, Strömberg L. Intramedullary reaming and nailing: its early effects on cortical bone vascularization. Orthopedics. 1986;9(9):1204–8.

[89] Hupel TM, Aksenov SA, Schemitsch EH. Cortical bone blood flow in loose and tight fitting locked unreamed intramedullary nailing: a canine segmental tibia fracture model. J Orthop Trauma. 1998;12(2):127–35.

[90] Schemitsch EH, Turchin DC, Kowalski MJ, Swiontkowski MF. Quantitative assessment of bone injury and repair after reamed and unreamed locked intramedullary nailing. J Trauma Injury Infect Crit Care. 1998;45(2):250–5.

[91] Schemitsch EH, Kowalski MJ, Swiontkowski MF. Soft-tissue blood flow following reamed versus unreamed locked intramedullary nailing: a fractured sheep tibia model. Ann Plast Surg. 1996;36(1):70–5.

[92] Grundnes O, Utvåg SE, Reikerås O. Restoration of bone flow following fracture and reaming in rat femora. Acta Orthop Scand. 1994;65(2):185–90.

[93] Rhinelander FW. Tibial blood supply in relation to fracture healing. Clin Orthop Relat Res. 1974;105:34–81.

[94] Forster MC, Bruce ASW, Aster AS. Should the tibia be reamed when nailing? Injury. 2005;36(3):439–44. https://doi.org/10.1016/j.injury.2004.09.030.

[95] Study to Prospectively Evaluate Reamed Intramedullary Nails in Patients with Tibial Fractures Investigators, Bhandari M, Guyatt G, et al. Randomized trial of reamed and unreamed intramedullary nailing of tibial shaft fractures. J Bone Joint Surg Am. 2008;90(12):2567–78. https://doi.org/10.2106/JBJS.G.01694.

[96] Rosenthal RE, MacPhail JA, Oritz JE. Non-union in open tibial fractures. JBJS. 1977;59(2):244–8.

[97] O'Halloran K, Coale M, Costales T, et al. Will my tibial fracture heal? Predicting nonunion at the time of definitive fixation based on commonly available variables. Clin Orthop Relat Res. 2016;474(6):1385–95. https://doi.org/10.1007/s11999–016–4821–4.

[98] Prasarn ML, Helfet DL, Kloen P. Management of the mangled extremity. Strategies Trauma Limb Reconstr. 2012;7(2):57–66. https://doi.org/10.1007/s11751–012–0137–4.

[99] Gopal S, Majumde S, Bathcelor AG, De Boer O, Smith RM. Fix and flap: the radial orthopaedic and plastic treatment of severe open fractures of the tibia. J Bone Joint Surg Br. 2000;82(7):959–66.

第 4 章　上肢严重损伤的临时与最终骨骼固定
Temporizing and Definitive Skeletal Fixation for the Mangled Upper Extremity

Steven A. Horton　W. Andrew Eglseder　著

在对上肢严重损伤进行初始评估时，如果肢体仅由皮下组织连接，并伴有远端肢体的毁损，则应选择截肢。但在大多数情况下，应对上肢损伤进行多因素综合评估。首先应检视肢体的软组织损伤，重点是血管神经损伤情况。如果保肢指征明确，或没有明确的截肢指征，则应先修复血管损伤，再重新评估组织是持续存活还是进展为坏死[1]。通常情况下，上肢严重损伤会伴有严重的软组织脱套伤和血管损伤，这些损伤可能不会立刻凸显，因此，需要采取对软组织"友好"的临时固定方法。在最初的评估过程中，要对皮肤颜色、肿胀和脱套范围进行全面评估，同时对创面进行全面探查，并对可用的重要结构，特别是所涉及的血管及神经进行清点。

如果要进行血管修复，骨骼固定通常是同时进行的。通过分流或动脉修复来实现损伤肢体再灌注是至关重要的，而骨骼的稳定是保障肢体再灌注的前提，它不仅有利于保持软组织稳定，也可以保护修复的动脉。在制订固定方案时，无论是临时固定还是最终固定，都需要仔细确定可能的静脉移植和（或）动脉重建的长度。在这种情况下，可以由一位在血管外科和骨科均有经验的医生同时完成这些工作，也

可以由血管外科医生与骨科医生密切合作以达到最佳效果，但如果这些手术团队缺乏细致的配合，则可能随即导致手术彻底失败。

对于上肢严重损伤进行骨骼固定的时机，必须视患者自身情况而定。患者的年龄、吸烟史、合并症、复苏状态、术中稳定性及其他因素都需要考虑。例如，一位有着 50 年吸烟史的 80 岁患者可能无法耐受反复手术，因此在最初手术时进行最终固定就比较有利。同样，血流动力学不稳定的患者可以从骨骼稳定中获益，但不能以大量固定工作所需的失血或时间为代价，此时应当选择完全不同的固定策略。

骨骼固定方式的选择包括切开复位内固定、外固定架固定、髓内固定和夹板固定。因为对进针点、成像、锁定，以及器械装置的技术细节的考量，使得交锁髓内钉很少应用于上肢严重损伤。夹板固定也不推荐，因为其限制了对软组织的监测，也不能提供足够的骨骼稳定。

我们经常在不经意间认为肢体严重损伤最好的选择是使用外固定架快速固定，待患者稳定后再复位固定。然而，外科医生可能会选择快速有限内固定的方法固定骨折，特别是需要骨筋膜室切开减压时。因为上肢切开减压所需的切口显露与骨折固定类似，然后就是在关节

周围损伤中，稳定与复位严重错位的关节骨块对远期治疗成功非常重要。

骨干骨折的有限内固定也便于患者的护理，因它减少对夹板固定的需要，从而允许进行静脉置管和患肢活动。此外，另一个优势在于避免了外固定的治疗成本，以及很小但潜在的并发症。没有一种治疗方法适用于所有患者，患者的不同伤情、危险因素，以及合并症都将指导我们选择治疗的方案与时机。

外固定架由于其使用很容易和方便而在肢体严重损伤中颇具吸引力。根据损伤的水平，尤其是上肢近段的损伤，并非总是选择外固定架固定。因为有时需要显露肱动脉、桡动脉、尺动脉等动脉系统，这些手术入路常常可有机会同时显露骨组织而可采取骨骼内固定方法。分流术可为最终固定和至少有限的临时固定提供可能。根据动脉损伤的性质，有时可以在切开复位内固定后进行最终的动脉修复，特别是当存在侧支循环和断裂动脉远端有反流的情况下。

一、肩胛骨与锁骨

根据骨折部位不同，肩胛骨骨折的治疗方式也不同。由于有很好的功能恢复同时避免了手术治疗的高并发症，绝大多数肩胛骨体部闭合性骨折在过去都采取了非手术治疗。这些骨折在最初的损伤评估中容易被遗漏，往往是在后续作为损伤检查一部分的胸部 CT 扫描中被发现。对于高能量损伤、摩托车事故或者作为乘客被弹出的患者，要高度警惕肩胛骨骨折的发生。然而，累及盂肱关节的骨折很有可能需要手术治疗，因为其更直接地影响肩关节的活动。肩胛胸壁分离损伤常可以看到上肢近乎离断，我们可以观察到这类损伤常常存在血管神经问题（损伤或并发症等）。涉及肩胛冈、肩锁关节和肩胛骨体部的开放性损伤是一些最具破坏性的上肢损伤，在某些情况下甚至会危及生命。在骨骼或韧带稳定性严重受损的情况下，选择特殊的固定方法将有助于为患者活动、软组织修复和（或）为血管重建提供充足的稳定性，如使用跨肩锁关节的锁定钢板。如图 4-1 所示，由于对肩部严重损伤采用该技术，有时不可避免地出现内固定物凸出。

二、肱骨

上肢的每块骨骼都依靠周围的骨支撑和韧带支撑保持稳定，盂肱关节便是依靠强健的肌肉以韧带维系着关节位置，而盂肱关节处的骨性解剖结构对盂肱关节稳定仅提供很小的内在限制作用，因此相较于下肢关节，其更容易发生关节脱位。盂肱关节脱位在高能量损伤中很常见，复位也较为简单。虽然其常合并肩袖撕裂[2]，但很少需要紧急治疗。若盂肱关节无法复位，则可能需切开复位，并同时进行肱骨近端固定。这类固定手术首选三角肌胸大肌入路，其可以向下延长显露肱骨的前外侧，如有必要，可以切开胸大肌，通过大范围、延长性切口以同时进行肱动脉和其他软组织的重建。对于处理肩胛盂后部骨折，则可采用 Judet 入路或改良 Judet 入路来实现后部结构显露。

当骨折累及近端骨干或干骺端且需要外固定时，距肩峰前外侧缘约 15cm 的肱骨前外侧区域是置针的相对安全区域，其主要位于三角肌粗隆近段及桡神经走行的近端。笔者更倾向于通过预钻孔然后手动置入 5mm 半针，通过手动控制来减少潜在的医源性血管神经损伤。笔者也喜欢使用四针固定夹钳，使用第一个及最后一个针槽。我们建议在预钻孔时使用软组织保护钻套并置入钝头针以获得对骨的最大控制。

对于肱骨骨干骨折，需要考虑严重损伤肢

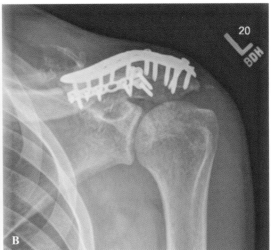

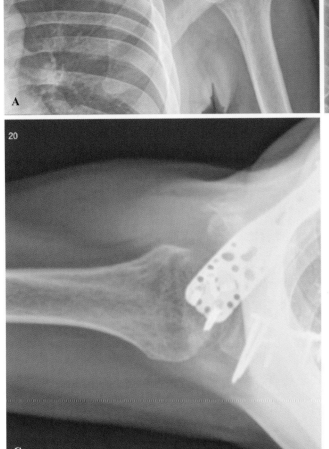

▲ 图 4-1　采用倒置肱骨近端解剖钢板于肩峰置入锁定螺钉固定肩胛骨

体及患者的多个因素。在以损伤控制为目标的闭合性损伤中，治疗的主要目的是支持复苏患者。移位的肱骨干骨折可能是腔外出血的来源之一，但其失血并不如股骨干骨折。夹板骨固定术可在创伤诊室内快速完成，并提供必要的骨稳定，获得骨折功能复位。

然而大多数的上肢严重损伤是开放性损伤，因此外科医生往往需要根据皮肤缺损与骨折的位置选择手术入路。如果担心桡神经撕裂，则可通过三头肌旁入路，在后侧显露神经，若此

时可以进行骨折最终固定，这种入路可以很好地显露肱骨中段骨折以及横行的桡神经，以便固定与修复。固定方式则根据可行的时间与手术整体安排来选择。

一般来说，对于简单骨折，术者可以通过切开显露对其进行牵引等操作以获得复位；而对于更复杂的不稳定性或粉碎性骨折，在恢复整体力线和应用小型或大型钢板进行最终固定之前，可以先使用微型钢板来维持最初的临时复位。如果患者不能耐受长时间手术，或当复

位部分完成需要重新检查伤口时，使用微型接钢板固定系统结合外固定架也能有助于提升固定稳定性。在放置临时复位的微型钢板时，首选单皮质骨螺钉，其可以提供坚强的骨锚定，并且可以不用测量螺钉长度而快速完成以获得并暂时维持解剖复位。与单独使用克氏针相比，使用四孔或五孔的微型钢板可以更好地控制较大的移动骨块。笔者推荐在临时固定时，为了控制旋转以及固定强度，可在骨折近端与远端分别置入两枚螺钉。这些小钢板通常与计划的较大钢板垂直放置，后期不需要拆除。

如上所述，在合适的情况下，在远端与近端干骺端位置标准置入外固定架固定肱骨干中段骨折可以获得良好的效果[3]。图 4-2 所示为该技术在横形肱骨干骨折中的应用。

三、肘关节

在病情不稳定的严重上肢损伤患者中，开放性肘关节脱位、骨折脱位和其他肱骨远端关节周围的开放性骨折的治疗常常十分棘手。在非急性患者中，有多种治疗方案可以实现不稳定肘关节骨折或脱位的解剖复位和固定，但这些方法对技术要求很高且耗时长。漂浮肘与高能量损伤相关，最初的临时治疗可能受限于患者本身的因素，如血流动力学不稳定，无法使用大型 C 形臂增强成像设备以及无法快速采用技术要求很高的操作。夹板固定无法有效稳定关节，而有动脉损伤时，骨骼固定可以保护修复的动脉，维持肢体长度，因此在这些情况下，需谨慎考虑临时固定方案。

在存在漂浮肘或肱骨远端骨折的紧急情况下，可选择从尺骨近端向肱骨干远端用 6.5mm 的贯穿螺钉临时固定以实现内部支撑，且此法对针点处的关节软骨损伤较小。该方法由于其潜在的并发症而较少被选用，然而其作为一种

快速且可靠的方法仍在被医生使用。

肱骨远端骨折常合并上臂或前臂血管神经的损伤，此时手术入路应根据血管神经损伤的位置与程度来确定。前外侧入路适用于经肱骨髁的外固定针临时外固定或经髁拉力螺钉固定无移位的肘关节骨折；显露肱动脉的内侧入路适用于肱骨远端骨折的内侧钢板固定；对于发生复杂肱骨远端骨折、肘关节脱位、病情不稳定的患者，利用外固定架可提供骨骼及软组织稳定，恢复和维持动脉重建后的血管长度。在置入外固定针时，肱骨远端髁上干骺端的外固定针置入推荐采用切开显露的方式置针，这样可以避免桡神经损伤。桡神经在肱骨外上髁上方 10cm 走行在外侧肌间隔内，该切口位于预期桡神经走行的下方并注意需仔细解剖以避开桡神经。完成此切口后，在软组织保护钻套保护下使用 4.0mm 的钻头预钻孔，然后分别将两个 5.0mm 的半针平行置入。这些外固定针一般放置于肱骨远端外侧髁上嵴，其中远端针偶尔放置于鹰嘴窝以远，以控制远端骨块。

肱骨远端和（或）上尺桡关节的前侧入路适用于累及关节或关节周边的损伤的最终固定，但由于这些固定策略比较耗时且复杂，这种入路通常在最初的手术中不会被采用，需待患者情况稳定后再使用。然而，肘窝水平的肱动脉损伤在肘关节开放脱位及骨折脱位中很常见[4]。因此，如果在最终固定前进行动脉修复，则必须注意避免在后续的固定与手术治疗时，再次损伤脆弱的血管修复。

上肢严重损伤也常出现尺骨鹰嘴骨折，此时如果条件允许，半螺纹松质骨螺钉髓内置入是稳定与加压简单尺骨鹰嘴骨折的一个很好的选择。如图 4-3 所示，该固定方法依赖于髓内螺钉的外部螺纹在尺骨骨干内对骨内膜的支撑力，因此，用合适尺寸的丝锥小心探测髓腔通道对选择合适长度与直径的螺钉十分关键。相

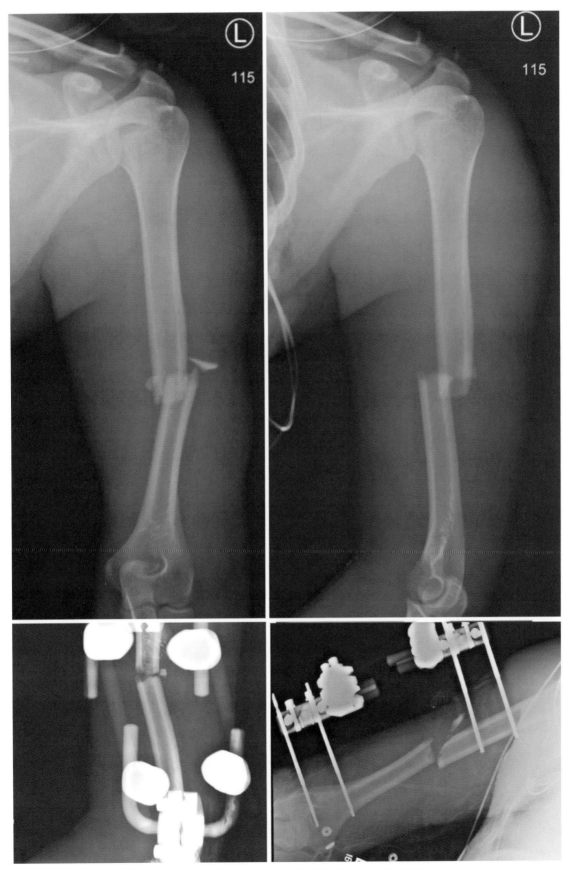

▲ 图 4-2　多发伤患者肱骨干闭合骨折外固定架固定

较于钢板固定，我们更倾向于这种髓内螺钉固定方法，因为这种螺钉皮下切迹低，患者术后很少抱怨能够摸到螺钉。对于更粉碎性的骨折，可采用小钢板内固定结合张力带固定或者桥接钢板（如必要）固定的方法，以对抗肱三头肌的牵拉，恢复关节面。跨关节外固定架可以在伴有大量软组织缺损或严重粉碎性骨折时，为不太稳定的有限固定提供外部支持。

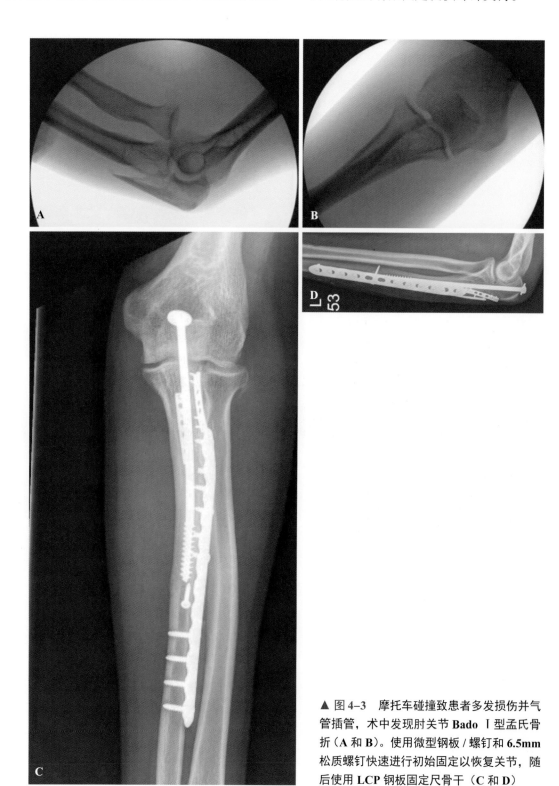

▲ 图 4-3　摩托车碰撞致患者多发损伤并气管插管，术中发现肘关节 Bado Ⅰ型孟氏骨折（A 和 B）。使用微型钢板 / 螺钉和 6.5mm 松质螺钉快速进行初始固定以恢复关节，随后使用 LCP 钢板固定尺骨干（C 和 D）

四、桡骨与尺骨

前臂损伤导致的节段性骨折或严重粉碎性骨折对外科医生来说充满挑战，此时在初始固定时常采用内外固定结合的方式。绝大多数医生认为要特别关注骨折的尺骨与桡骨的长度、对线、旋转的恢复，因为这些参数是获得良好治疗结果的关键[5]。在前臂严重损伤中，通常为尺骨桡骨同时骨折，且多为节段性骨折，此时，临时外固定架固定维持骨折端解剖复位的能力有限。受限于其设计，跨节段外固定架固定会导致节段骨折块不稳定，因此常采用辅助钢板或髓内固定。虽然采用的外固定架可能是临时固定，但最终固定时，最初使用的钢板固定仍可能在原位予以保留。而在尺桡骨骨干损伤中，通常临时使用微型接骨板固定系统用于辅助稳定骨折。在肱骨或前臂损伤中，如果存在节段性骨缺损，可置入髓内带螺纹斯氏针，在周围放置抗生素骨水泥形成间置器，能够提供软组织通路、恢复肢体长度、保持肢体相对稳定、局部递送抗生素、维持后期植骨软组织空间。

对于尺骨的外固定，因尺骨近端位于皮下，故可经皮及皮下软组织置针以避开主要的神经血管结构，在尺骨远端则可沿尺侧腕屈肌（FCU）和尺侧腕伸肌（ECU）间隙进针，于前臂旋后位将针置于尺骨远端后内侧骨皮质。考虑到最终固定的钢板结构与长度，为避免影响最终固定，推荐在尺骨近端及远端使用两个4mm的半针来进行前臂骨折的临时固定。然而置入桡骨骨干的外固定针则需在直视下置针以避免损伤桡神经浅支，我们倾向于采用切开的方式[6]，通过这种方式可以确定桡侧腕长伸肌与桡侧腕短伸肌之间的间隙进行置针，注意到并避开位于肱桡肌与桡侧腕长伸肌之间桡神经浅支。在桡骨近端置针，同样需在直视下于桡侧腕长伸肌、桡侧

腕短肌、肱桡肌"三合一活动块"与尺侧腕伸肌的间隙进行置针，在置入近端的外固定骨针时，由于其穿过旋后肌，有很高的风险损伤骨间后神经。因此最近端外固定针置于桡骨颈以远，以降低骨间后神经损伤的风险。

前臂骨折进行钢板最终固定，通常选用3.5mm钢板，钢板进行小的冠状面弯曲可使其与骨骼表面更为贴合。桥接钢板与锁定钢板技术适用于粉碎性骨折的固定以克服明显的骨缺损，此时如果对侧前臂未受伤，可参考对侧前臂以进行患侧长度评估。特殊情况下，也可以采用髓内钉固定尺骨。在尺骨骨干缺损以及尺骨周围软组织条件不佳时，可像儿科骨科治疗尺骨骨折一样，沿尺骨鹰嘴顺行放置一枚弹性髓内钉，同时在缺损处植骨或者骨水泥填充以恢复骨干长度。这是一种比较新颖的方法，可以恢复尺骨的对线，保持上下尺桡关节一致，或为二次骨固定提供内部支撑。如图4-4所示，为一例前臂近距离霰弹枪损伤后使用尺骨髓内钉固定进行手再植的病例。

五、手和腕

上肢远端累及桡骨或尺骨远端，或延伸至腕骨与手部相关结构的骨折与软组织损伤常选择延期治疗。这些损伤常可在创伤诊室内用夹板固定实现肢体比较好的对线。为了密切观察周围软组织情况，手腕部严重损伤常采用内、外固定结合的策略。该部位的外固定原则是依靠掌骨固定支撑，优先选用3.0mm的半针对第二、第三掌骨进行双皮质固定，同时将腕部维持轻度尺偏及屈伸中立位。仔细解剖第二掌骨更易避开感觉神经分支。放置第二掌骨半针时，将示指掌指关节屈曲至90°使伸肌腱腱帽向远端移动，同时将相关的伸肌腱向尺侧牵开，从而使术者更安全地将半针置入第二掌骨而不

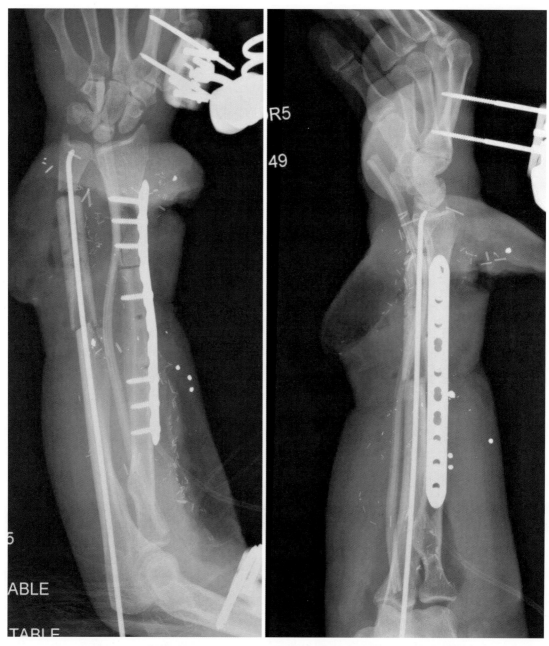

▲ 图 4-4 因霰弹枪致右手离断，采用髓内针固定尺骨并植入骨水泥间置器

会损伤腱帽或肌腱。同样，将半针与矢状面成 45° 置入以避开伸肌腱。首枚半针应置于掌骨，然后在桡骨远端置针。可使用经皮克氏针辅助复位来减少残存的关节畸形。

手腕部固定的常见误区包括应用外固定时桡腕关节过度牵引，其会增加腕管的压力[7]，从而增加复杂性区域疼痛综合征（CRPS）发生的风险[8]。同样，也要避免采用腕关节极度

屈曲、旋前、尺偏位（Cotton-Loder 位）来实现桡骨远端复位，因为手腕屈曲同样会导致腕管压力与指伸肌张力增加，从而限制指间关节（IPJ）与掌指关节（MPJ）屈曲，导致手指僵硬。近年来越来越多人选择使用跨关节钢板内固定（背侧桥接钢板）来治疗桡骨远端关节内粉碎性骨折或腕关节粉碎性骨折[9]，如果复位良好，这种跨关节钢板通常保留 2~3 个月。该技术也

适用于不能使用标准的掌侧钢板技术来维持复位的伴有严重骨质疏松的患者。

六、结论

在为患者选择最佳骨骼固定方案时，需谨记并非所有方案都适用于或者推荐给特定患者，而可能是需要进行特定的组合才能达到最佳效果。在适用情况下，可以使用临时内固定，它可以很迅速而安全地被完成。外固定架可单独使用，也可以联合其他固定技术，然而外固定架也存在其优势与局限性。进行仔细的术前规划，骨骼临时与最终固定方案要权衡患者的需求、血运重建的要求、软组织和皮瓣设计的考量，并符合肢体预期的长期功能需求。这将保证患者以最大的功能恢复获得最好的预后结果。

病例 4-1　41 岁患者，机动车碰撞致肱骨近端开放性 Gustilo Ⅲ C 型骨折，患者腋下置有 2 条野外用止血带，送医后被紧急送往手术室。患者存在严重的软组织损伤，伤口有泥土严重污染，患者的肱动脉、贵要静脉、正中神经、尺神经和桡神经均撕脱。在实施清创时，首先使用颈动脉分流术处理肱动脉以恢复远端血供。肱骨呈斜行骨折并伴有少量粉碎骨块。完成软组织及骨组织的初步清创后，行骨筋膜室切开减压直至腕部，然后在肱骨内侧使用 8 孔 2mm 的 DCP 钢板对肱骨进行复位固定，随后再经胸大肌三角肌间隙放置一个 12 孔肱骨近端锁定钢板。用无法修复的尺神经作为自体移植物和神经管对正中神经进行修复。患者的头静脉完整，因此使用撕脱的贵要静脉作静脉移植修复肱动脉。

随后告知患者家属后续可能的治疗方案，包括 2 次清创、1 次肘上截肢，以及最后在伤后 14 天于肱骨近端再次截肢。

病例 4-2　28 岁患者，上肢被洗衣机搅伤，

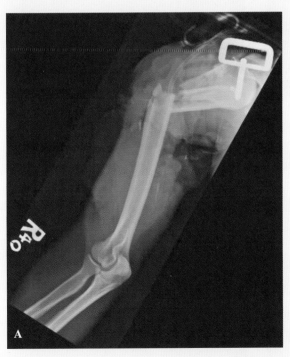
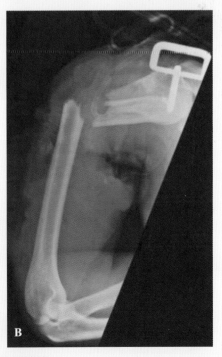

▲ 图 4–5　病例 4–1 上肢严重损伤

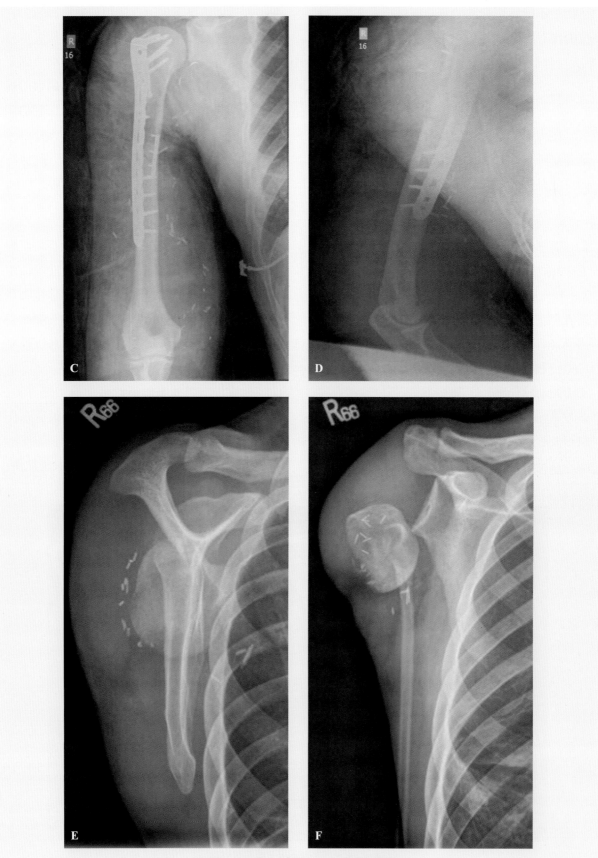

▲ 图 4-5（续） 病例 4-1 上肢严重损伤

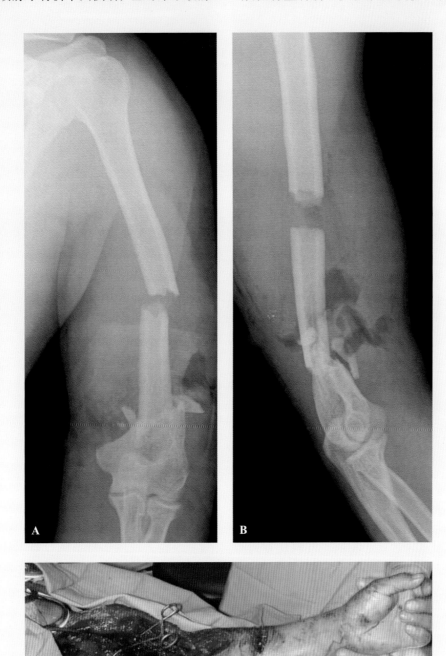

被送至创伤中心时手部冰冷，且无脉搏。就诊发现其肱骨干骨折，因此将其紧急送往手术室探查并进行血运重建。图示前侧入路显露肱骨及肱动脉，发现肱动脉于骨折平面横断，立即采取动脉

分流术，并用钢板和螺钉对骨折进行最终固定，肱动脉作静脉移植修复，最后修复神经。

病例 4-3　47 岁患者，因摩托车碰撞致开放性骨盆骨折、多发脏器损伤、右侧大腿及臀

▲ 图 4-6　病例 4-2 上肢严重损伤

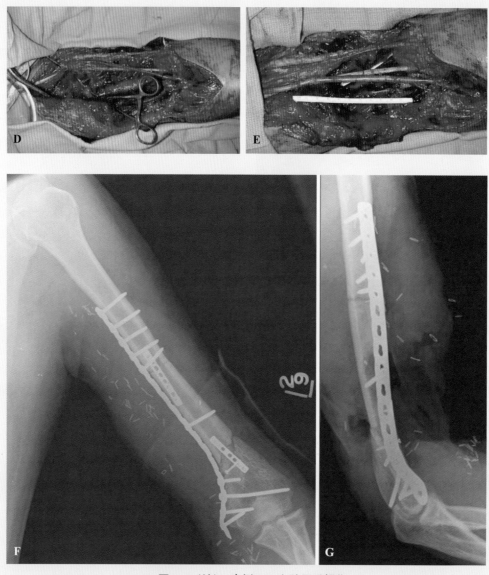

▲ 图 4-6（续） 病例 4-2 上肢严重损伤

部出现骨筋膜室综合征、左前臂开放性骨折。对其骨盆进行稳定与清创后，在确保安全的情况下再对其左前臂进行冲洗清创，于桡侧腕屈肌与肱桡肌之间做前侧切口，于旋前圆肌下可见桡骨近段骨干，剥离并牵开拇长屈肌及部分旋前圆肌后可见桡骨远端骨干，尺侧的蝶形碎骨块进行复位固定。计划进行清创并临时固定尺桡骨，随后进行最终固定。将桡骨的蝶形碎骨块复位并使用 2.0mm 的拉力螺钉固定，桡骨采用 12 孔 DCP 钢板固定，其近远端各置入 2枚螺钉。与桡骨类似，尺骨采用微型钢板系统与拉力螺钉复位。5 天后对患者进行再次清创与最终固定，在桡骨的钢板的近端与远端置入更多螺钉固定，并将一个 14 孔 3.5mm 的钢板放置在尺侧腕伸肌下方，临时闭合伤口，并择期进行皮肤伤口延迟闭合。

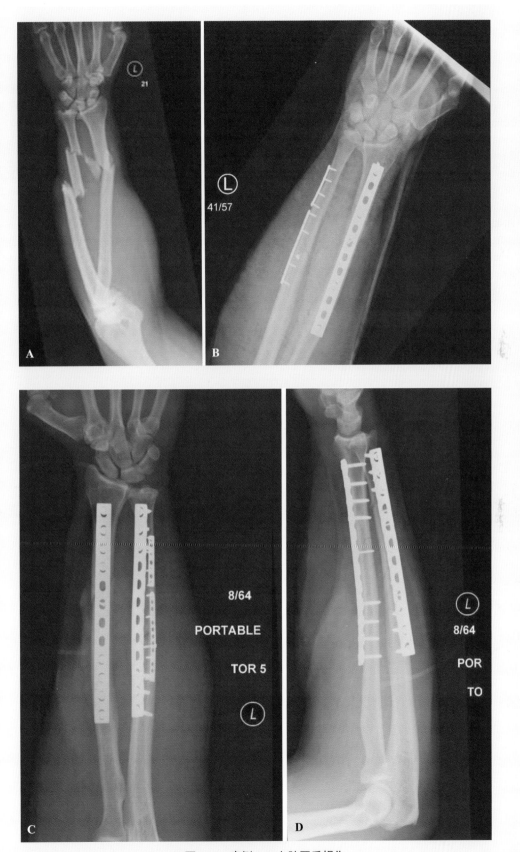

▲ 图 4-7　病例 4-3 上肢严重损伤

参 考 文 献

[1] Scalea TM, DuBose J, Moore EE, West M, Moore FA, McIntyre R, et al. Western Trauma Association critical decisions in trauma: management of the mangled extremity. J Trauma Acute Care Surg. 2012;72(1):86–93.

[2] Neviaser TJ, Neviaser RJ, Neviaser JS. Incomplete rotator cuff tears. A technique for diagnosis and treatment. Clin Orthop Relat Res. 1994;306:12–6.

[3] Eglseder WA. Atlas of upper extremity trauma: a clinical perspective, vol. 920. Cham: Springer International Publishing; 2018.

[4] Ayel JE, Bonnevialle N, Lafosse JM, Pidhorz L, Al Homsy M, Mansat P, et al. Acute elbow dislocation with arterial rupture. Analysis of nine cases. Orthop Traumatol Surg Res. 2009;95(5):343–51.

[5] Dumont CE, Thalmann R, Macy JC. The effect of rotational malunion of the radius and the ulna on supination and pronation. J Bone Joint Surg Br. 2002;84(7):1070–4.

[6] Eglseder WA, Hay M. Open half-pin insertion for distal radial fractures. Mil Med. 1993;158(11):708–11.

[7] Baechler MF, Means KR Jr, Parks BG, Nguyen A, Segalman KA. Carpal canal pressure of the distracted wrist. J Hand Surg Am. 2004;29(5):858–64.

[8] Mathews AL, Chung KC. Management of complications of distal radius fractures. Hand Clin. 2015;31(2):205–15.

[9] Brogan DM, Richard MJ, Ruch D, Kakar S. Management of severely comminuted distal radius fractures. J Hand Surg Am. 2015;40(9):1905–14.

第5章　肢体严重损伤的血管重建

Revascularization of the Mangled Limb

Naji Madi　Ray Pensy　著

肢体严重损伤凭借其严重性，属于紧急情况，而造成肢体缺血的损伤更是四肢外科医生会遇到的最具有时间依赖性和可逆性的情形。缺血是指缺乏足够的氧传送到受累组织，一般是动脉系统中断的结果。在本章，我们将讨论肢体损伤导致的缺血，而非外周动脉疾病在通常隐匿状态下的缺血。

由于缺血时间关系到能否成功保肢，其重要性不言而喻[1]。对于四肢外科医生而言，缺血是一类应促使手术团队加快行动的诊断。除第1章中概述的对受损气道、通气或循环的治疗外，减轻肢体缺血的治疗应先于任何其他治疗。在许多情况下，由于严重的肢体损伤很少单独发生，因此对缺血的处理会与适当而及时的治疗一起进行。

在定义与损伤相关的缺血时，特别是与肢体严重损伤相关的缺血时，可将组织灌注水平分为三个等级，即 I 级，无缺血或存活；Ⅱ级，先兆（轻微的或即刻的）或非重症（相对的）缺血；Ⅲ级，严重不可逆或重症缺血[2]。临床上，在急诊情况下非重症与重症缺血之间的差异很难区分。然而，准确区分两者对患者整体的治疗、结果，以及肢体严重损伤的干预顺序都有很大影响。为了对缺血有一个基本的认识，有必要对其生理学进行简短讨论。

一、生理学

四肢组织受缺血的影响不同，其中肌肉最依赖有氧代谢[3]。其他组织，如皮肤和骨骼，可以耐受相当长的缺血时间。在动脉阻塞或中断的情况下，由于缺氧/低氧，骨骼肌内会发生特征性的代谢变化。在分子水平上，由于氧化途径受到抑制，三磷酸腺苷（ATP）合成降低。在缺血的前3~4h，骨骼肌内的 ATP 水平通过利用糖原存储和磷酸肌酸途径进行无氧酵解来维持[4]。在约4h内，这些储备就会耗尽，不可逆性肌肉坏死开始发生，并在约6h完成。在肌肉缺血期间，无氧代谢途径的代谢物聚集并引发自由基和活性氧的产生，在再灌注时这些代谢物会损害肌肉的活力和肢体功能。

在长时间缺血期间，ATP 的耗竭导致线粒体膜不稳定以及钠和钙离子平衡的改变。这种不平衡会导致酶功能障碍，最终导致细胞凋亡[5]。细胞裂解后，无氧代谢产物（乳酸）、钾和肌肉细胞结构的蛋白质（肌红蛋白）被释放到全身循环中，这会导致血清 pH、心脏和肾功能的改变[6]。代谢和系统紊乱的程度与缺血肌肉的体积成正比，并且在再灌注后可能危及患者的生命。不足为奇的是，在治疗缺血时，患者的整体健康和伴随疾病的状况与能否成功保肢密切相关，部分原因是患者自身所具备的应对上述代谢紊乱的生理能力[7]。

继发于上述代谢紊乱，大量的肌肉坏死可以致患者死亡。可以尝试通过肾脏透析和连续性静-静脉血液滤过（CCVH）来减轻上述影响，但与及时恢复灌注相比，这是一种被动且不太有效的治疗方法[8]。

二、评估

经验丰富的临床医生会使用一组体检结果来确定缺血的程度，即可触及或不可触及（多普勒下）脉搏、肤色、肿胀、温度、毛细血管再充盈和受累肢体的主动活动都是重要的描述指标[9]。这些变量补充了需要干预的血管损伤的常用硬性诊断指征，如搏动性出血、进行性增大的血肿、血管杂音和震颤[10]。"软指标"如神经功能受损或中度出血史，本身并不需要进一步评估或探查[11]。

然而，这些体格检查结果必须结合患者的整体状况进行评估[12]。在收缩压低于80mmHg或正在接受血管升压药治疗的患者中，经常会发现桡动脉搏动消失和手脚颜色变暗。此外，对于呈外周血管收缩状态的低温患者，识别需要立即干预的血管损伤变得更加困难。在完成适当的高级创伤生命支持（advanced trauma life support，ATLS）方案后，需要立即通过毛毯和"bear hugger"加热毯进行适当加温，以确保血管束有舒张的可能。对骨折肢体合适的夹板固定和恢复对线常常会减轻动脉痉挛的程度和可能的血管扭曲，提高有效灌注的概率。总之，最好在血压正常、温暖和良好对线的肢体条件下对创伤性肢体缺血进行诊断。

创伤性的重症缺血是指氧合作用中断导致即刻组织损失，通常体检表现呈十分明显的硬指征，即手足苍白、无明显的脉搏和毛细血管再充盈。在这些情况下，除非需要进行挽救生命的治疗，否则要优先立即治疗。相对缺血更难辨别，也是更常见的情况。肢体严重损伤患者通常没有可触及的脉搏，但仍保持一定程度的毛细血管再充盈。

即使对于有经验的临床医生来说，量化相对缺血中的灌注不足而直观说明这种损伤也是一个挑战。在缺乏硬指征的情况下，需使用踝-肱、肱-肱或腕-肱指数，因为它们提供了一种客观可靠的评估相对灌注的方法[11]。对于低体温、容量不足和（或）复苏不足或有其他全身因素使检查复杂化的患者，对侧未受伤肢体可提供"内参"。若患肢动脉压指数小于对照的0.9，则怀疑血管损伤，需要进一步仔细检查[13]。手持式多普勒也可用于评估肢体的可听诊的脉搏。可治疗的血管损伤导致相对缺血，需要在患者的整体治疗中进行分类和优先排序，稍后将详细讨论。这种优先顺序取决于对个体患者整体情况的了解，包括损伤机制、缺血组织的类型、数量和位置、患肢的"挽救能力"、合并症，以及更关键系统的受累情况。

三、解剖

相对缺血可发生在骨筋膜室综合征中，骨筋膜间室不同程度的肿胀和水肿取决于损伤机制，即直接肌肉挫伤或挤压、已复位的骨折或脱位等骨骼损伤、骨组织相关出血或软组织破坏都会导致，即筋膜室压力改变[14]。这些因素总是导致所述上肢和下肢，即筋膜间室内的大范围压力升高，通常以mmHg为单位测量。这些变化表现为感觉异常、可疑，即筋膜间室内受累肌肉的被动牵拉痛、肌张力增高、运动功能丧失，以及不太可靠的，即筋膜间室硬度。因此，了解前臂和腿部骨筋膜间室的解剖结构至关重要（图5-1）。

维持受累组织和骨筋膜间室的充分灌注需要超过阻抗的动脉流入压力（图 5-2）。当这种情况没有发生时，即使没有明显知名血管损伤，缺血也会随之发生，导致进一步的水肿和压力升高[14]。这种未经治疗的相对缺血与完全缺血

的肌肉具有完全相同的结果，即麻痹，进而坏死，然后纤维化，最后挛缩[15]（图 5-3）。

前臂和腿部的肌肉间室发生完全坏死的情况并不少见。而皮肤、骨骼和关节却仍可存活，因为它们对缺血时间的敏感性要低得多。在这

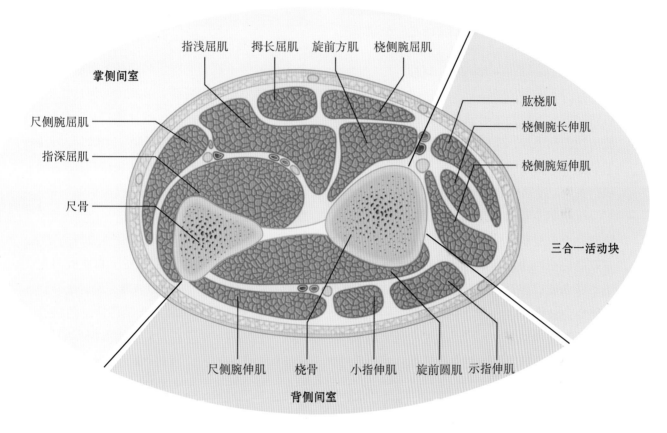

▲ 图 5-1 前臂骨筋膜室示意图

前臂可分为三个主要的骨筋膜室，即掌侧骨筋膜室（分为浅室和深室）、背侧骨筋膜室和三合一活动块

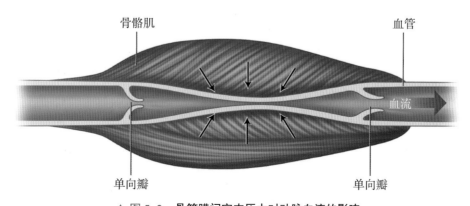

▲ 图 5-2 骨筋膜间室内压力对动脉血流的影响

间室压力的增加会增加血管内阻抗，组织灌注将受到威胁

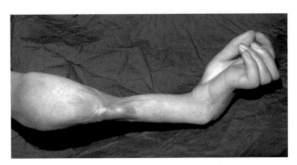

▲ 图 5-3　年轻患者慢性骨筋膜室综合征后出现前臂严重挛缩

引自 *Green's Operative Hand Surgery*, *5th Ed*

种情况下，下肢的结局通常是截肢，因为恢复肌肉功能很困难，保留一个没有知觉和功能的下肢通常不如截肢[16]；而上肢即使存在功能性肌肉丧失，也通常首选保留[17]。

解剖学专业的学生会了解到肩肢带、臂、前臂和手重要而强大的侧支系统。即使在锁骨下动脉完全性血栓形成/闭塞的情况下，锁骨下动脉和旋肩胛动脉之间通过颈横动脉的连接也能维持肢体的存活能力（图 5-4）。同样，在腋动脉损伤的情况下，可以通过肩胛上动脉和旋肱前、后动脉之间的侧支循环维持对上肢的灌注。更明显的是，在肱动脉损伤的情况下，可以通过桡侧前、后副动脉与桡侧返动脉的连接，以及尺侧上下副动脉与尺侧返动脉的连接，由肱深动脉提供侧支血流[18]（图 5-5）。

最与临床相关的事实是上肢在肘部的侧支系统比下肢在膝部的侧支系统更为强健。在大多数肱深动脉起点以下的肱动脉损伤病例中，前臂可以通过上述侧支循环保持存活，而在绝大多数腘动脉损伤病例中，腿是无法存活的（图 5-5）。

因此，在许多上肢动脉损伤的情况下，其引起的缺血是相对的，这得益于其相对强大的侧支血流，而对于下肢缺血通常是绝对的。这一事实对于决策优先治疗和权宜之计至关重要，特别是在需要整合不同亚专业（如骨科和血管

外科）的情况下。

四、影像学检查

对于任何临床检查结果符合创伤性缺血表现的患者，必须获得标准的四肢 X 线检查。可视化和理解移位的正常解剖结构的空间关系可以通过标准的正侧位 X 线检查快速完成。一个典型的例子就是肥胖患者的膝关节脱位，虽然体检通常足以诊断膝关节脱位，但这在肥胖患者中却极具挑战，而 X 线片能确认脱位情况（图 5-6）。大量文献描述了胫前动脉穿过骨间膜时的拴系性质，经常导致其起点和相关胫前动脉主干的撕脱和血栓形成，进而引起腿部严重缺血，甚至截肢[19]。

同样，肘关节脱位或肱骨骨折也可能导致肱动脉闭塞。简单的肘关节复位和夹板固定，或恢复肱骨骨折对线，可以恢复正常的血循环，或至少提供一定程度的侧支循环恢复的机会。同时，它减轻了缺乏正常骨骼支撑引发的进一步肌肉损伤和水肿。因此，对于有经验的临床医生，将由急诊科医师或住院医师电子传递的标准 X 线检查与无脉搏肢体相关联，可以获得大量的信息。

高速武器传递大量能量，从而破坏所有受累的组织。在某些情况下，根据皮肤损失和潜在缺损的程度，软组织破坏的程度是显而易见的。X 线片显示致密健康骨组织明显的粉碎性骨折能够很快反映这种损伤的"高能量"性质。不同于刺伤甚至开放性骨折导致的单纯肱动脉挫裂，它依然有完整的肱深动脉侧支血流，而枪伤可以在 X 线片上观察到侧支血流受到巨大的损害。前者由于侧支循环的存在使缺血是相对的，非绝对缺血，因此明显肌肉损害的风险较低。而在后者，由于是严重缺血，若缺血持续，随即会引起肌肉损害。在许多情况下，需

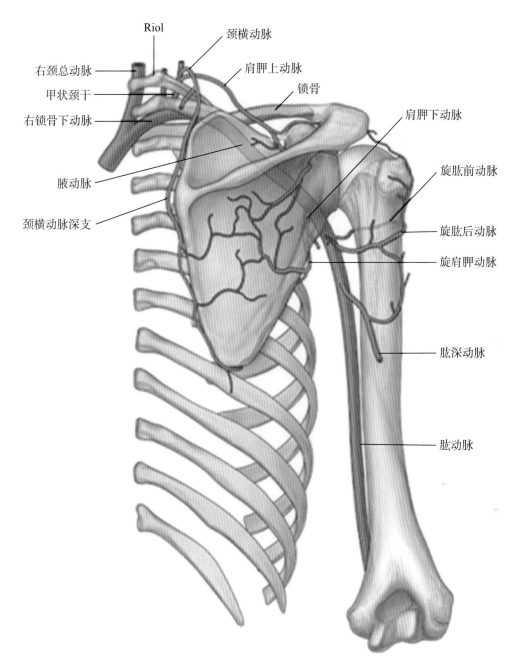

右颈总动脉
甲状颈干
右锁骨下动脉
腋动脉
颈横动脉深支
Riol
颈横动脉
肩胛上动脉
锁骨
肩胛下动脉
旋肱前动脉
旋肱后动脉
旋肩胛动脉
肱深动脉
肱动脉

▲ 图 5-4　上臂血供示意，具有丰富的侧支循环系统

引自 *Gray's anatomy for Students*，*2nd Ed.* ©2009, Churchill Livingstone, an imprint Elsevier, Inc. 版权所有

要修复或重建的缺血可以根据全面的病史、体检和 X 线片确定，而无须高级成像。在可疑缺血病例或如果损伤机制（如机动车弹射）需要高级成像时，则应尽快完成高级的成像。

现在有多种血管成像技术，包括计算机断层血管造影（CTA）、标准血管造影和磁共振血管造影（MRA）。CTA 在过去十年中迅速普及，已取代血管造影成为识别肢体轴血管异常的首选方法，因为损伤情形下它可以快速获得。CTA 不需要标准血管造影所需的高级技能，只需要外周静脉注射，而不是直接动脉插管和选择性使用染料。研究发现，CTA 对轴型血管损伤的敏感性和特异性与标准血管造影相同，而且图像可以重建以提供目标肢体的矢状、冠状和三维图像[11]。

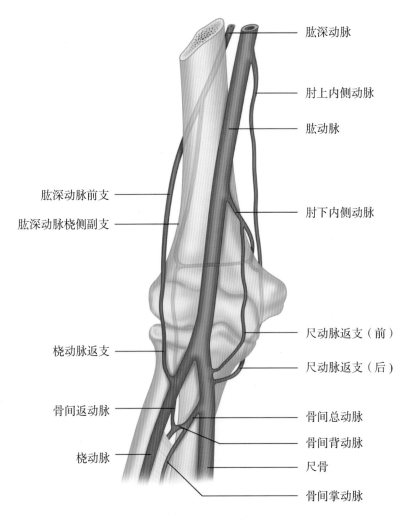

肱深动脉

肘上内侧动脉

肱动脉

肱深动脉前支

肱深动脉桡侧副支

肘下内侧动脉

桡动脉返支

尺动脉返支（前）

尺动脉返支（后）

骨间返动脉

骨间总动脉

骨间背动脉

桡动脉

尺骨

骨间掌动脉

▲ 图 5-5　前臂及肘关节血供示意，具有丰富的侧支循环系统

　　然而在某些情况下还是首选血管造影。根据笔者的经验，标准血管造影术可以更好地显示手足远端小血管的细节。此外，通过血管造影可以更好地评估血管是否存在动脉粥样硬化[16]。

　　MRA 与磁共振静脉造影（MRV）结合使制订更全面的保肢方法成为可能，特别是在考虑游离组织移植时，但 MRA 很少用于急性血管损伤，因为与这类损伤所要求的时间和有序组织相比，耗时耗力的 MRA 是次要的[20]。

五、治疗

　　临床医生希望了解全面的病史、体检和影像学检查，需确定缺血是相对缺血还是重症缺血，因为治疗方案的选择会随之相应变化。这些选择最好根据解剖位置分为上肢和下肢[21]。

　　止血带的使用越来越广泛，也降低了死亡率[22]。发达国家的急救人员对许多严重损伤的肢体使用止血带以阻止危及生命的失血，无论患肢是否严重缺血。然而，就本身而言，正确使用止血带会引起重症肢体缺血，受累肌肉没有侧支循环和氧合作用。在笔者看来，止血带相关的缺血代表肢体存活的绝对紧迫性。到达接收医疗中心后，立即采用高级创伤生命支持（ATLS）方案。只有在大口径静脉通道建立成功后确定了患者的血压、脉搏和复苏状态，才

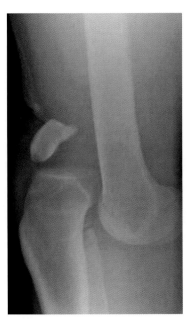

▲ 图 5-6　膝关节侧位片显示膝关节前脱位。这是最常见的膝关节脱位类型，通常引起腘动脉内膜撕裂

应移除止血带。即时可用的备用止血带是必要的，最好是提供准确压力的充气止血带。在取下止血带后，临床医生必须立即评估出血和脉搏恢复情况。如果使用适中加压的敷料和适当夹板固定无法控制出血，则应重新使用止血带，压力合适并标记时间。肢体再次呈严重缺血，持续的肌肉损伤是肯定的，随着时间的推移，肢体和生命损失的可能性越来越大[23]。

如果止血带已用于完全离断肢体的近端残端，则止血带应继续保留直到完成再植或残端修整。此外，在那些被认为无法挽救受伤肢体的情况下，建议在患者进入手术室完成截肢之前将止血带一直保留。

在许多情况下，现场止血带被应用于未遭受血管损伤的肢体，这会导致肢体严重缺血。在这种情况下，临床医生必须仔细考虑在患者进入手术室前去除止血带的风险 / 获益。去除止血带的优势不容忽视：在许多成熟的创伤中心，从接诊到探查和血运重建的时间估计为3～4h。得益于丰富的侧支循环，肱深动脉起点以远的肱动脉损伤仅使少数（25%）病例截

肢[24]。在无明显出血的肱动脉破裂中，不使用止血带，肌肉可以通过侧支血流维持活力。在上臂和肱动脉损伤中，通常可以通过损伤机制预测缺血的程度。继发于刺伤或低速枪伤的狭窄区域损伤通常会通过桡侧和尺侧侧支循环系统保留侧支血流（图 5-5）。在这种情况下，虽然腕部无脉搏的硬指征会很明显，但手部会保持毛细血管充盈，对于无相应神经损伤的清醒患者，肌肉灌注的保留将允许其能充分随意活动。因此，血管重建虽然必要，但不需要以急迫的方式进行。静脉通常取自同一肢体，可以倒置移植。静脉来源可包括贵要静脉、头静脉或伴行静脉[25]。

类似的是，前臂损伤通常会累及桡动脉或尺动脉，一侧动脉的损伤仍允许有足够的血流到手部，不需要血运重建。然而，在少数情况下，显露受损动脉是必要的。

在那些继发于挤压伤、霰弹枪、高速弹射（子弹）或严重开放性骨折的损伤中，损伤范围大，侧支循环会受到影响，因此要注意无脉搏、无毛细血管再充盈，以及手和前臂运动障碍的硬指征。在这些情况下，缺血被认为是绝对的，需要立即和紧急进行血运重建[10]。是从血管修复还是骨科稳定开始，这取决于临床实际情况，骨折稳定性、粉碎程度以及冷缺血时间是需要考虑的主要因素[26]。一旦患者进入手术室，可以暂时使用动脉分流术，它将在进行骨固定时灌注远端节段。研究显示，与一期修复相比，这些分流术并无明显劣势[27]。

在静脉损伤的情况下，提出了三种选择，即一期修复、静脉移植修复或静脉结扎[16]。

六、筋膜切开术

与上肢相比，下肢动脉损伤的筋膜切开率更高。可以在可疑肢体的血管修复之前进行以

评估肌肉的活力，也可以在修复后进行预防性减压或释放明显的高筋膜间室压力[28]。根据作者的经验，当出现以下情况时，应考虑上肢/前臂筋膜切开术，包括挤压伤、上肢高速或枪击弹射伤、断裂肱动脉的远端无反流性出血、松解腱膜纤维后前臂肌肉严重缺血的迹象（缺乏收缩、外观灰暗、无活动性出血），清醒患者前臂无自主性肌肉活动。在仔细评估和记录上述临床参数后，因肘部刺伤/锐器穿透或低能量机制导致的损伤通常不需要筋膜切开术。对于下肢，股浅动脉、腘动脉损伤几乎普遍需要紧急预防性筋膜切开术，因为膝关节周围的侧支循环远不如肘部丰富。

七、术后护理

术后血管修复应在前 24h 内每小时评估一次。先前存在的外周动脉搏动若消失（通过手动或多普勒），则需紧急重新评估患者状况，并决定进行二次干预[16]。术后康复主要取决于骨科专科的损伤和固定情况。尽管在外周血管疾病中广泛推荐术后常规使用抗凝剂，但在急性上肢动脉损伤中，文献中提供了多种方案，从多种抗凝剂联合到无抗凝剂使用[25]。

病例 5-1　伴肱骨干骨折的上肢肱动脉损伤：绝对缺血

患者手部冰冷、苍白、无脉搏，无毛细血管充盈。患者选择尝试保肢治疗。在适当的气道控制和静脉通路建立后，他被紧急送往手术室。

根据检查显示手部严重缺血，受伤后约 3h，决定快速分流肱动脉。采取大的前方三角胸大肌入路，从肱骨止点处掀起胸大肌。快速显露腋动脉远端和肱动脉，同时在松解前臂筋膜纤维后评估前臂肌肉。动脉远端残端未发现反流性出血，前臂肌肉发黑且无收缩。将肱动脉切除至健康部分后，使用 Fogarty 取栓导管扩张近端和远端动脉并取栓，并放置分流器（图 5-7B），立即显示手和前臂肌肉的颜色得到改善，同时完成标准前臂筋膜切开术。

进一步辨认正中神经和尺神经，发现其连续性存在，然后对失活软组织和骨骼进行广泛清创。皮肤切口向两侧延长，以便于植入肱骨前外侧接骨板（图 5-7C）和放置抗生素间置器（图 5-7D）。然后用倒置隐静脉移植（图 5-7D）替换分流器。他的前臂筋膜切开后需要植皮，

术后第 7 天出院回家，出院时可触及桡动脉搏动，并用腕部夹板治疗桡神经麻痹。

病例 5-2　伴有肱骨干骨折的上肢肱动脉损伤：相对缺血

患者的手在手腕处有不可触及但多普勒可探及的脉搏。与对侧肢体相比，毛细血管再充盈时间延迟 > 3s，手较凉。手指微弱地屈曲。右上臂有一个大的血肿。计算机断层扫描血管造影（CTA）显示肱动脉近端破裂。

患者因机动车碰撞事故后接受常规检查，包括腹部超声，头部、胸部和骨盆的 CT 扫描，这些结果都正常。

然后他被紧急带到手术室，采取大的三角肌胸大肌入路，远端经过肘窝。松解前臂筋膜纤维，显示前臂肌肉呈粉红色，可以收缩。肱动脉显露识别，正中神经呈外伤性完全撕裂，尺神经完整。肱动脉横断，切除断端到健康部分。Fogarty 导管插入动脉近端和远端残端，发现远端动脉有快速的反流出血。将无创伤性血管夹置于缺损动脉的末端，并彻底清创和完成钢板固定（图 5-8C 和 D）。头静脉倒置移植用

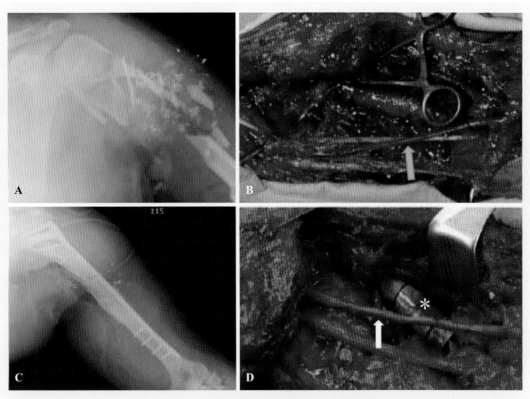

▲ 图 5-7　65 岁男性，左肱骨干大口径弹道伤

A. 肱骨近端严重粉碎性骨折；B. 显露正中神经并切除受损动脉节段后立即行血管分流术（黄箭）；C 和 D. 血管分流后，彻底清创并放置抗生素间隔器（*）及钢板固定，将来计划植骨；D. 插入的静脉移植物（白箭）

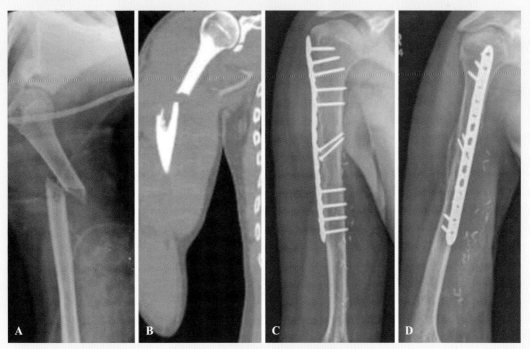

▲ 图 5-8　病例 5-2 上肢严重损伤

A. 18 岁男性，机动车碰撞后右肱骨骨干骨折；B. CTA 冠状面重建显示肱动脉断裂；C 和 D. 应用绝对稳定原则实现骨折的最终固定

于重建动脉缺损。正中神经在术后第3天移植了8cm的移植物修复。10个月后，患者表现出肘关节屈曲5/5级肌力，腕和手指屈曲4/5级肌力以及可触及的桡动脉搏动。

这两个病例表明不同程度的缺血，与受伤的上肢有关。在病例5-1中，损伤范围很深，如X线片显示明显粉碎骨折和显著的软组织损伤，并且侧支血流已中断。这表示存在严重缺血，需要立即恢复动脉血流以挽救手臂和手。在这种情况下，建议行动脉分流，必须松解筋膜室，因为绝对缺血的持续可能会导致再灌注损伤，由此产生骨筋膜室综合征。

在病例5-2中，一些临床征象，如腕部多普勒探及的微弱信号、手部非固有屈肌的部分活动功能的保留、手术中发现的前臂肌肉收缩和快速反流性出血，证实血流灌注是存在的，尽管是在降低的水平下。值得注意的是，与第一个病例相比，X线片显示损伤范围相对集中。这些发现使临床医生能够进行彻底的清创和接骨板固定，无须进行筋膜切开术，取局部静脉移植进行重建。

病例5-3　伴肱骨干骨折的上肢肱动脉损伤：多发伤情形

患者接受紧急开胸手术、剖腹手术和复苏。左臂探查显示左肱动脉部分横断，术中X线片显示左肱骨节段性粉碎骨折（图5-9B和C）。

受伤1周后，他的腹部和胸部伤口已经稳定，对肱骨进行了复位和最终固定。

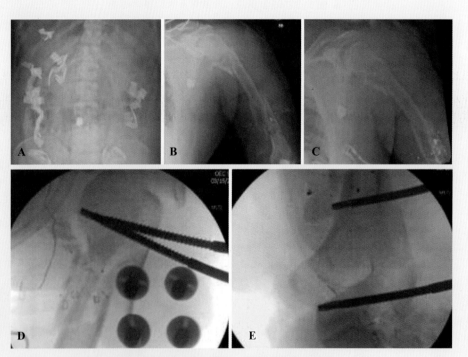

▲ 图 5-9　36 岁男性，身体左侧多处枪伤

A. 左胸部、腹部穿透伤；B 和 C. 左臂的穿透伤；D 和 E. 急诊行左臂外固定架固定以保护修复的动脉

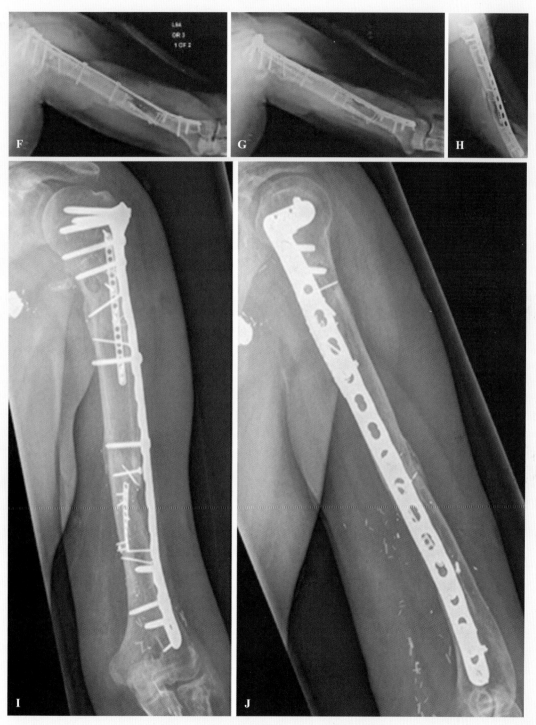

▲ 图 5-9（续）　**36 岁男性，身体左侧多处枪伤**

F 至 H. 肱骨骨折最终固定术后 X 线片；I 和 J. 1 年后，左肱骨的正位及侧位 X 线片显示骨折部位愈合良好

参考文献

[1] Song W, Zhou D, Dong J. Predictors of secondary amputation in patients with grade IIIC lower limb injuries: a retrospective analysis of 35 patients. Medicine (Baltimore). 2017;96(22):e7068.

[2] Rutherford RB, Baker JD, Ernst C, et al. Recommended standards for reports dealing with lower extremity ischemia: revised version. J Vasc Surg. 1997;26(3):517–38.

[3] Pederson WC. Replantation. Plast Reconstr Surg. 2001;107(3):823–41.

[4] Haljamäe H, Enger E. Human skeletal muscle energy metabolism during and after complete tourniquet ischemia. Ann Surg. 1975;182(1):9–14.

[5] Paradis S, Charles AL, Meyer A, et al. Chronology of mitochondrial and cellular events during skeletal muscle ischemia-reperfusion. Am J Physiol Cell Physiol. 2016;310(11):C968–82.

[6] Better OS, Stein JH. Early management of shock and prophylaxis of acute renal failure in traumatic rhabdomyolysis. N Engl J Med. 1990;322(12):825–9.

[7] Wolfe VM, Wang AA. Replantation of the upper extremity: current concepts. J Am Acad Orthop Surg. 2015;23(6):373–81.

[8] Zeng X, Zhang L, Wu T, et al. Continuous renal replacement therapy (CRRT) for rhabdomyolysis. Cochrane Database Syst Rev. 2014;(6):CD008566.

[9] Dennis JW, Frykberg ER, Veldenz HC, et al. Validation of nonoperative management of occult vascular injuries and accuracy of physical examination alone in penetrating extremity trauma: 5–to 10–year follow-up. J Trauma. 1998;44(2):243–52.

[10] Feliciano DV. For the patient-evolution in the management of vascular trauma. J Trauma Acute Care Surg. 2017;83(6):1205–12.

[11] deSouza IS, Benabbas R, McKee S, et al. Accuracy of physical examination, ankle-brachial index, and ultrasonography in the diagnosis of arterial injury in patients with penetrating extremity trauma: a systematic review and meta-analysis. Acad Emerg Med. 2017;24(8):994–1017.

[12] Frykberg ER, Dennis JW, Bishop K, et al. The reliability of physical examination in the evaluation of penetrating extremity trauma for vascular injury: results at one year. J Trauma. 1991;31(4):502–11.

[13] Halvorson JJ, Anz A, Langfitt M, et al. Vascular injury associated with extremity trauma: initial diagnosis and management. J Am Acad Orthop Surg. 2011;19(8):495–504.

[14] Zweifach SS, Hargens AR, Evans KL, et al. Skeletal muscle necrosis in pressurized compartments associated with hemorrhagic hypotension. J Trauma. 1980;20(11):941–7.

[15] Mubarak SJ, Carroll NC. Volkmann's contracture in children: aetiology and prevention. J Bone Joint Surg Br. 1979;61–B(3):285–93.

[16] Hafez HM, Woolgar J, Robbs JV. Lower extremity arterial injury: results of 550 cases and review of risk factors associated with limb loss. J Vasc Surg. 2001;33(6):1212–9.

[17] Otto IA, Kon M, Schuurman AH, et al. Replantation versus prosthetic fitting in traumatic arm amputations: a systematic review. PLoS One. 2015;10(9):e0137729.

[18] Levin PM, Rich NM, Hutton JE Jr. Collateral circulation in arterial injuries. Arch Surg. 1971;102(4):392–9.

[19] Medina O, Arom GA, Yeranosian MG, et al. Vascular and nerve injury after knee dislocation: a systematic review. Clin Orthop Relat Res. 2014;472(9):2621–9.

[20] Nagpal P, Maller V, Garg G, et al. Upper extremity runoff: pearls and pitfalls in computed tomography angiography and magnetic resonance angiography. Curr Probl Diagn Radiol. 2017;46(2):115–29.

[21] Tan TW, Joglar FL, Hamburg NM, et al. Limb outcome and mortality in lower and upper extremity arterial injury: a comparison using the National Trauma Data Bank. Vasc Endovascular Surg. 2011;45(7):592–7.

[22] Scerbo MH, Holcomb JB, Taub E, et al. The trauma center is too late: major limb trauma without a pre-hospital tourniquet has increased death from hemorrhagic shock. J Trauma Acute Care Surg. 2017;83(6):1165–72.

[23] Tountas CP, Bergman RA. Tourniquet ischemia: ultrastructural and histochemical observations of ischemic human muscle and of monkey muscle and nerve. J Hand Surg Am. 1977;2(1):31–7.

[24] Fields CE, Latifi R, Ivatury RR. Brachial and forearm vessels injuries. Surg Clin N Am. 2002;82(1):105.

[25] Pederson WC. Acute ischemia of the upper extremity. Orthop Clin North Am. 2016;47(3):589–97.

[26] Lebowitz C, Matzon JL. Arterial injury in the upper extremity: evaluation, strategies, and anticoagulation management. Hand Clin. 2018;34(1):85–95.

[27] Gifford SM, Aidinian G, Clouse WD, et al. Effect of temporary shunting on extremity vascular injury: an outcome analysis from the Global War on Terror vascular injury initiative. J Vasc Surg. 2009;50(3):549–55.

[28] Dragas M, Davidovic L, Kostic D, et al. Upper extremity arterial injuries: factors influencing treatment outcome. Injury. 2009;40(8):815–9.

第 6 章　上肢严重损伤的再植

Replantation of the Mangled Upper Extremity

John V. Ingari　著

首先，外科医生需要明确再植和血运重建这两个概念。上肢再植是指上肢、手或者手指完全离断后，将其所有组织结构重新接回原位；血运重建则更加强调对不全离断的上肢、手或者手指的血供恢复。明确完全离断和不完全离断的区别也十分重要，因为在不完全离断情况下，即使只有皮桥相连，这其中也很可能存在重要的静脉回流。

1962 年 Malt 和 McKann 在波士顿首次报道了上肢再植的成功病例[1]。此后，在美国大多数创伤中心，使用显微手术方式进行断肢（指）再植成为现实。2012 年，Peterson 等对美国 137 家一级创伤医院进行调查，在参加研究的 117 家一级创伤医院中，有 64 家（55%）具备随时进行微小血管再植的能力[2]。

同时，在参与研究的所有二级创伤医院中，有 38 家（29%）医院具备再植手术能力，这使得在全美进行离断上肢、手或者手指的再植非常可行且可靠。随着显微手术和缝合技术的不断进步，以及显微外科治疗的日渐普及和广泛运用，在条件允许的情况下，对严重损伤的上肢进行再植也许比对其进行截肢残端修整更可取。再植还是截肢的决定不仅仅只考虑医疗机构或者外科医生的技术能力，还必须考虑肢体离断部分的整体情况。只有肢体再植后能够增加功能，并且并发症和疼痛发生率很低时，才应该考虑对严重损伤的肢体进行再植。例如，以下平面的离断，包括拇指离断、经掌骨平面的部分手离断、经腕关节平面的离断，以及更靠近近端的前臂或上臂平面的离断。同时，撕脱伤、挤压伤或者其他造成组织破坏严重的损伤机制，都可能会造成再植的失败，所以每种类型的损伤以及每个患者的病情必须进行个性化分析。临床上，MESS 或 MESI 评分在评估损伤肢体方面有一定的价值。一般认为，当 MESS 评分高于 7 分或者 MESI 评分高于 18 分时，适合行截肢手术；而 MESS 评分低于 7 分或者 MESI 评分低于 18 分时，则被认为适合行保肢手术[3]。然而由于种种原因，对于上肢，MESS 和 MESI 评分可能并不可靠[4, 5]。首先，相较于下肢而言，上肢肌肉量少，保肢手术的生理负荷较少。其次，先进的下肢假肢功能非常好，耐受性也良好，可以提供接近正常的行走甚至跑步能力，而处于发展中的上肢假肢目前缺乏对上肢功能非常重要的感觉功能，提供的功能远低于正常的手、腕或肘部。假肢的发展在本书的其他章节已有所涉及，可能随着对假肢研究的不断深入和设计的持续改进，上肢离断伤的治疗会与现在有相当大的不同。在对再植和截肢患者的个人感受进行调查后发现，对于在腕肘关节之间的上肢离断，再植患者术后患肢的整体功能及患者满意度要高于截肢及佩戴假肢的患者[6]。最后，在美国和世界各地，成功的血管化复合异体组织上肢移植已经有了很好的报道，值得在决策过程中加以考虑[7-9]（图 6-1）。

一、患者

首要且最重要的检查是对患者的检查。一些挽救生命的治疗措施，包括血液制品、晶体溶液和抗生素的应用，需优先于抢救肢体。在临床中，患者清醒且意识清楚是最好不过的，但通常并非如此，由于损伤严重，患者会经历不同程度的休克、疼痛、意识障碍。上肢严重损伤的患者常常也是多发伤患者，内脏器官的损伤可能使患者无法耐受需要几个小时的再植手术。上肢再植手术的适应证虽已明确但并不完善，尤其是患者方面[10]。例如，精神疾病常常被认为是再植手术的禁忌，但仍有此类人群成功再植的病例报道[11]。但对于更加严重的肢体离断伤而言，由于其组织条件较差且手术耗时较长，因此在行再植手术之前对患者自身因

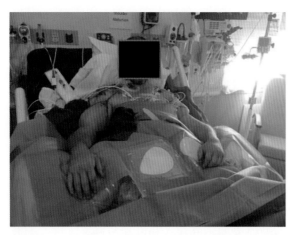

▲ 图 6-1 约翰斯·霍普金斯大学成功完成双侧上肢移植手术
图片由 Dr. Jaimie Shores 提供

素的考量十分重要且必须严苛。

在评估患者是否适合再植手术时，有许多因素需要综合考虑。首先是合并症，如糖尿病、电解质紊乱、外周血管疾病、免疫功能低下、精神疾病、药物或酒精中毒或者吸烟史等，均是再植手术的不利因素，虽然不是绝对禁忌证，但在决定是否进行再植时，这些应作为重要因素来考虑。Hustedt 等在 2001—2012 年对 11 788 例手指再植进行了一项综合研究，结果显示，在患有精神病、周围血管疾病和电解质失衡的患者中，再植失败的风险最高。术后并发症以电解质失衡、药物滥用或慢性阻塞性肺疾病患者为最高。有三种或更多合并症的患者会有明显更高的失败率[12]。

其次考虑的问题即是患者的年龄。Kwon 等通过对 161 名 60 岁以上手指再植患者的队列研究表明，年龄超过 70 岁即是再植失败的独立危险因素[13]。这组患者再植的总体存活率达 91%。有趣的是，与年龄超过 70 岁一样，损伤机制是再植成功的另一个可确定危险因素[13]。鉴于我们面对的是肢体严重损伤患者，不是锐性切割的离断伤，患者年龄因素就必须被认真考虑在内。无疑 70 岁或 70 岁以上的患者不太适合行再植手术，也不能给出具体的年龄作为再植禁忌的界限，但在外科医生作出判断时，年龄必须是决定截肢还是再植的一个因素。

最后，对于完全离断的严重损伤肢体，合并伤十分常见，这也是决定行截肢还是再植手术前必须考虑的因素。综上，合并伤、时机、损伤机制、再植目标，以及患者本身因素等诸多因素皆需考虑，因此决定是否再植是一项极具挑战性的任务，目前还没有很好的解决方案。正如 Bumbasirevic 等所言，"决定肢体是重建还是截肢，最终还要取决于外科医生的判断和经验"[14]。

二、离断肢体

严重肢体离断伤时，离断肢体的整体条件是开始决策过程的唯一最重要的初始参考标准。肢体离断的平面、特定部位（如拇指或示指）、损伤机制，以及最后对离断肢体的直视检查等这些因素，在许多情况下可以使外科医生的决策和治疗路径变得清晰；然而在其他情况下则并不那么明显。如图 6-2 所示的挤压性撕脱性离断伤的患者，离断肢体呈多平面损伤，明显缺乏骨性支撑，肌腱、神经和动脉被撕脱，显然不适合再植。这些离断肢体被送往创伤中心，由手外科医生检查后决定不进行再植。

三、离断肢体的转运

如何最好地"打包"离断的肢体是现场急救人员经常会问再植中心外科医生的一个问题，这些现场急救人员将在现场提供转运服务。然后放入塑料袋中封口。达成的共识是，应该用盐水浸泡的纱布或纱布海绵松散地包裹器官，然后放入一个塑料袋，再将其密封或关上"拉链"。当离断肢体放入袋子后，就需要将袋子放在冰上连同患者一起送往医院。应避免使用干冰，因为它会引起组织破坏，从而无法进行再植。同样，不建议将离断肢体浸泡在水或其他低渗溶液中，因为这将导致细胞凋亡，降低肢

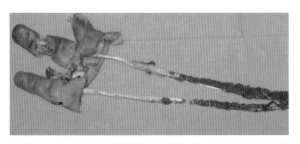

▲ 图 6-2　手指节段性挤压并撕脱，不适合行再植手术

体的存活机会。Van Giesen 等报道将离断肢体完全浸泡在装有生理盐水或乳酸盐林格溶液的塑料袋中，然后将其放在冰上，这样也获得了成功，这可能是生理盐水湿纱布包裹离断肢体的一个合适替代方法[15]。最后，虽然显而易见但仍需强调的是，要确保离断肢体与患者一起运送，因为笔者曾经遇到过这样的情况，即患者被一辆车送往急诊科，但离断的肢体却被留在了另一辆车上，从而导致了严重的延误。

到达创伤中心后，需要由再植小组对离断肢体进行检视和 X 线片检查。放射性照片可提供许多有价值的骨性结构损伤的信息，包括适合再植的骨性结构，最好是融合还是骨折固定，是哪个手指。例如，示指和环指一旦从手离断后，因看起来就非常相似而难以区分。在多指横断时，通过 X 线片将离断肢体与肢体残端匹配是很有价值的方法。肉眼观察或者最好是用放大镜观察，可以提供有关皮肤、神经和血管的状况，以及离断肢体整体状况的关键信息，使外科医生能够评估再植的可能性。有时只有在术中对组织进行评估，即在显微镜放大下对血管、神经和骨性结构损伤进行检查后，才能更好地决定是再植还是截肢[16]。

四、初步救治

到达急诊科后对患者的初步救治应该着重于"生命优先于肢体"的原则。遵循"气道、呼吸、循环"（ABC）顺序对损伤患者进行初步救治。应特别注意评估患者的预期失血量及其对血液制品的需求[17]。应用抗生素及免疫接种破伤风。冷（热）缺血时间、受伤机制、患者的合并症，以及术前和术中预期所需的血液制品都应该被纳入初步评估的范畴。对于上肢严重损伤，合并其他器官损伤、其他部位骨性结构，以及颅脑的损伤是很有可能的，需要对

其进行评估[16]。对骨盆、颈椎和胸部进行初步 X 线片检查是有必要的。还应完整记录血细胞计数、电解质、血糖和乳酸水平[18, 19]。大静脉的输液通道也必须第一时间建立。出血仍然是唯一最可预防的死亡原因，因此对于大肢体的离断，对失血的处理必须是治疗策略的重中之重[20]。

通过简要的询问病史，了解患者的合并症、过敏史、受伤时间、最后的进食和平时药物使用情况也是十分必要的。由于缺血时间的长短对离断肢体而言至关重要，所以只收集必要的病史询问、体格检查，以及实验室检查，将患者尽快送入手术室是第一要务。

五、团队的组建

一旦患者连同离断肢体一起被送往创伤中心，现场和创伤中心急诊科的急救人员进行沟通后，下一步就是组建一个外科团队来处理可能的再植。理想情况下需要两个小组来实现对患者和离断肢体救治的最优化。其中一组重点评估患者及残存肢体，另一组重点评估离断的肢体以评估其再植的可能性。评估离断肢体的小组可以带着离断肢体进入手术室评估，甚至是在患者被送入手术室之前。离断肢体部分应该尽量保持在冰上，可以通过在冰面上放置无菌黏附塑料（如 Ioban）来实现。对离断肢体采用氯己定或聚维酮碘清洗以尽可能使其无菌。手术小组可以在放大镜甚至显微镜下评估离断肢体情况，并作出必要的决定，即再植还是一期截肢更适合[21]。

一旦决定行再植手术，将患者从急诊科及时运送到手术室是至关重要的。要避免花额外的时间做一些例行的文书工作，而应该只专注于前面提及的这些紧急的患者评估。手术室本身应该足够大，以容纳手术团队、手术台上的患者，以及附近的离断肢体。随后，手术团队继续解剖出血管、神经、肌腱、肌肉和骨骼结构，这些将在长达数小时的手术中被重新连接。

六、缺血时间

一般认为超过 6～8h 的热缺血对再植是有害的，但在肢体严重损伤的情况下，应该更严格的限制缺血时间。然而，关于缺血时限的问题文献中确实存在争议。Lin 等报道了 14 例患者共 25 例肢体离断，其中 10 例为多指离断，2 例为拇指离断，2 例经腕部离断，由于在重症监护室抢救导致手术延迟 24h，经过 24h 冷缺血后的再植成功率为 64%[22]。也有病例报道在冷缺血 54h 后，甚至热缺血长达 42h 和冷缺血时间长达 94h 后，成功地进行了手指再植[23-25]。

此外，新技术采用体外膜氧合（extracorporeal membrane oxygenation, ECMO）灌注肢体，随后在猪模型中应用该技术灌注肢体长达 12h 后，肢体再植获得成功[26]。这也许为今后缩短离断肢体的缺血时间提供了解决方法，可延长离断肢体的再植时间窗，让离断上肢因意外延迟后仍能再植成功。利用 ECMO 装置向离断肢体提供含氧的低温脱细胞液这一理念不仅在再植手术中，也已经在器官移植手术中显示了潜在的令人振奋的结果[26]。

关于上肢严重损伤的再植，缺血时限的要求也与肢体离断的平面有关。与手指离断不同，离断平面位于手部近端包括前臂，特别是经上臂水平，其离断的肢体部分均有较多肌肉，因此评估缺血时间更为关键。对于手部以近的离断，热缺血超过 6～8h 将导致更多的组织损伤，包括肌坏死，这一方面涉及初期再植肢体的存活问题；另一方面，在大肢体再植中也会导致患者在术后早期出现乳酸中毒、肌红蛋白血症和肌红蛋白尿等问题。需要特别强调的是，常规静脉输液、导尿，以及监测尿液和血液中的肌红蛋白水平不能忽视。在四肢较近端平面的再植中，也应监测乳酸水平。

综上所述，关于再植的缺血时限，尽管有长达 94h 缺血后再植成功的病例报道，但按照 Wolfe 和 Wang 目前的观念，以下指导原则仍然适用[27]。对于手指，建议最大热缺血时间 12h，冷缺血时间 24h 可以考虑再植。对于手部或更近端平面的肢体离断，建议最大热缺血时间 6h 或冷缺血时间 12h 可以考虑再植[27]。必须强调的是，这些只是指导性意见，在面对严重损伤的上肢离断时，要想成功再植，缺血时限可能要进一步缩短。

七、上肢毁损性离断的合适再植平面

相较于理想的锐性上肢离断而言，在严重损伤的上肢中，肢体离断平面对于考虑是否植入以及如何再植更为重要。例如，单个的严重损伤的手指离断（拇指可能例外），即便是技术可行也不建议再植，因为对于单个毁损的手指（拇指除外），即使再植成功，其功能也会低于失去这个手指的手。而对于严重损伤的多指离断，只有在手术医生或医疗团队评估后，认为保留严重受损的手指比截肢残端修整更能够增加患者手部功能时，才考虑行再植手术。

对于上肢严重损伤，面对不太理想的严重组织损伤和扩大范围的损伤机制，经手部、腕部和更近端前臂或臂平面离断需要对再植进行仔细考虑。短缩肢体可以移除受损最严重区域的组织，这种短缩肢体的可能性使得肢体类似于从更近端离断再进行再植，这也是一个非常

合适的考虑，但仍必须考虑最为重要的原则，即生命优先于肢体，同时也充分考虑到能否截肢并使用假肢这一选择。上臂可接受的短缩长度为 5cm，这可能允许对血管和神经实现一期修复，同时也根据需要允许适当的组织和肌肉清创切除[28]。同样，前臂也可以缩短 4cm 而不会导致明显的肌张力障碍[29]。而拇指可在缩短 1cm 的情况下仍然保持良好的功能[30]。尽管骨性结构缩短可能会实现血管的直接吻合，但外科医生必须首先考虑静脉移植的可能性。即使肢体可以缩短，但若短缩后肢体血管直接吻合存在张力或存在损伤血管，仍需要血管移植，因为两个吻合的移植比在张力状态下或存在受损血管条件下进行的单一吻合更好。对于这种可能需要血管移植的情况，建议尽早采集静脉移植物，以便外科医生在进行动脉和静脉修复时有可用的移植物。

八、手术技巧

（一）核查表

一旦决定尝试再植，患者和离断肢休都在手术室里，实际上手术技术就成为下一个也是最重要的目标。不同离断平面所要求的再植技术是不同的。在严重上肢损伤中，每个离断平面的再植都将被单独讨论。说到这里，较有用的准备指南之一是使用手术"核查表"，就像飞行员在飞机飞离地面前使用的核查表一样。对再植手术来说，最有用的核查表就是必须要修复、重新连接，或以其他方式重建的解剖结构的清单。笔者所使用的最有用的核查清单包括[31, 32]骨骼（bones）、伸肌（extensors）、屈肌（flexors）、动脉（arteries）、神经（nerves）、静脉（veins）、皮肤（skin）。

利用首字母缩写"B-E-F-A-N-V-S"帮助

将再植清单中的七个解剖类别依次记住。修复、吻合或接合各种结构的具体顺序可能会根据肢体离断的平面和外科医生的经验而变化，但在进行再植时，应对这七种结构分别进行评估及"核对"。

（二）手术器械装备

前面已经提到需要两个手术小组，因此显然需要一个足够大的手术室来同时容纳两个手术组。需要重点强调的是，在随后需要确保合适的手术器械设备已经准备好并可以使用。手术开始，各个手术组通过放大镜对离断肢体和残肢进行初步解剖，用到的小型手部器械包括 Adson 钳、小号宝石钳或 Bishop Harmon 钳以及解剖剪（如肌腱剪或小号肌腱剪）等，以保障探查顺利。Gerald 和 DeBakey 镊子可以在初步解剖中尽量减少对血管和神经组织的损伤。对于术野显露，小型皮肤牵开器比较有用，或 4-0 尼龙缝线反折固定创缘皮肤比较有优势，损伤也小。无论是小的金属夹，还是一次性夹子，如 "Ligaclip" 或 Gem clip，都可以用来标记静脉、动脉和神经。一旦用小夹子确定和标记了这些结构，在进行再植时就可以节省宝贵的时间。肌腱也可以被单独识别标记，Tajima 或 Kessler 缝线可放置标有无菌标志物的无菌条，可以使肌腱修复在再植过程中迅速进行（图 6-3）。

两个手术团队可以分别识别和标记残肢和离断肢体的结构，以便尽可能直接地进行后续血管吻合、神经接合和肌腱修复，从而节省宝贵的手术时间。手术器械清单中还应包括用于骨内固定材料，包括克氏针、钢板、螺钉、髓内固定装置和钢丝。

一旦离断肢体和残肢的上述结构被识别和标记，随后的再植就需要显微外科器械设备，包括一个合适的双头显微镜，能够放大 20

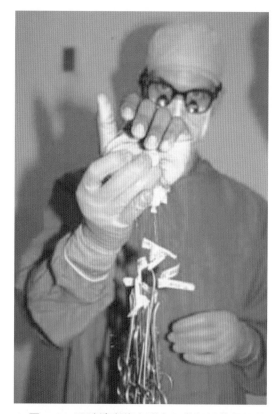

▲ 图 6-3　肌腱缝合线上附有无菌标记物标记的无菌条，用于识别离断肢体上的每个肌腱，便于后续再植时快速修复肌腱

倍，显微缝线（10-0 或 8-0 尼龙线，根据修复结构的需要）以及各种成套的显微工具。显微器械通常根据外科医生的喜好而定，但基本的器械清单是标准配置的。根据医生的喜好，可以使用不锈钢或钛的显微器械。钛制器械在操作过程中避免了有磁性的器械使用时的不便，但比不锈钢仪器更易损坏。如果使用不锈钢器械，使用商业消磁器可以避免磁化器械。显微镊，包括弯的和直的，在显微镜下处理血管和神经是必要的。此外，还需要显微持针器，如 Castro-Villejo 持针器，最好是非锁定的。笔者更喜欢钛制器械，以避免不锈钢器械的磁性干扰。显微剪用于解剖和剪线，是基本器械清单的一部分。30G 眼科冲洗针头用于吻合前和吻合时的冲洗血管。血管扩张器有助于在吻合前扩张血管腔以优化血管腔尺寸。当

使用血管扩张器时，必须注意避免血管内膜损伤。在处理组织时，不应常规使用血管扩张器来代替镊子，因为小尖端很容易弯曲而导致器械无法使用。一旦血管显露吻合时，需要动脉和静脉血管夹，如 Acland 夹。根据外科医生的喜好，可以将背景材料放置在血管后进行显微吻合。

　　具有两个观察镜头（双头）的手术显微镜是任何再植手术中必不可少的设备。虽然上臂的血管吻合或神经接合可以在放大镜下进行，但任何肘部以下的再植手术都应当使用手术显微镜以提供增强可视化和精确度的额外优势。10～20 倍的放大率是标准的，较新的显微镜提供自动对焦和变焦功能，使手术视野得到最佳可视化。外科医生的偏好决定了显微镜是选择脚控还是手控，其实两者都比较好用，可以实现聚焦、变焦，以及显微镜头部移动。

（三）具体离断平面的再植：拇指

　　在严重损伤的情况下，拇指是最适合考虑再植的手指。如果由此重建拇指，其将作为一个相对无痛的立柱，提供配合其他手指产生对抗和捏的能力。首先，必须评估离断部分是否有可能再植，特别要注意离断部分的血管。撕脱的血管可能有严重的内膜损伤，即使可以进行吻合，也会影响血流的成功恢复。如果拇长屈肌腱近端撕脱，会妨碍肌腱一期修复。在面对难以修复的拇长屈肌腱撕脱时，可将肱桡肌转位到拇长屈肌腱使手指间关节屈曲。撕脱的拇指虽然不太理想，但与截肢相比，再植成功就可获得适度的功能结果[33, 34]。当面临拇指离断尤其是有些组织损伤严重的情况下，采用静脉移植从拇指尺侧指动脉到鼻烟窝处桡动脉桥接动脉是绕过拇指受损的血管并恢复良好的血液流入的理想方法，这种方法已被证明可以提

高拇指再植的存活率[34, 35]。Bieber 等报道了 28 例拇指撕脱伤，其中 8 例（29%）采用静脉移植成功再植[33]。在骨折固定之前，静脉移植物可以与离断的拇指血管吻合，使手术视野和体位更容易调整以利于血管修复。如果断指的损伤严重，即使移植静脉部分是通畅的，但断指血供恢复的可能性很低。如果血管表面可见一个"带状"标志，即红色的、有点波形的线代表内膜和血管损伤，还有指动脉的迂曲残端，尽管吻合口通畅，但血管修复也不太可能成功。如果要尝试再植，则需要切除受损动脉，并采用置入静脉搭桥[34, 37]。

　　如果外科医生认为可以尝试再植，应按照上述手术"检查表"进行检查。

　　骨折的重建方式取决于损伤的具体部位，包括经关节骨折、关节周围骨折和骨干骨折。如果是拇指的关节内或关节周围离断，则推荐融合受累关节，这可以采用克氏针或设计用于指骨固定的钢板和螺钉系统来完成。或者采用一个或多个无头加压螺钉融合关节，无论是在掌指关节水平或更近端腕掌关节水平。外科医生可根据对上述每一种方法的经验以及设备的可用性来决定选择哪种关节固定术。

　　当离断平面发生在骨干水平，外科医生可采用最稳定、快速且对周围软组织损伤最轻的固定方法。如单独或组合使用克氏针、90-90 钢丝捆扎和手部接骨板等。同样，最终选择何种固定方法，由外科医生的手术习惯和熟悉程度所决定。

　　骨折的内固定完成后，核查表下一步就是对伸肌进行修复，对于拇指而言，主要是拇长伸肌，虽然在近端离断也可能包括拇短伸肌。笔者偏向于使用 3-0 或 4-0 的 Prolene 缝线修复肌腱，缝合方式可选择把持力较强的 Kessler 法或 Tajima 法。其中，根据 Tajima 改良的 Kessler 缝合法在再植手术中更有优势，因为离断肌腱

的近端及远端均被单独缝合，可以等骨折固定后，再收紧缝线完成肌腱的缝合。

核查表的下一步是屈肌，对于拇指，拇长屈肌和拇短屈肌在近端离断时可以考虑修复。如上所述，肌腱撕脱并不妨碍再植的成功，但可能涉及一期或分期肌腱转位修复。另外，如果肌腱直接缝合或转位被认为是不可接受的，关节融合术可以用来稳定关节。3-0 或 4-0 Prolene 在肌腱抓持缝合中是推荐的。考虑到组织状况，如果可以的话，建议缝合腱鞘。在开始再植的显微部分之前，可以在放大镜下修复肌腱。

一旦肌腱得到修复，则使用显微镜以便在最佳视野下进行血管和神经的修复。最好是已经切取了静脉移植物，可以根据需要用于血管修复。带有 BV75 或 BV100 缝针的 9-0 或 10-0 尼龙线修复血管效果良好。本章前面列出了必要的显微器械。笔者倾向于在静脉修复之前先进行动脉修复，以使血液尽可能早地流入离断肢体。虽然有些人喜欢先做静脉吻合，但著者发现，先修复动脉后一旦血液流过，就更容易根据静脉出血找到理想的静脉进行吻合。此外，如果认为动脉修复不佳，或者由于损伤严重而不能重新建立血流，那么就不用在之前的静脉吻合中浪费时间了。一般来说，一条动脉和两条静脉是恢复血管血流和维持通畅的最低要求。如前所述，Caffee 认为如果血管修复先于骨折固定，那么通过静脉移植完成拇指的动脉吻合可以变得更容易[36]。

在显微镜下，与动脉伴行的是指神经，如果骨性短缩允许或采用同种异体神经移植物，可以一期修复指神经。对于 5～50mm 长的感觉神经修复，同种异体神经移植已被证明优于神经导管，这使得神经管或神经导管不太适合神经接合[38-40]。

最后，在拇指背侧可以吻合静脉，最好至少两条静脉以达到最佳回流。静脉移植仍然是一种选择，当骨性短缩允许时，静脉直接吻合也是一种选择。

（四）手掌离断

对于掌骨头以近水平的手掌离断，如果重建的手能够预期恢复手指功能，且疼痛及关节僵硬程度很低，应考虑行再植手术。这可能是最困难的决策之一，因为对受手掌离断影响的多个手指进行再植似乎是有利的，但再植后的手指僵硬、疼痛、没有内在肌功能，相较于处理得当的该平面截肢，这种再植后结果可能对功能的危害更大。对于锐性切割伤，如切纸机样损伤机制，这类手掌离断伤推荐行再植手术；但是对于挤压、撕脱或撕裂损伤机制造成的手掌离断，再植后出现僵硬、肌腱粘连和内在肌功能丧失的可能性非常高，最好的治疗方法则是截肢，特别是在拇指完好的情况下。再植手术的最终目的是通过改善患肢的外观和功能来提高患者的生存质量，而不是无差别的行再植手术来确保所有组织的存活，这是再植手术中必须认识和重点强调的问题[41]。无论采用哪种治疗方式，治疗的目标都是在救治患者的同时，尽量恢复患肢的功能和外观，这应是决定手术方案的重要一环[41]。

如果外科医生认为经掌骨水平离断的再植手术是可行且合理的，则需遵循前述的手术"核查表"进行手术。除骨结构短缩外，可能的静脉移植和创面软组织覆盖问题在再植手术时必须事先考虑。

（五）腕关节离断

经腕部截肢会造成严重的功能丧失，如果可能，即使是撕脱伤、电锯伤、撕裂伤或其他严重损伤类型，再植手术仍然是十分有益的，尤其在损伤没有波及至手指的情况下（图 6-4

和图 6-5）。通过近排腕骨切除和部分或全腕关节融合可实现骨性短缩（图 6-6）。手术"核查表"与更远端的上肢离断大体相同，即首先要处理骨骼、伸肌和屈肌。与更远端的离断一样，需要计划进行静脉移植和软组织覆盖。在进行动脉修复时，如果远端的动脉弓完整，则可以选择桡动脉或尺动脉进行吻合。如果动脉弓不完整，则尺/桡动脉均需要吻合才可重建所有手指的血流。术中多普勒探测手指血流信号是一种理想的评估桡/尺动脉吻合后远端血流情况的方法。如果所有手指的多普勒血流信号均能被探及，则单根动脉吻合是可接受的。相反，如果单根动脉修复后的手指血流不足，则需继续修复第二根动脉。

由于桡侧腕屈肌覆盖于桡动脉，尺侧腕屈肌覆盖尺侧神经血管束，因此动脉修复可能

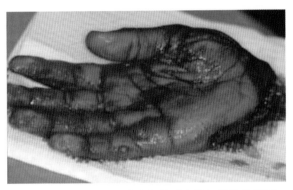

▲ 图 6-4　工业事故中电锯伤致上肢经腕关节离断
注意，断手已经初步用聚维酮碘擦洗清洁

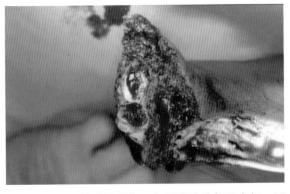

▲ 图 6-5　尽管腕骨损伤，但近端残肢状况良好，可进行再植

需在屈肌修复之前完成。具体而言，桡动脉吻合应在桡侧腕屈肌修复前完成，尺动脉和神经的修复应在尺侧腕屈肌修复前完成。尽管上述手术步骤未严格按照"核查表"的顺序完成，但需要根据特殊的解剖结构做出适当的调整。

如果选择腕关节融合，则负责腕关节屈伸功能的肌腱不需要特殊的修复，这使得这些肌腱可以作为肌腱转位甚至是一期肌腱移植材料的来源。最后，在血管吻合完成后，进行神经接合，并根据需要考虑进行筋膜切开术，包括在腕关节水平再植后松解腕管。软组织覆盖需求可能包括皮肤移植或皮肤移植替代物，如脱细胞真皮基质（图 6-7）。

（六）前臂离断

对于前臂水平的离断，如果可行再植手术，尺桡骨的固定与前臂双骨折的固定方式类似，可选择尺桡骨标准钢板固定[42]（图 6-8 和图 6-9）。前臂可以接受 4cm 以内的骨短缩，骨性短缩后更适合进行血管和神经直接端端吻合[43]。离断平面的情况将决定肌腱修复是否可行。如果在前臂近端离断，则需采用腱-肌结合部修复的策略。离断平面越靠近近端，肌肉组织越丰富，因此在术后的早期需要密切关注患者血液和尿液中肌红蛋白水平。再灌注后，必要时需行包括腕管松解在内的筋膜切开术。在更近端的肢体损伤中，可以更改手术"核查表"里的固定顺序，包括最初使用临时血管分流术，甚至在骨性固定前，从而尽量减少肢体的缺血时间，进而允许对神经、肌腱和骨进行更细致的处理[44]。对于上肢严重损伤，尽管受伤的机制很复杂，但在大多数情况下，通过前臂离断的再植可以使患者获得可接受的功能和外观效果[45]。

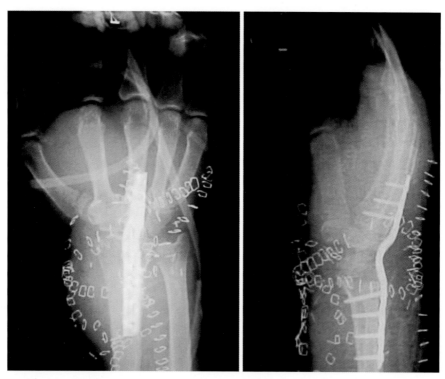

▲ 图 6-6　在本病例中，腕关节融合术与近排腕骨切除结合实现了坚固的骨融合，并产生足够骨短缩以允许一期神经和动脉修复

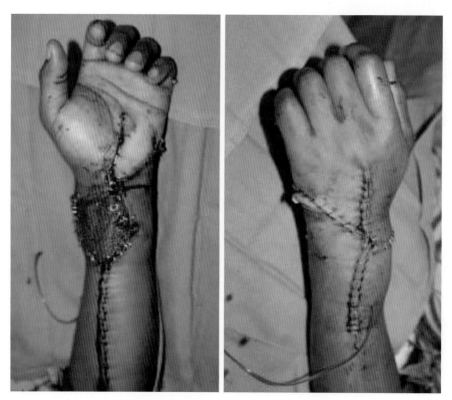

▲ 图 6-7　伤后 4h 血流恢复，成功再植

注意：急性期肿胀时，软组织覆盖后皮肤缺损，需要植皮修复

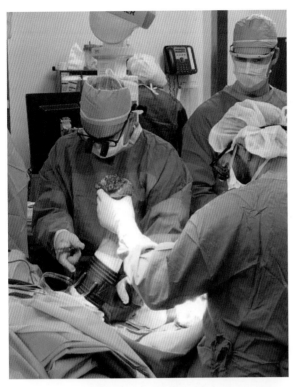

▲ 图 6-8　前臂撕脱性离断是断肢再植的合理选择

图片由 Dr. Ray Pensy 提供

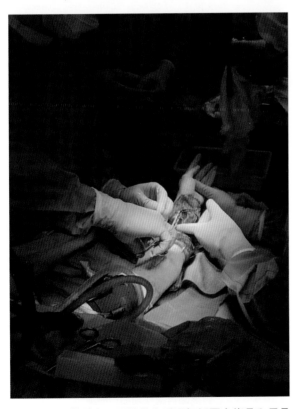

▲ 图 6-9　前臂水平再植首先采用钢板固定桡骨和尺骨

图片由 Dr. Ray Pensy 提供

（七）上臂离断

临床上，上臂离断伤的治疗选择是最困难的决策之一。随着义肢的不断升级迭代，上臂截肢的患者可使用肌电手、腕和肘假肢。在这个水平再植的患者预期肢体感觉恢复极差，因此需要认真考虑残端修整截肢，而不是在远端运动和感觉恢复有限的情况下尝试再植。反之，由于血管和神经直径相对较大，需要修复的肌肉/肌腱单位较少，肱骨的骨固定也很坚固，在许多情况下，再植在技术上是可行的，而且仍然是一种选择（图 6-10 和图 6-11）。患者有强烈的再植意愿、有合乎实际的期望且具备完整功能肩部，应该被认为是尝试再植的指征[46]。即使是撕脱性离断，也可以实现"辅助性"手臂[46]。

如果考虑上臂再植，这里需要注意几个技术要点。首先，在骨固定之前，临时血管分流术可以为离断肢体提供早期的血运重建，从而可以很从容地进行骨、肌肉和神经的修复（图 6-12）。其次，建议使用肱骨钢板固定肱骨，必要时可将骨短缩达 5cm，以有助于随后进行最终的血管神经直接修复。肌肉修复成功后，可望实现功能性肘关节屈伸运动（图 6-13 和图 6-14）。在上臂水平，包括肱静脉在内的深静脉以及浅静脉（头静脉、贵要静脉）可以一起吻合，建议至少吻合两条主要静脉。如前所述，在进行上臂水平再植时，必须考虑到肌肉损伤所产生的显著生理负担，预计到血清和尿液中的肌红蛋白增加。再灌注后，必要时需进行包括腕管松解在内的整个肢体筋膜切开术。

（八）术后治疗

术后先进入外科重症监护室是强制性的。将房间保持在一个温暖的温度是标准要求。用生理盐水或其他等效液体静脉补液维持高水平

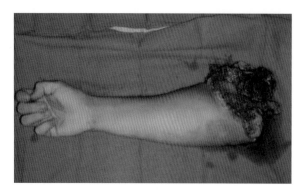

▲ 图 6-10　如果患者的肩关节功能正常，上臂远端离断伤应考虑行再植手术

图片由 Dr. Jaimie Shores 提供

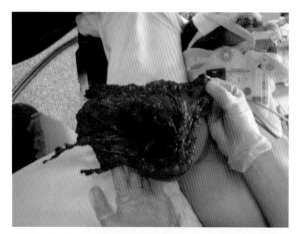

▲ 图 6-11　上臂离断患者，评估后认为具备再植条件

图片由 Dr. Jaimie Shores 提供

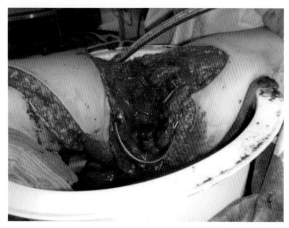

▲ 图 6-12　正式血管吻合前，动静脉血管分流术为离断肢体提供了早期的血流灌注

的水合作用，这将有助于从血液和尿液中排出肌红蛋白。采用阿司匹林抗凝是比较有效的，但如果在血管修复过程中遇到很大的困难，可以考虑使用肝素静脉滴注。在术前和术后早期恢复阶段，应常规使用静脉注射抗生素。如果术前没有进行预防破伤风治疗，术后应进行预防破伤风的治疗。

再植肢体的疼痛管理应包括通过留置导管对肢体实施镇痛，其既可达到最佳的镇痛效果，也能够通过局部麻醉发挥化学性交感神经阻滞的作用。良好的疼痛管理有助于避免动脉吻合口痉挛。更详细的疼痛管理策略请具体参考疼痛管理章节的内容。

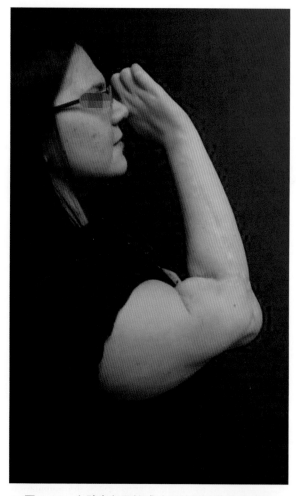

▲ 图 6-13　上臂离断再植成功后的肘关节屈曲功能

图片由 Dr. Jaimie Shores 提供

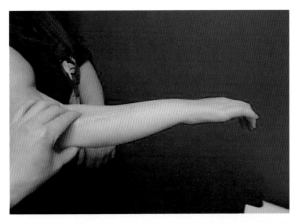

▲ 图 6-14　图 6-10 至图 6-13 中同一个患者的肘关节及手指伸直功能

图片由 Dr. Jaimie Shores 提供

（九）总结

面对上肢严重离断伤，外科医生所面临的挑战远不止宏观和微观手术的技术挑战。评估断肢（指）再植可能性时，首先要对患者进行整体评估，包括患者合并的基础疾病、心理因素，以及常常遇到的多发损伤的模式。挽救生命先于挽救肢体，虽然听起来不免老生常谈，但在这些情况下，外科医生必须严格将其放在首要位置。

离断肢体的评估必须迅速且全面，如果组织条件或缺血时间不能接受再植，那么截肢是更好的选择。必须将长期功能作为首要目标，而不是仅仅关注进行再植的技术能力。然而，尽管有这些疑虑，但按照本章提到的内容进行合理考量，成功进行上肢严重离断伤的再植是可以完成的，并且可以为患者提供比截肢更好的功能和满意度。

参考文献

[1] Malt RA, McKhann C. Replantation of severed arms. JAMA. 1964;189:716–22.

[2] Peterson BC, Mangiapani D, Kellogg R, Leversedge FJ. Hand and microvascular replantation call availability study: a national real-time survey of level-I and level-II trauma centers. J Bone Joint Surg Am. 2012;94(24): e185.

[3] Slauterbeck JR, Britton C, Moneim MS, Clevenger FW. Mangled extremity severity score: an accurate guide to treatment of the severely injured upper extremity. J Orthop Trauma. 1994;8(4):282–5.

[4] Kumar RS, Singhi PK, Chidambaram M. Are we justified doing salvage or amputation procedure based on extremity injury. J Orthop Case Rep. 2017;7(1):3–8.

[5] Togawa S, Yamami N, Nakayama H, Mano Y, Ikegami K, Ozeki S. The validity of the mangled extremity severity score in the assessment of upper limb injuries. J Bone Joint Surg Br. 2005;87(11):1516–9.

[6] Pet MA, Morrison SD, Mack JS, Sears ED, Wright T, Lussiez AD, et al. Comparison of patient-reported outcomes after traumatic upper extremity amputation: replantation versus prosthetic rehabilitation. Injury. 2016;47(12):2783–8.

[7] Shores JT, Malek V, Lee WPA, Brandacher G. Outcomes after hand and upper extremity transplantation. J Mater Sci Mater Med. 2017;28(5):72.

[8] Shores JT, Brandacher G, Lee WP. Hand and upper extremity transplantation: an update of outcomes in the worldwide experience. Plast Reconstr Surg. 2015; 135(2):351e–60e.

[9] Shores JT, Imbriglia JE, Lee WP. The current state of hand transplantation. J Hand Surg Am. 2011;36(11):1862–7.

[10] Boulas HJ. Amputations of the fingers and hand: indications for replantation. J Am Acad Orthop Surg. 1998;6(2):100–5.

[11] Ahmadi A, Hirschberg E. Indications for replantation in psychiatric patients exemplified by hand replantation in a patient with schizophrenia. Handchir Mikrochir Plast Chir. 1990;22(1):46–8.

[12] Hustedt JW, Chung A, Bohl DD, Olmscheid N, Edwards S. Evaluating the effect of comorbidities on the success, risk, and cost of digital replantation. J Hand Surg Am. 2016;41(12):1145–52.e1.

[13] Kwon GD, Ahn BM, Lee JS, Park YG, Chang GW, Ha YC. The effect of patient age on the success rate of digital replantation. Plast Reconstr Surg. 2017;139(2): 420–6.

[14] Bumbasirevic M, Stevanovic M, Lesic A, Atkinson HD.

Current management of the mangled upper extremity. Int Orthop. 2012;36(11):2189–95.

[15] VanGiesen PJ, Seaber AV, Urbaniak JR. Storage of amputated parts prior to replantation--an experimental study with rabbit ears. J Hand Surg Am. 1983;8(1): 60–5.

[16] Russell RC, O'Brien BM, Morrison WA, Pamamull G, MacLeod A. The late functional results of upper limb revascularization and replantation. J Hand Surg Am. 1984;9(5):623–33.

[17] Mardian S, Krapohl BD, Roffeis J, Disch AC, Schaser KD, Schwabe P. Complete major amputation of the upper extremity: early results and initial treatment algorithm. J Trauma Acute Care Surg. 2015;78(3):586–93.

[18] Parsikia A, Bones K, Kaplan M, Strain J, Leung PS, Ortiz J, et al. The predictive value of initial serum lactate in trauma patients. Shock. 2014;42(3):199–204.

[19] Okello M, Makobore P, Wangoda R, Upoki A, Galukande M. Serum lactate as a predictor of early outcomes among trauma patients in Uganda. Int J Emerg Med. 2014;7:20.

[20] Koo A, Walsh R. A brief history on the evolution of amputation hemorrhage control and surgical technique. Am Surg. 2016;82(6):118–9.

[21] Goldner RD, Urbaniak JR. Indications for replantation in the adult upper extremity. Occup Med. 1989;4(3): 525–38.

[22] Lin CH, Aydyn N, Lin YT, Hsu CT, Lin CH, Yeh JT. Hand and finger replantation after protracted ischemia (more than 24 hours). Ann Plast Surg. 2010;64(3): 286–90.

[23] Molski M. Thumb replantation after 22 hours of ischemia: a case report and review of literature. Chir Narzadow Ruchu Ortop Pol. 1999;64(4):457–62.

[24] VanderWilde RS, Wood MB, Zu ZG. Hand replantation after 54 hours of cold ischemia: a case report. J Hand Surg Am. 1992;17(2):217–20.

[25] Baek SM, Kim SS. Successful digital replantation after 42 hours of warm ischemia. J Reconstr Microsurg. 1992;8(6):455–8; discussion 9.

[26] Kueckelhaus M, Dermietzel A, Alhefzi M, Aycart MA, Fischer S, Krezdorn N, et al. Acellular hypothermic extracorporeal perfusion extends allowable ischemia time in a porcine whole limb replantation model. Plast Reconstr Surg. 2017;139(4):922e–32e.

[27] Wolfe VM, Wang AA. Replantation of the upper extremity: current concepts. J Am Acad Orthop Surg. 2015;23(6):373–81.

[28] Khan MS, Sahibzada AS, Khan MA, Sultan S, Younas M, Khan AZ. Outcome of plating, bone grafting and shortening of non-union humeral diaphyseal fracture. J Ayub Med Coll Abbottabad. 2005;17(2):44–6.

[29] Wolfe S, editor. Green's operative hand surgery. 6th ed. Philadelphia: Elsevier; 2011.

[30] Goldner RD, Howson MP, Nunley JA, Fitch RD, Belding NR, Urbaniak JR. One hundred eleven thumb amputations: replantation vs revision. Microsurgery. 1990;11(3):243–50.

[31] Barbary S, Dap F, Dautel G. Finger replantation: surgical technique and indications. Chir Main. 2013;32(6): 363–72.

[32] Wood MB. Finger and hand replantation. Surgical technique. Hand Clin. 1992;8(3):397–408.

[33] Bieber EJ, Wood MB, Cooney WP, Amadio PC. Thumb avulsion: results of replantation/ revascularization. J Hand Surg Am. 1987;12(5 Pt 1):786–90.

[34] Nystrom A, Backman C. Replantation of the completely avulsed thumb using long arterial and venous grafts. J Hand Surg Br. 1991;16(4):389–91.

[35] Hamilton RB, O'Brien BM, Morrison A, MacLeod AM. Survival factors in replantation and revascularization of the amputated thumb--10 years experience. Scand J Plast Reconstr Surg. 1984;18(2):163–73.

[36] Caffee HH. Improved exposure for arterial repair in thumb replantation. J Hand Surg Am. 1985;10(3):416.

[37] Van Beek AL, Kutz JE, Zook EG. Importance of the ribbon sign, indicating unsuitability of the vessel, in replanting a finger. Plast Reconstr Surg. 1978;61(1): 32–5.

[38] Cho MS, Rinker BD, Weber RV, Chao JD, Ingari JV, Brooks D, et al. Functional outcome following nerve repair in the upper extremity using processed nerve allograft. J Hand Surg Am. 2012;37(11):2340–9.

[39] Brooks DN, Weber RV, Chao JD, Rinker BD, Zoldos J, Robichaux MR, et al. Processed nerve allografts for peripheral nerve reconstruction: a multicenter study of utilization and outcomes in sensory, mixed, and motor nerve reconstructions. Microsurgery. 2012;32(1):1–14.

[40] Rinker BD, Ingari JV, Greenberg JA, Thayer WP, Safa B, Buncke GM. Outcomes of short-gap sensory nerve injuries reconstructed with processed nerve allografts from a multicenter registry study. J Reconstr Microsurg. 2015;31(5):384–90.

[41] Wilhelmi BJ, Lee WP, Pagenstert GI, May JW Jr. Replantation in the mutilated hand. Hand Clin. 2003; 19(1):89–120.

[42] The Hoang N, Hai LH, Staudenmaier R, Hoehnke C. Complete middle forearm amputations after avulsion injuries--microsurgical replantation results in Vietnamese patients. J Trauma. 2009;66(4):1167–72.

[43] Kusnezov N, Dunn JC, Stewart J, Mitchell JS, Pirela-Cruz M. Acute limb shortening for major near and complete upper extremity amputations with associated neurovascular injury: a review of the literature. Orthop Surg. 2015;7(4):306–16.

[44] Hornez E, Boddaert G, Ngabou UD, Aguir S, Baudoin Y, Mocellin N, et al. Temporary vascular shunt for damage control of extremity vascular injury: a toolbox for trauma surgeons. J Visc Surg. 2015;152(6):363–8.

[45] Assouline U, Feuvrier D, Lepage D, Tropet Y, Obert L, Pauchot J. Functional assessment and quality of life in patients following replantation of the distal half of the forearm (except fingers): a review of 11 cases. Hand Surg Rehabil. 2017;36(4):261–7.

[46] Dagum AB, Slesarenko Y, Winston L, Tottenham V. Long-term outcome of replantation of proximal-third amputated arm: a worthwhile endeavor. Tech Hand Up Extrem Surg. 2007;11(4):231–5.

第7章 肢体严重损伤的非显微外科软组织覆盖

Non-microsurgical Soft Tissue Coverage of the Mangled Limb

Alexander Hahn   Ebrahim Paryavi   著

一、概述

导致肢体严重损伤的外界暴力会造成复杂的骨折，并使软组织脱套甚至发生坏死。挽救肢体通常需要骨重建和软组织覆盖，以提供有利于骨折愈合的环境，同时保留或恢复肢体功能。幸运的是，目前存在一系列软组织覆盖的方法，这些方法的复杂性和实用性各不相同。

组织修复的"重建阶梯"描述了一种由简单到复杂的软组织覆盖方法选择的层次或梯级结构，即局部伤口换药、伤口一期缝合、皮肤移植、局部皮瓣、带蒂皮瓣、游离皮瓣或复杂同种异体移植 [1, 2]。"重建阶梯"的原则是采用最简单及临床适用的方法提供软组织覆盖以达到功能最优化，而无论是采用简单的一期缝合，还是复杂的显微外科游离皮瓣移植。随着技术进步和新产品（如负压封闭引流技术和真皮基质材料）应用于软组织缺损的治疗，"重建阶梯"原则已被多次修改和重新审视 [2, 3]。

对于教条而苛刻地遵循"重建阶梯"原则，即对于所有病例均使用最简单的手术方法进行软组织重建，有些学者提出了批评和质疑。Gottlieb 提出的"重建电梯"概念描述了一个更加个性化的伤口治疗方案 [4]。他认为外科医生应该考虑术后伤口的最佳外观和功能，而不是一味默认使用"最简单"的技术。这可能意味着用皮瓣代替中厚皮片移植来改善功能，尤其是对于手部创面，伤口覆盖只是治疗的一方面，局部皮肤的可移动性、功能、感觉对于患者而言同等重要 [5]。

无论是"爬楼梯"还是"坐电梯"，治疗团队都必须考虑损伤部位的解剖结构、患者特异性因素，以及手术的复杂性，并权衡对患者的风险 [6]。本章将重点介绍非显微外科软组织覆盖的方法选择，如局部皮瓣、筋膜皮瓣、肌瓣和肌皮瓣，这些都是未经过显微外科培训的外科医生可以用来实现严重损伤肢体软组织覆盖的有效手段。较简单的伤口覆盖方式，如游离植皮或皮肤替代产品，本章将不予叙述。同时本章也不会涉及更为复杂的需要专门培训的显微外科治疗方式（如游离皮瓣）。下面描述的技术被认为是上肢和下肢软组织覆盖的"主力"皮瓣，也还有一些其他的不常用的手术方式不在本章的讨论范围。

二、适应证

非显微外科软组织覆盖技术可用于不能通过简单的中厚皮片移植修复，但又不必行游离皮瓣移植来修复的伤口。这些手术技术一般适用于不能一期缝合而又难以二期愈合的伤口。一期或延迟一期缝合适用于清洁、易于拉拢、无明显张力的伤口。在肢体严重损伤中，伤口一期或延迟一期缝合较为罕见，因为大多数伤口需要多次清创、切除失活坏死组织，而且闭合伤口时已出现组织肿胀，常常会妨碍伤口无张力闭合。当肌腱、血管和（或）神经外露时，伤口二期愈合也不是理想的选择。不幸的是，肢体严重损伤更易出现伤口并发症导致内固定植入物、血管或肌腱外露，这也可能是需要局部皮瓣或旋转皮瓣覆盖的指征。

肢体严重损伤的患者往往是多发伤患者，他们因有其他损伤而不允许进行长时间手术。在某些情况下，他们可能缺乏健康的供区来实现游离皮瓣覆盖。在这种情况下，较大范围的软组织缺损、肌腱或神经血管外露创面常可以通过非显微外科软组织覆盖技术来解决。这类方法可以为创面提供保护性环境，促进愈合并降低持续感染的风险，同时避免对患者进行全身情况要求高的大手术。

三、术前准备

术前需要详细且完整地了解患者病史资料，包括受伤机制、时间和受伤部位，这对恰当地治疗肢体严重损伤至关重要。例如，如果患者是需要其他生命支持治疗的多发伤患者，与创伤团队的沟通对于讨论肢体手术的时机和耐受性非常重要[11]。污染程度和损伤机制有助于预计保肢或截肢的可能，也能提示在多次清创后有多少健康组织保留。患者的营养、吸烟史和心理状况也是软组织覆盖术前计划时需要考虑的重要因素。例如，如果患者存在吸烟史或出现营养不良，那么可能不适宜进行皮瓣手术。住院患者和门诊患者因精神状况或社交障碍而不能充分依从术后管理或伤口护理时将影响对

其进行处置[6]。对于血管、神经状况、软组织损伤程度、骨或关节外露的体检结果将有助于确定所需的软组织覆盖类型以及可用的软组织。

应获得确定骨损伤的初始 X 线检查。如果对计划用于伤口覆盖的软组织的滋养血管有怀疑，可进行先进的影像学检查，如血管造影、CTA 或超声检查，但这些检查通常不是必需的。

目前，有人描述了几种客观的衡量方法来预测尝试保肢与截肢的结果。例如，Johansen 等在 1990 年提出了肢体损伤严重程度评分（MESS），该评分根据骨骼或软组织损伤、肢体缺血情况、休克和年龄等指标对下肢损伤进行评定[12]。他们设定了 7 分作为预测截肢的临界值。然而，后来的研究包括下肢评估项目（lower extremity assessment project，LEAP）研究组数据和前瞻性观察性血管损伤治疗（prospective observational vascular injury treatment，PROOVIT）登记数据都无法建立 MESS 评分对肢体功能状态或截肢的预测值[13, 14]。虽然客观评分系统有助于对损伤的严重程度进行总体分类，但最终决定尝试保肢还是截肢应该是基于综合评估的结果，包括骨科、整形外科和创伤外科团队的意见整合以及患者自身的因素。在对肢体严重损伤进行手术治疗之前，应事先与所有医疗团队讨论软组织覆盖的后备计划，以便提供必要的设备和人员。

四、伤口、患者和时间因素

当处理需要软组织覆盖的伤口时，外科医生在治疗时应该考虑几个因素来决定合适的覆盖方法和手术时机。切取旋转皮瓣或肌瓣需要局部有可用的、无损伤的供区。理想情况下，切取皮瓣的理想供区应该是柔软、无水肿的组织。在进行皮瓣覆盖前，必须对受区充分地清

创并治疗任何先前存在的感染。在某些情况下，伤口的大小或位置可能会限制局部覆盖的选择，这些伤口可能更适合远距离游离组织移植。

患有严重合并症不适合保肢的患者是软组织重建的禁忌。此外，在确定软组织覆盖方案时，应考虑患者的经济、社会和情感状况[6]。当患者的伤势或他们处理伤口的能力受到影响时，外科医生在使用需要使用大量资源的复杂技术前，应暂停并考虑其他可供选择的方案。

关于软组织覆盖的时机，诸如污染程度、肿胀程度和显微外科团队是否具备等，都是决定何时覆盖伤口的因素。在开放性胫骨骨折进行最终覆盖前，反复清创直至伤口培养阴性，这样可以使深部感染发生率很低[7]。即使建立了一个显微骨科团队，开放性骨折的覆盖也可延迟几天，尽管早期（＜7天）和晚期伤口覆盖的治疗效果之间没有统计学上的显著差异[8]。延期软组织覆盖和抬高患肢直至肿胀减轻、组织状态稳定，这可以降低解剖分离组织平面的技术难度，同时也降低了血管脆性。德国的一项回顾性分析研究表明，四肢开放性骨折延迟（＞3天）软组织重建病例中，皮瓣并发症发生率较低[9]。然而，也有观点认为，外露的深部组织尤其是上肢应尽快实现软组织覆盖。如果条件允许，应不超过72h实现软组织覆盖[10]。

五、非显微外科软组织覆盖选择

（一）局部皮瓣

局部皮瓣提供皮下脂肪和皮肤覆盖伤口软组织缺损。这种方法可以在伤口上提供有感觉的组织，但局部皮瓣依赖于附近可用的松弛软组织。如果皮肤和脂肪局部移位后供区有较大张力无法直接缝合，则供区可能需要植皮。Z字成形或菱形皮瓣（Limberg法）等技术是覆

盖小伤口的常用方法[15, 16]。一般来说，严重损伤的肢体常因缺损面积过大而不能用这些方法充分覆盖，但如果伤口合适，局部随意皮瓣转位是最为直接和有用的软组织覆盖选择。

病例 7-1　38岁男性，有右侧肱动脉假性动脉瘤和前臂脓肿病史，行肱动脉重建、冲洗和清创治疗，在早期随访时出现伤口不愈合。手术切除不愈合的部分，并行局部皮瓣转位以覆盖软组织缺损（图 7-1）。皮瓣供区采用中厚皮片移植。

（二）筋膜瓣和筋膜皮瓣

带筋膜的局部皮瓣有助于分期重建。与肌皮瓣相比，它们愈合时瘢痕和纤维化较少，具有功能和美观的优点。理论上，减少瘢痕可以使肌腱和神经血管等结构在皮瓣下滑动。与肌皮瓣相比，这些皮瓣因只包含筋膜，相对降低了皮瓣体积，也往往有更好的美学效果。通常认为，筋膜皮瓣恢复了静脉回流和淋巴循环，可促进伤口愈合。

（三）前臂桡侧皮瓣

前臂桡侧皮瓣是修复上肢远端缺损的一种多功能皮瓣，它既可以作为游离皮瓣，也可以作为局部带蒂皮瓣。该皮瓣以桡动脉为蒂，通过内侧和外侧前臂皮神经提供感觉。根据要覆盖的缺损的位置，它可以设计成顺行或逆行皮瓣。

应用桡动脉皮瓣时，术前必须进行 Allen 试验评估上肢任何病理性血供情况以避免手部缺血。标记出桡动脉走行，以桡动脉为中心，根据所需覆盖范围的图样设计皮瓣。设计皮瓣时还应考虑皮瓣的轴线。

这种皮瓣应从远端尺侧向近端桡侧切取。根据需要，皮瓣的解剖平面可以在筋膜深层或浅层。解剖时应保留桡侧腕屈肌肌腱的腱周组

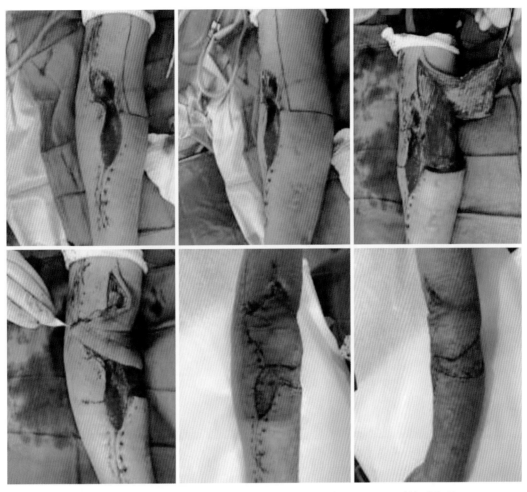

▲ 图 7-1　局部皮瓣移位覆盖肘窝不愈合伤口，术中及术后 2 周随访时外观

织。当解剖至肌间隔时，小心切断至骨组织的穿支，保留通至皮肤的穿支。将动脉与周围组织完全分离，直到皮瓣可以通过旋转或皮下隧道无张力到达受区。如果供区软组织缺损较小，可以一期缝合。然而，通常情况下，供区常需要全厚或中厚皮片移植[17]。

（四）臂外侧皮瓣

臂外侧皮瓣切取自肱骨髁上方、臂远端外侧区。该皮瓣以桡侧后副动脉为供血血管，感觉来自臂外侧皮神经。作扩张皮瓣时，可以提供相当大的组织量[18-20]。臂外侧扩张皮瓣轴向移位可用于修复肘关节后方及鹰嘴部位的创面修复[21]。

画出目标皮瓣的轮廓，先作前方切口，切开肱肌、肱桡肌筋膜，在该肌间隙内找到桡神经予以保护。然后作后侧切口，切开肱三头肌筋膜，然后将皮瓣由远向近切取，基本上从肱骨外侧嵴骨膜下切取以包含走行在外侧肌间隔内的血管蒂。这种切取方式可以保留肌间隔内的多个穿支，可确保皮瓣的血流灌注。一旦切取完成，皮瓣可以旋转移位，也可经皮下隧道形成岛状皮瓣[22]。

病例 7-2　76 岁女性，右肱骨远端骨折切开复位内固定术后，肘部伤口裂开。应用臂外侧皮瓣覆盖骨外露，皮瓣供区采用中厚皮片移植（图 7-2），后期随访伤口愈合。

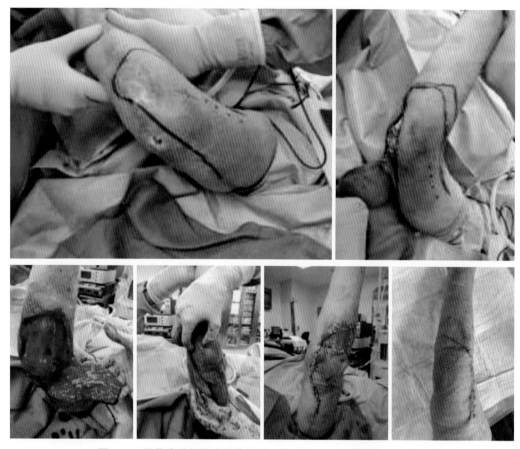

▲ 图 7-2　尺骨鹰嘴部位内植物外露、骨外露，以臂外侧皮瓣覆盖创面

（五）腹股沟皮瓣

腹股沟皮瓣于 1972 年由 McGregor 和 Jackson 描述用于上肢损伤性软组织缺损的覆盖[23]。该皮瓣是以旋髂浅动脉为蒂，可供切取范围大。皮瓣从外侧向内侧切取，可携带阔筋膜，向内可至髂前上棘，不超过缝匠肌内侧缘[24]。在设计腹股沟皮瓣时，可以在长度上再增加 2～3cm，以获得较好的移动度[25]。在皮瓣移位覆盖创面后，剩余的皮肤形成皮管。虽然这种方法提供了可靠的软组织覆盖，但采用这种方法治疗的患者需要卧床休息一段时间，进行皮瓣移植的肢体需要固定直至二期断蒂。对于需要插管或镇静的多发伤患者，这可能不会有太大的问题。然而，单纯肢体损伤的患者可能会因其体位和活动限制而感到不适。

病例 7-3　26 岁男性，在一次入室抢劫中手部受到枪击。他在急诊接受了骨折内固定及腹股沟皮瓣移植术（图 7-3）。二期皮瓣断蒂后，他手上伤口完全愈合，保留了一些手部内在肌活动。

（六）螺旋桨皮瓣

带蒂螺旋桨皮瓣可用于修复下肢皮肤缺损，尤其是小腿下 1/3，此处软组织较薄，外伤后常导致骨、肌腱和神经血管结构外露[26]。小腿近端有较厚的软组织包裹，穿支血管由胫后动脉、胫前动脉和腓动脉发出。皮瓣可以这些穿支中的任何一条为蒂进行设计，单个穿支可以灌注相当大范围的皮瓣[27]。

首先使用超声多普勒探查穿支动脉并标记出来。然后设计长度足够覆盖创面的皮瓣轮廓。

筋膜下解剖以显露皮瓣旋转所围绕的穿支血管。然后解剖分离穿支直至皮瓣可进行适当的旋转而不受限制。一旦皮瓣移位覆盖缺损，在皮瓣引流和缝合前，要仔细检查并确认皮瓣的血流灌注[26-28]。

病例 7-4　40 岁男性，胫骨远端开放性骨折行切开复位内固定，软组织缺损行螺旋桨皮瓣覆盖（图 7-4）。

（七）逆行腓肠动脉皮瓣

逆行腓肠动脉皮瓣由腓动脉供血，可以作为筋膜皮瓣用于小腿和足部软组织的覆盖。因其血供可靠，不需要牺牲主干血管，且它的解剖相当简单，术中失血量少，因此临床较为常用。它对下肢远端覆盖非常有用，已被证实成功用于爆炸伤患者软组织覆盖[29]。该皮瓣存在较高的静脉淤血风险，保留较宽的蒂可以增强静脉引流，并降低这种风险[30]。

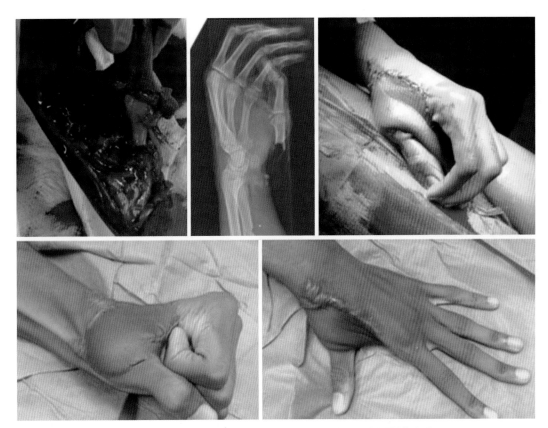

▲ 图 7-3　手部枪击伤，急诊行内固定和腹股沟皮瓣覆盖治疗

图片由 Raymond Pensy，MD 提供

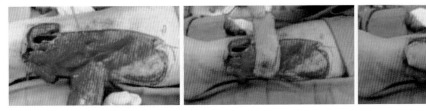

▲ 图 7-4　小腿远端软组织缺损、内植物外露，行螺旋桨皮瓣旋转移位修复创面

图片由 Raymond Pensy，MD 提供

将患者置于俯卧或侧卧位。大致标记出皮瓣轮廓后，切口从远端到近端。皮瓣同时携带腓肠神经和小隐静脉。穿支位于外踝尖端近5～10cm处。为使皮瓣具备较好的活动度，可切断腓肠神经。皮瓣应以最小张力与受区缝合。皮瓣供区部位根据供区缺损范围大小选择直接缝合或中厚皮片移植[29, 31]。

病例 7-5 53 岁男性，跟腱修复手术后伤口裂开，多次清创后，伤口具备覆盖条件（图 7-5）。经过测量和设计，逆行腓肠动脉皮瓣切取后旋转覆盖缺损。供区一期缝合，其余皮肤缺损部位覆盖中厚皮片（病例和图片由 Sam Fuller 博士提供）。

（八）肌瓣和肌皮瓣

肌皮瓣或肌瓣可用于治疗骨髓炎、清创后的大缺损或严重污染的伤口。大体积的肌瓣在修复软组织覆盖较薄的区域时，往往在美学上不能令人满意；然而在缺损较深、较大的区域，这种大体积皮瓣有助于填补腔隙。这些皮瓣会引起相当大的供区并发症，可能导致供区功能受损。

（九）尺侧腕屈肌皮瓣

因为缺少肌肉和其他皮下组织，肘关节后方容易出现软组织覆盖问题，尺侧腕屈肌皮瓣是较为常用和可靠的肘关节后方软组织覆盖方法[32]。尺侧腕屈肌肌腹由尺动脉和尺动脉后返支供血，并由尺神经支配。皮瓣提供约 4cm 的覆盖范围[32-34]。尺侧腕屈肌呈双羽肌，如果术中切取部分而不是整体，则可减少供区并发症，但我们在临床实践中很少这样做。在前臂中远端 1/3 的交界处，携带肌腹的中心部位表面皮岛，可将其设计成肌皮瓣。此外，优势穿支在这一水平进入肌肉，在术中不需要看见或专门分离该穿支。

切取皮瓣时，自豌豆骨沿尺侧后缘，由远端向近端进行分离。然后通过结扎小穿支，将尺侧腕屈肌从远端向近端掀起。优势穿支在鹰嘴尖以远 6cm 左右，应仔细分离，以便有良好活动度。在肘部呈 90° 时进行皮瓣固定和伤口闭合以评估肘部屈曲时皮瓣的张力[33]。

病例 7-6 50 岁女性，尺骨切开复位内固定术后，伤口裂开。用尺侧腕屈肌皮瓣覆盖缺损，随访伤口愈合良好（图 7-6）。

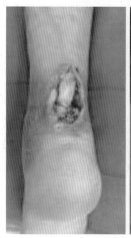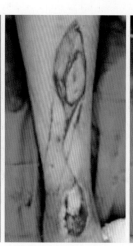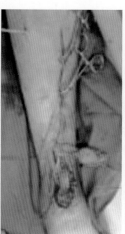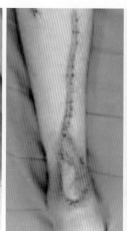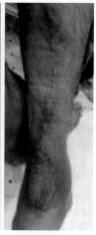

▲ 图 7-5　小腿后侧伤口裂开，跟腱外露，采用逆行腓肠动脉皮瓣移位治疗，供区中厚皮片移植，随后伤口愈合良好

图片由 Sam Fuller，MD 提供

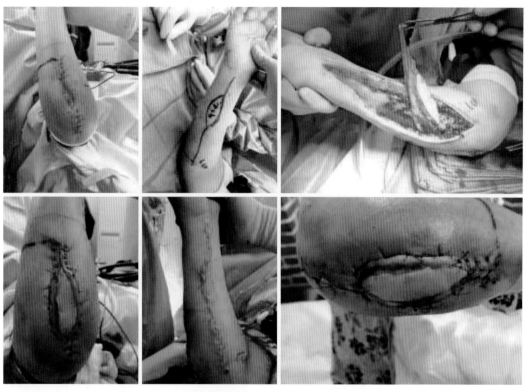

▲ 图 7-6　伤口裂开后，设计、切取尺侧腕屈肌皮瓣，经皮下隧道移位至缺损处，供区一期闭合

图片由 Ebrahim Paryavi，MD 提供

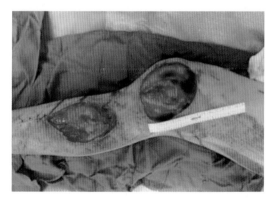

▲ 图 7-7　25 岁男性，摩托车事故导致皮肤严重擦伤及软组织缺损，接受腓肠肌外侧头肌皮瓣移植

图片由 Ebrahim Paryavi，MD 提供

（十）腓肠肌皮瓣

腓肠肌皮瓣是小腿上 1/3 的带蒂肌肉软组织覆盖方法，经常用于膝关节周围的缺损（图 7-7）。这种旋转皮瓣提供了大块组织，通过局部移位可以用来覆盖肢体严重损伤的软组织缺损或用于其后遗症，如慢性骨髓炎或内植物外露。腓肠肌的内侧头和外侧头分别由腘动脉的腓肠内侧动脉和腓肠外侧动脉分支供血[35]。

对于腓肠肌内侧肌瓣，切口位于小腿内侧，从胫骨内侧至鹅足后方，远端至内踝上方约 10cm 处[35]。切开后室浅筋膜，将腓肠肌内侧头与外侧头和比目鱼肌分离。肌肉远端横断。然后，向近端解剖游离至肌肉在股骨内侧髁附丽处。然后可以将肌瓣经皮下隧道或旋转移位以覆盖缺损。表面皮肤直接缝合，皮下置引流。腓肠肌内侧头覆盖的缺损部位以中厚皮片或其他皮肤替代品覆盖。

对于腓肠肌外侧头肌瓣，其切口位于小腿外侧，从腓骨头后约 2cm 处，向下与腓骨干平行切取[35]。仔细解剖分离神经血管结构，小隐静脉和腓肠神经可用于确定小腿中线[36]。肌腹应按将腓肠肌内侧头与比目鱼肌分离的方法那样钝性分离，充分游离后切断肌肉远端，根据需要将肌瓣经皮下隧道或旋转移位。

（十一）背阔肌皮瓣

背阔肌皮瓣是一种带蒂的肌瓣或肌皮瓣，可用于上肢大面积的软组织覆盖。它的主要血供来源是胸背动脉，但也有来自穿支血管的部分供血[37]。背阔肌由胸背神经支配，必要时背阔肌皮瓣可作功能性肌肉单位移植。如果仅需进行软组织覆盖，切取肌瓣时肌肉可以去神经化，以便肌瓣萎缩和减少体积。

皮瓣切取时，患者取侧卧位，充分显露术区。如果皮瓣被用作肌皮瓣，在设计皮瓣切口时应充分考虑。皮瓣应从远端向近端分离，显露血管蒂，通常血管蒂距腋窝10~12cm[37]。将血管蒂分离、背阔肌掀起，然后经皮下隧道转移或旋转移位至缺损处。

病例 7-7　23 岁园艺师，因割草机翻车事故导致严重污染的开放性肩峰和肩胛盂骨折（图 7-8A 和 B）。他接受了清创和切开复位内固定治疗（图 7-8C 至 E），并在术后第一天接受了背阔肌肌皮瓣移植，结果良好（图 7-8F 至 I）。

六、结论

每个肢体严重损伤的治疗都独具挑战和机遇。在处理开放性伤口时，没有一种技术或一个皮瓣适合所有人。对伤口状况、患者因素的全面了解有助于指导覆盖方案的选择。在一期直接缝合或显微外科技术不允许时，有几种皮瓣选择不需要显微外科训练即可使用。如果使用得当，这些非显微外科皮瓣是外科医生在治疗肢体严重损伤时很有价值的工具，但是他们需要术前仔细规划并合理应用以实现可靠覆盖与最佳功能的目标。

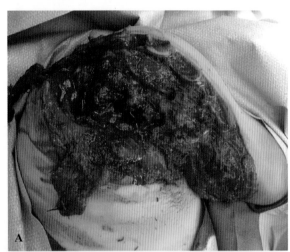

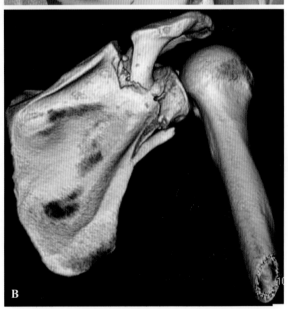

▲ 图 7-8　A. 患者伤口外观照片显示严重污染和失活组织；B. CT 三维重建

由 Raymond Pensy，MD 提供

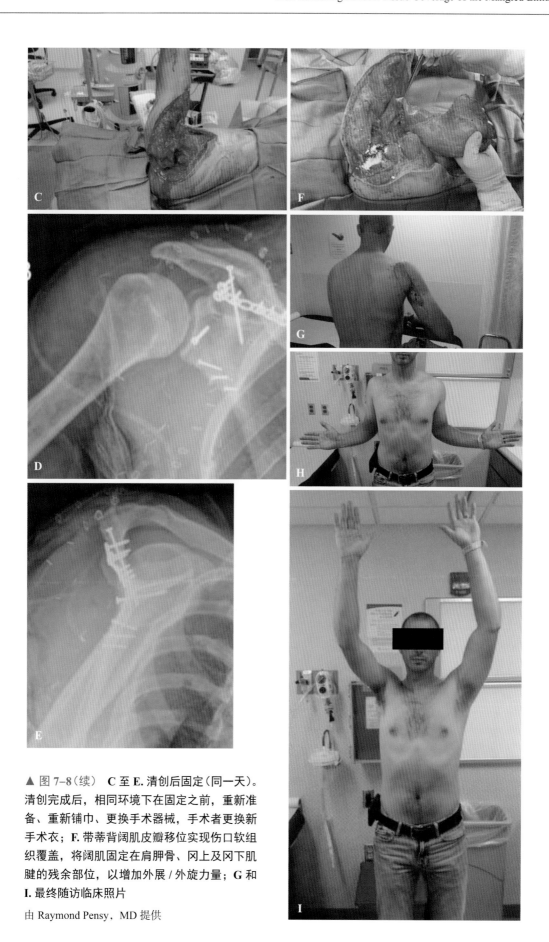

▲ 图 7-8（续） C 至 E. 清创后固定（同一天）。清创完成后，相同环境下在固定之前，重新准备、重新铺巾、更换手术器械，手术者更换新手术衣；F. 带蒂背阔肌皮瓣移位实现伤口软组织覆盖，将阔肌固定在肩胛骨、冈上及冈下肌腱的残余部位，以增加外展 / 外旋力量；G 和 I. 最终随访临床照片

由 Raymond Pensy，MD 提供

参 考 文 献

[1] Tintle SM, Levin LS. The reconstructive microsurgery ladder in orthopaedics. Injury [Internet]. 2013;44(3):376–385. Available from: https://doi. org/10.1016/j.injury. 2013.01.006.

[2] Fleming ME, O'Daniel A, Bharmal H, et al. Application of the orthoplastic reconstructive ladder to preserve lower extremity amputation length. Ann Plast Surg. 2014;73(2):183–9.

[3] Janis JE, Kwon RK, Attinger CE. The new reconstructive ladder: modifications to the traditional model. Plast Reconstr Surg. 2011;127((Suppl 1 S):205–12.

[4] Gottlieb LJ, Krieger LM. From the reconstructive ladder to the reconstructive elevator. Plast Reconstr Surg [Internet]. 1994;93(7):1503–4, [cited 11 Aug 2018]. Available from: http://www.ncbi.nlm.nih.gov/ pubmed/7661898.

[5] Miller EA, Friedrich J. Soft tissue coverage of the hand and upper extremity: the reconstructive elevator. J Hand Surg Am [Internet]. 2016;41(7):782–92. Available from: https://doi.org/10.1016/j. jhsa.2016.04.020.

[6] Sandberg LJM. The plastic surgery compass. Plast Reconstr Surg – Glob Open [Internet]. 2016;4(9):e1035. Available from: http://insights.ovid. com/crossref? an=01720096–201609000–00025.

[7] Lenarz CJ, Watson JT, Moed BR, et al. Timing of wound closure in open fractures based on cultures obtained after debridement. J Bone Jt Surg A. 2010;92(10):1921–6.

[8] Vandenberg J, Osei D, Boyer MI, et al. Open tibia shaft fractures and soft-tissue coverage: The effects of management by an orthopaedic microsurgical team. J Orthop Trauma. 2017;31(6):339–44.

[9] Steiert AE, Gohritz A, Schreiber TC, et al. Delayed flap coverage of open extremity fractures after previous vacuum-assisted closure (VAC®) therapy – worse or worth? J Plast Reconstr Aesthetic Surg [Internet]. 2009;62(5):675–83. Available from: https://doi. org/10.1016/j.bjps.2007.09.041.

[10] Bumbasirevic M, Stevanovic M, Lesic A, et al. Current management of the mangled upper extremity. Int Orthop. 2012;36(11):2189–95.

[11] Prasarn ML, Helfet DL, Kloen P. Management of the mangled extremity. Strategies Trauma Limb Reconstr. 2012;7:57.

[12] Johansen K, Daines M, Howey T, Helfet DHSJ. Objective criteria accurately predict amputation following lower extremity trauma. J Trauma. 1990;30(5):568–72.

[13] Loja MN, Sammann A, DuBose J, et al. The mangled extremity score and amputation: time for a revision. J Trauma Acute Care Surg. 2017;82(3):518–23.

[14] Ly TV, Travison TG, Castillo RC, et al. Ability of lower-extremity injury severity scores to predict functional outcome after limb salvage. J Bone Jt Surgery Am [Internet]. 2008;90(8):1738–43. Available from: http://content.wkhealth.com/ linkback/ openurl?sid=WKPTLP:landingpage &an=00004623– 200808000–00017

[15] Hudson DA. Some thoughts on choosing a Z-plasty: the Z made simple. Plast Reconstr Surg [Internet]. 2000;106(3):665–71. Available from: http://content. wkhealth.com/linkback/openurl?sid=WKPTLP:landi ngp age%7B&%7Dan=00006534–200009030–00024

[16] Chasmar LR. The versatile rhomboid (Limberg) flap. Can J Plast Surg [Internet]. 2007;15(2):67–71. Available from: http://www.ncbi.nlm.nih.gov/ pubmed/19554188, http://www.pubmedcentral.nih. gov/articlerender. fcgi?artid=PMC2698804

[17] Megerle K, Sauerbier M, Germann G. The evolution of the pedicled radial forearm flap. Hand. 2010;5(1):37–42.

[18] Lanzetta M, Bernier M, Chollet A, et al. The lateral forearm flap: an anatomic study. Plast Reconstr Surg [Internet]. 1997;99(2):460–4, [cited 24 Mar 2018]. Available from: http://www.ncbi.nlm.nih.gov/ pubmed/9030155.

[19] Wettstein R, Helmy N, Kalbermatten DF. Defect reconstruction over the olecranon with the distally extended lateral arm flap. J Plast Reconstr Aesthetic Surg [Internet]. 2014;(8):67, 1125–1128. Available from: https://doi.org/10.1016/j.bjps.2014.04.036.

[20] Kelley BP, Chung KC. Soft-tissue coverage for elbow trauma. Hand Clin [Internet]. 2015;31(4):693–703, [cited 2018 Mar 24]. Available from: http://www.ncbi. nlm.nih. gov/pubmed/26498556.

[21] Mears SC, Zadnik MB, Eglseder WA. Salvage of functional elbow range of motion in complex open injuries using a sensate transposition lateral arm flap. Plast Reconstr Surg [Internet]. 2004;113(2):531–5, [cited 20 May 2018]. Available from: https://insights. ovid.com/ crossref?an=00006534–200402000–00009.

[22] Prantl L, Schreml S, Schwarze H, et al. A safe and simple technique using the distal pedicled reversed upper arm flap to cover large elbow defects. J Plast Reconstr Aesthetic Surg. 2008;61(5):546–51.

[23] McGregor IA, Jackson IT. The groin flap. Br J Plast Surg [Internet]. 1972;25(1):3–16, [cited 24 Mar 2018]. Available from: http://www.ncbi.nlm.nih.gov/ pubmed/4550433.

[24] Knutson GH. The groin flap: a new technique to repair traumatic tissue defects. Can Med Assoc J [Internet]. 1977;116(6):623–5. Available from: http://www.

pubmedcentral.nih.gov/articlerender.fcgi?artid=1879168&tool=pmcentrez&rendertype=abstract.

[25] Bajantri B, Latheef L, Sabapathy SR. Tips to orient pedicled groin flap for hand defects. Tech Hand Up Extrem Surg. 2013;17(2):68–71.

[26] Jakubietz RG, Jakubietz MG, Gruenert JG, et al. The 180–degree perforator-based propeller flap for soft tissue coverage of the distal, lower extremity: a new method to achieve reliable coverage of the distal lower extremity with a local, fasciocutaneous perforator flap. Ann Plast Surg. 2007;59(6):667–71.

[27] Tos P, Innocenti M, Artiaco S, et al. Perforator-based propeller flaps treating loss of substance in the lower limb. J Orthop Traumatol. 2011;12(2):93–9.

[28] Pignatti M, Pasqualini M, Governa M, et al. Propeller flaps for leg reconstruction. J Plast Reconstr Aesthetic Surg. 2008;61(7):777–83.

[29] Orr J, Kirk KL, Antunez V, et al. Reverse sural artery flap for reconstruction of blast injuries of the foot and ankle. Foot Ankle Int [Internet]. 2010;31(1):59–64. Available from: https://doi.org/10.3113/ FAI.2010.0059.

[30] Sugg KB, Schaub TA, Concannon MJ, et al. The reverse superficial sural artery flap revisited for complex lower extremity and foot reconstruction. Plast Reconstr Surg – Glob Open [Internet]. 2015;3(9):e519. Available from: http://content. wkhealth.com/linkback/openurl?sid=WKPTLP:landi ngpage& an=01720096–201509000–00009.

[31] Finkemeier CG, Neiman R. Reverse sural artery pedicle flap. J Orthop Trauma [Internet]. 2016;30(Suppl 2):S41–2, [cited 24 Mar 2018]. Available from: http:// content. wkhealth.com/linkback/openurl?sid=WKPT LP:landingp age&an=00005131–201608001–00020.

[32] Wysocki RW, Gray RL, Fernandez JJ, et al. Posterior elbow coverage using whole and split flexor carpi ulnaris flaps: a cadaveric study. J Hand Surg Am [Internet]. 2008;33(10):1807–12. Available from: https://doi. org/10.1016/j.jhsa.2008.08.019.

[33] Bayne CO, Slikker W, Ma J, et al. Clinical outcomes of the flexor carpi ulnaris turnover flap for posterior elbow soft tissue defects. J Hand Surg Am [Internet]. 2015;40(12):2358–63. Available from: https://doi. org/10.1016/j.jhsa.2015.09.004.

[34] Andre A, Bonnevialle N, Grolleau J-L, et al. Soft-tissue coverage of olecranon with musculocutaneous flexor carpi ulnaris flap. Orthop Traumatol Surg Res [Internet]. 2014;100(8):963–6. Available from: http:// www.ncbi. nlm.nih.gov/pubmed/25459453.

[35] Walton Z, Armstrong M, Traven S, et al. Pedicled rotational medial and lateral gastrocnemius flaps: surgical technique. J Am Acad Orthop Surg. 2017;25(11):744–51.

[36] Boopalan PRJVC, Nithyananth M, Jepegnanam TS. Lateral gastrocnemius flap cover for distal thigh soft tissue loss. J Trauma [Internet]. 2010;69(5):E38–41, [cited 2018 May 2018]. Available from: https://insights. ovid.com/crossref ?an=00005373–201011000–00053.

[37] Pierce TD, Tomaino MM. Use of the pedicled latissimus muscle flap for upper-extremity reconstruction. J Am Acad Orthop Surg. 2000;8(5):324–31.

Erwin A. Kruger　Oded Ben-Amotz　Shaun D. Mendenhall

Stephen J. Kovach　L. Scott Levin　著

一、概述

在过去的一个世纪里，基于许多先辈在外科技术和器械方面做出的开创性革新，使得重建显微外科取得了长足发展。1902 年，诺贝尔奖获得者 Alexis Carrel 完成了世界上第一例血管端 – 端吻合，并向世界介绍了三定点血管修复的概念，这是显微血管外科的基础 [1, 2]。McLean 于 1916 年发现的肝素彻底改变了血管修复中预防血栓形成的方法 [3]。从 1962 年 Malt 和 McKhann 在波士顿为 12 岁男孩完成的第一例上臂再植，到 1968 年 Tamai 进行的第一例拇指再植，再到 Harry Buncke 在显微血管实验方面的开创性工作，以及 Robert Acland 在 20 世纪 70 年代早期发明的系列显微外科器械，显微外科的主要原理是从世界范围内血管重建和再植的经验逐渐演变而来的 [1-7]。

在过去的 50 年里，重建显微外科得到了持续发展。对血管体区概念（皮肤微血管区域）的深入理解使得一系列修复复杂缺损的游离组织移植方法得以发展。目前，有多种组织瓣可供重建显微外科医生选择，即皮瓣、筋膜瓣、筋膜皮瓣、肌瓣或带血供骨瓣，以及复合组织瓣或嵌合皮瓣。在过去的 20 年中，带血供同种异体复合组织移植也得以发展并上升为重建阶梯中最高层级的方法 [8-11]。尽管显微外科取得了这些进展，但重建显微外科医生对再植和游离组织移植的兴趣和从业人数都有下降趋势 [12, 13]。然而，世界各地的创伤中心却需要大量经验丰富、多学科合作的手术和护理团队来进行肢体严重损伤的显微外科重建。

根据定义，肢体严重损伤是四种组织类型（皮肤、骨骼、动脉和神经）中的三种组织遭受严重损伤。开放性骨折和软组织缺损往往需要协同治疗，以实现骨折愈合，防止感染，并最大限度恢复肢体功能。20 世纪 50 年代末，美国骨整合协会（AO）提出了骨折手术治疗的四项基本原则，包括解剖复位、稳定内固定、小心处理软组织并保留血液供应、损伤肢体的功能康复。

这些原则的发展强调了软组织的重要性，并使人们认识到，重大骨科损伤的成功救治与软组织的成功处理是密不可分的。骨科医生和整形外科医生都必须熟悉彼此的需求和方法以

---

*. 本章配有视频，可登录网址 https://doi.org/10.1007/978-3-319-56648-1_8 观看

便使患者获得最佳的功能效果。在笔者看来，这两个专业在肢体严重损伤的治疗中是紧密交织在一起的，"骨整形"方法对功能性保肢至关重要[14-16]。重视骨科医生和整形外科医生在肢体严重损伤重建中的各自作用是成功处理这些复杂病例的关键[14-16]。

在评估伤口和选择合适的闭合方法时，基于"骨整形"理念的保肢方法是对一个世纪以来的"重建阶梯"概念的现代化。在第一次世界大战期间，随着在欧洲出现大量肢体战损伤患者，Harold Gillies 在实践时引入了"相似物替代"的概念。伤口闭合的重建阶梯包含了从底层的简单步骤（一期缝合、二期缝合、植皮）到更复杂的手术（局部皮瓣、区域皮瓣和游离组织移植），其方法选择根据患者的软组织覆盖需求而定[17]。几十年来，这一原则一直被整形外科医生作为闭合伤口的准则。然而，随着显微外科技术的进步，这一准则被更新为用于肢体严重损伤的"显微重建阶梯"（图 8-1A）[15]，即从阶梯最低一级的基本显微外科技术应用，发展至最顶层最复杂的显微外科重建技术。因此，这个阶梯从简单的直接微血管和神经修复逐渐上升到神经和静脉移植，神经转位，断肢（指）再植，游离组织移植，复合组织移植，功能性肌肉移植，足趾移植再造手指，穿支皮瓣，预制皮瓣，预扩张皮瓣，最后到带血供的同种异体复合组织移植（图 8-1）。所有这些技术都为现代重建外科医生所用，并且在过去的几十年里已经在肢体严重损伤重建的治疗中占据了一席之地[14-16, 18]。由于这一阶梯中较低梯级不一定被采用而直接上升到较高的梯级，因此也许"显微重建电梯"的概念更为适合（图 8-1B）。

在这一章中，我们将从创伤中心的设施和人员、患者因素、游离皮瓣选择原则，以及术前和术后的管理等方面回顾对肢体严重损伤成功进行显微外科软组织重建的必要条件。令人满意的显微外科设备，经验丰富的多学科手术团队，清晰的术前规划、术后监测方案及康复计划都是成功的关键。

二、显微重建的适应证

使用"显微重建阶梯"或"显微重建电梯"作为指导原则，可以确定上肢或下肢损伤选用局部或游离皮瓣覆盖的指征。最终的重建方案将取决于损伤区域、肢体的血供、外科医生的能力和资源以及患者潜在的临床状况。如果在损伤区域外周有可供选择的局部皮瓣，且皮瓣有足够长的血管蒂和足够大的面积，在转位后能对缺损进行有效覆盖，那么局部皮瓣将作为首选。但是在严重损伤的肢体中通常难以找到可供使用的局部皮瓣，因此，当可以保肢时，显微外科软组织重建适用于以下几类伤口，具体如下。

1. 大面积的损伤。

2. 损伤区域内的局部或区域性皮瓣不足以覆盖伤口或必须为剩余的活组织保留。

3. 重要结构（骨、动脉、神经）外露且没有局部覆盖方法。

4. 严重的复合组织损伤（皮肤、骨、动脉、神经）。

5. 局部或区域皮瓣治疗失败后。

要避免的一个常见错误，即当一个广泛损伤需要进行显微重建时，因低估伤情而选择局部皮瓣进行重建。这种错误往往会在显微外科手术所需设施资源、手术团队或术后护理配备不足时发生，因为局部皮瓣重建看起来更为容易。这通常会导致额外治疗、病程延长、住院时间增加、患者转院，往往最终需要游离组织移植补救。通过合理评估伤口和选择更复杂的重建阶梯，或直接采用显微重建"电梯"选择合适的显微重建方法，可以避免这种情况的发生[19-21]（图 8-1）。

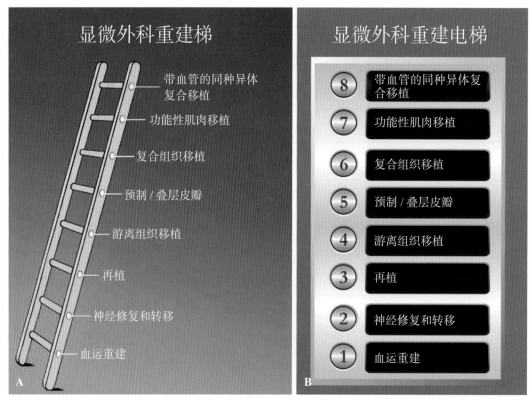

▲ 图 8-1　A. "显微重建阶梯"展示了从底层相对简单的到顶层复杂的显微外科技术。（经 **Wolf** 等许可改编 [52]）。**B.** 在重建外科中，"显微重建电梯"的概念可能更为适合，因为有时复杂问题需要更复杂的显微外科解决方案，而不是首先使用更简单的解决方案

三、设施与患者要求

（一）设施与人员要求

　　创伤中心应该配备充足设施以处理肢体严重损伤的危重患者。设备齐全的急诊室和复苏资源至关重要，一支经验丰富的创伤救治小组对危及生命的损伤进行检伤分类并稳定患者情况也同样重要。在骨科、整形外科、血管外科亚专业领域的专家都是必不可少的。一旦严重损伤的肢体稳定后可以进行显微外科重建，一间装备有手术显微镜、显微外科手术器械、显微外科手术针/静脉吻合器、术中透视和血管造影设备、术中多普勒仪、2F Fogarty 导管的手术室，以及用于术后护理的外科重症监护室都是需要的。手术团队应熟悉显微外科技术，

护理和麻醉人员应熟悉游离组织移植患者的术中需求。手术室药房要能够提供游离组织移植术中用药（如静脉用肝素、罂粟碱、利多卡因或硝酸甘油等术中使用的血管扩张剂），以及血栓形成时进行溶栓所需的链激酶或组织型纤溶酶原激活剂（TPA）。游离皮瓣随时可能需要紧急手术探查，因此手术室和护理人员全天 24h 待命是必要的。

（二）患者要求和禁忌证

　　显微软组织重建的主要禁忌证可以从伤口和患者两个方面来阐述。清创不彻底的伤口或经整个重建团队评估认为其长期功能预后较差的伤口，是显微外科重建手术的禁忌。患者因素也会影响显微软组织重建手术的选择。血流动力学不稳定的危重患者（如需要血管升

压药维持），需要血液制品，有出血凝血功能障碍，营养不良，多系统器官衰竭，或患有危及生命的疾病，都不适合进行游离组织移植。相对禁忌证包括患有慢性疾病，如肾功能衰竭、严重糖尿病、智力减退或精神疾病，这些可能存在愈合时间延长或患者术后护理依从性差等问题。在这些情况下，重建外科医生必须确定这些复杂的病理生理状态是否能够得到控制以至于在进行风险 – 获益分析时有利于进行游离组织移植。值得注意的是，尽管吸烟可能不影响吻合口通畅率或皮瓣的存活率，但已证明吸烟会影响血流和伤口愈合。因此，一般建议患者在手术前戒烟[22]。有趣的是，患者年龄似乎并不是影响游离组织移植选择的主要因素[23, 24]。

四、术前影像

需要显微重建的肢体严重损伤通常损伤区域面积很大。在进行高级生命支持治疗后，创伤团队作为初诊团队要对怀疑的主干血管损伤进行影像学检查。这些影像学检查（CT 血管成像）是血流灌注和可能的显微重建目标血管的基线评估。然而，损伤的全部范围只有在手术清创完成后才能确认，通常是在第 2 或第 3 次清创后[13, 15, 25–28]。在彻底清创完成后进行软组织的重建。如有必要，可以在显微重建前进行影像学检查。

对于术前计划，详细的病史和体检以及上、下肢脉搏的检查是标准程序。如果体格检查和损伤影像学检查不充分，应在患者病情稳定后进行高分辨率 CT 血管成像或经皮血管造影。床边多普勒检查可协助检测动脉血流和清创术后远端肢体血流灌注情况。并不是所有病例都需要进行常规术前影像学检查，而是由重建外科医生根据具体情况进行判断。然而，在肢体

严重损伤中，血管解剖变得难以预测，重建团队应做好术中血管出现变异的准备，术前影像学检查是有帮助的[29, 30]。如果存在静脉回流或需要静脉移植的问题，特别是隐静脉已广泛用于血管重建，可以在术前通过超声静脉图来确定静脉解剖。通过所有专家以骨整形方法对所需的术前检查进行综合整理，则可以简化术前评估，最大限度地减少患者的辐射暴露。

五、不同缺损的皮瓣修复选择

目前，临床上有各种各样的游离皮瓣可供选择用于肢体严重损伤中不同面积和组织类型缺损的覆盖。虽然不存在所谓的全能游离皮瓣，但也不乏一些临床十分常用的皮瓣，它们解剖相对恒定可靠、可供切取的皮肤或肌肉量大、血管蒂直径合适且供区并发症小。皮瓣的选择取决于缺损的大小和所需的组织类型，即皮肤、筋膜、肌肉、骨骼或复合组织。表 8-1 总结了常用的游离皮瓣的特点，并根据缺损大小来组织下面的皮瓣选择方案。

（一）小型缺损（＜ 10cm）

- 前臂桡侧皮瓣。
- 臂外侧皮瓣。
- 股薄肌皮瓣。
- 前锯肌皮瓣。
- 腹股沟皮瓣。
- 足背皮瓣。

对于需要游离组织移植的小型缺损，前臂桡侧皮瓣长期以来一直是一种具有大口径血管蒂的主力皮瓣，但其临床应用因前臂供区并发症而受到一定限制。切取这一皮瓣时，必须注意在桡侧腕屈肌和指屈肌腱上保留足够腱周组织，以防止供区植皮问题。在闭合伤口时采用周围软组织小心覆盖肌腱可以解决这一问题。

表 8-1　显微外科重建受损肢体的皮瓣选择

组织类型	供　区	皮瓣可切取的最大面积（cm）	评　价	缺　点
皮肤	前臂桡侧	10cm×30cm	主力皮瓣	供区问题，手的动脉血供损害
	腹股沟	10cm×25cm	供区易于隐蔽	血管蒂短，血管解剖复杂
	股前外侧	18cm×25cm	可切取皮肤和筋膜面积大	美学问题，血管蒂不恒定，脂肪层厚
	臂外侧	8cm×15cm	可带神经支配，可带部分肱骨形成骨皮瓣	血管蒂非常小
	肩胛或肩胛旁	7cm×20cm	简单，血管蒂可靠，可带肩胛骨形成骨皮瓣	瘢痕增生常见，皮瓣厚，无神经支配
	足背	12cm×14cm	可以带肌腱切取，薄，柔软	供区需要植皮，植皮愈合率差
	腹壁下动脉穿支	17cm×50cm	良好的供区，可切取皮肤面积大	通常较厚，需要二次减容/吸脂
肌肉	背阔肌	25cm×40cm	主力皮瓣，最大肌瓣	常见供区血肿形成
	股薄肌	6cm×24cm	供区易隐蔽，切取后功能无缺陷	远端皮岛不可靠
	前锯肌	10cm×15cm	用于小型缺损，肌肉薄柔韧	取走4条以上前锯肌会造成翼状肩胛骨
	腹直肌	6cm×25cm	容易切取	腹疝的可能
筋膜	前臂桡侧	8cm×20cm	单纯筋膜改善供区损害	桡动脉缺失
	颞顶	8cm×15cm	薄，柔软	可能损伤面神经额支，脱发
	锯肌筋膜（胸外侧筋膜）	12cm×18cm	薄，瘢痕隐藏在腋窝/胸侧	若胸长神经损伤可导致翼状肩胛骨
骨骼	腓骨	25cm	长骨支撑	腓神经麻痹，拇长屈肌挛缩，血管蒂短
	桡骨	10cm×11.5cm	可与前臂桡侧皮瓣一同切取	桡骨骨折，可以通过预防性钢板固定来防止骨折
	肩胛骨	3cm×11cm	可与肩胛或肩胛旁皮瓣一同切取	骨块薄，不易加工
	肱骨	1cm×10cm	可与臂外侧皮瓣一同切取	骨块薄，不易加工
	髂骨	4cm×12cm	弯形骨可用于弯形缺损	腹股沟疝的可能
	股骨内侧髁	3cm×3cm	血管蒂长，易切取	血管蒂直径小，解剖变异

该皮瓣会取走桡动脉导致远端手由单一血管供血，这会导致临床医师在选择该皮瓣时心存顾虑，所以术前必须通过"Allen 试验"来证实尺动脉为优势血管。对于小型缺损其他可供选择的皮瓣包括臂外侧皮瓣、股薄肌皮瓣和前锯肌皮瓣。腹股沟皮瓣和足背皮瓣是临床可用但不常用的皮瓣。腹股沟皮瓣因血管蒂短，临床应用受到限制。足背皮瓣则因足背供区趾伸肌腱表面植皮愈合率差和供区并发症而导致临床应用受限。

（二）中型缺损（10～20cm）

- 股前外侧皮瓣。
- 肩胛和肩胛旁皮瓣。
- 腹直肌皮瓣。
- 股薄肌皮瓣（狭长缺损）。

股前外侧皮瓣已成为中型缺损重建的主力皮瓣，供区 8cm 以内宽度的皮肤缺损通常可以一期直接缝合。这种皮瓣有其局限性，即在西方国家的超重或肥胖患者中，皮瓣往往过厚。肩胛或肩胛旁皮瓣具有恒定可靠的血管蒂，因其可使用筋膜皮肤、骨和肌肉不同组织而用途广泛（图 8-2）。多年来，腹直肌和股薄肌皮瓣被证明是一种简单而可靠的肌皮瓣，在小型缺损、中型缺损、偶尔在大型缺损重建中是很好的选择。腹直肌皮瓣的缺点在于供区可能发生腹疝。股薄肌皮瓣的缺点在于可切取的皮瓣宽度较窄，尽管它可以通过侧向折叠覆盖中等大小缺损或通过拉伸覆盖狭长缺损（图 8-3）。

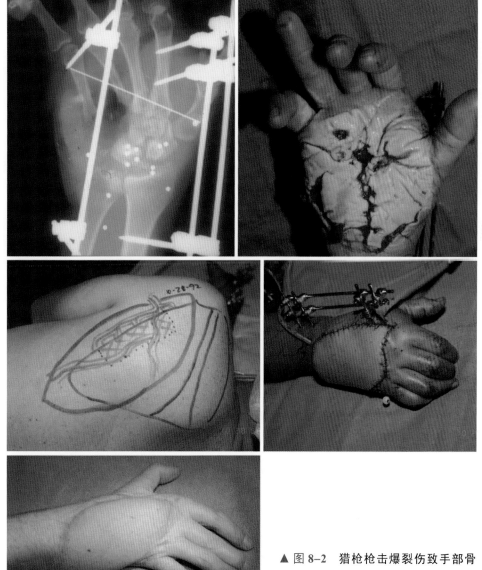

▲ 图 8-2　猎枪枪击爆裂伤致手部骨与软组织缺损，采用肩胛骨骨皮瓣修复缺损

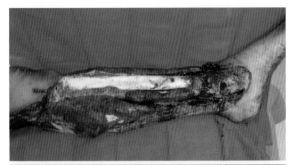

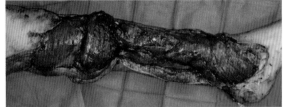

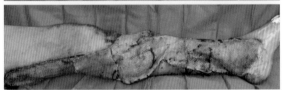

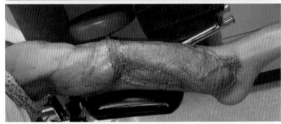

▲ 图 8-3 枪击致下肢毁损伤，植入胫骨髓内钉后并发坏死性筋膜炎。联合应用局部肌瓣（腓肠肌内侧头和内侧半比目鱼）和游离股薄肌皮瓣重建此大面积缺损
图片由 Nada Berry MD 提供

（三）大型缺损（＞20cm）

- 股前外侧皮瓣（供区植皮）。
- 背阔肌皮瓣。
- 腹壁下动脉穿支皮瓣。
- 预扩张肩胛或肩胛旁皮瓣。

背阔肌皮瓣是最大的肌皮瓣（25cm×40cm），长期以来一直是用于覆盖合并重要结构或骨外露的大面积缺损的主力皮瓣（图 8-4）。该皮瓣的缺点是供区血肿形成，但通常可以通过引流和局部加压来处理。股前外侧皮瓣是一种替代背阔肌皮瓣的很好的筋膜皮瓣，当采用供区植

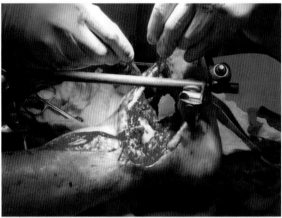

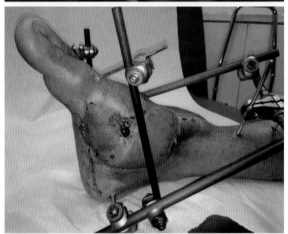

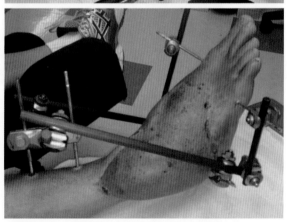

▲ 图 8-4 枪击伤穿透前足致大的洞穿性缺损。采用背阔肌肌皮瓣重建，肌瓣被牵拉穿过缺损以覆盖两侧缺损，表明该皮瓣能填补无效腔和覆盖大面积缺损

皮时，其潜在切取面积可达 18cm×25cm。股前外侧皮瓣供区植皮可能会因股直肌和股外侧肌活动的妨碍而存在愈合问题。腹壁下动脉穿支皮瓣最常用于乳房重建，但也可用于四肢的重建。这种皮瓣可提供一个大皮岛用于大面积

缺损的重建，并且在切取过程中患者处于仰卧位，相比背阔肌皮瓣有优势[31]。另一个优势是其有利的供区，尤其是女性患者。该皮瓣的缺点则是其相当厚，在未来需要进行皮瓣整形或抽脂。预扩张肩胛或肩胛旁皮瓣也可用于四肢大范围缺损的重建[32]，但在毁损性损伤的情况下并不适用。

六、基于重建需求的皮肤、筋膜或肌肉瓣选择考量

（一）皮瓣或筋膜皮瓣

皮瓣或筋膜皮瓣包括皮肤、浅筋膜，以及知名血管蒂。筋膜皮瓣在分期重建中预计需要再次掀起皮瓣时有优势，比如需要二期手术移除抗生素间置器并进行骨移植的情况（即Masquelet技术）[33]，筋膜皮瓣对二期手术来说更容易[34]。筋膜皮瓣还可以为下方的肌腱提供良好的滑动界面，并且便于后期掀起皮瓣进行肌腱松解手术。这些皮瓣通常比较薄、柔软，可以取得令人满意的美学效果。常见的此类皮瓣有前臂桡侧皮瓣、股前外侧皮瓣、肩胛区/肩胛旁皮瓣和臂外侧皮瓣[18, 21, 26]。其中一些皮瓣可切取成感觉皮瓣或带骨组织的复合皮瓣用于功能重建。各皮瓣的相对优缺点见表8-1的归纳。

（二）筋膜瓣

筋膜瓣适用于需要极薄软组织覆盖的浅表缺损（如手背或指背缺损）。从供区角度来看，它们是有优势的，但是筋膜瓣必须用植皮覆盖，可能会导致后期组织挛缩。筋膜瓣与筋膜皮瓣相似，可以在后期掀起用于肌腱松解，但不如筋膜皮瓣容易，因为筋膜浅层的植皮会导致筋膜瓣瘢痕/纤维化。筋膜瓣的相对优缺点见

表8-1的归纳。

（三）肌瓣

游离肌瓣在肢体重建中应用广泛。尽管筋膜皮瓣可以有效覆盖大面积缺损，但游离肌瓣移植仍有其适应证。这些适应证包括骨髓炎或高度污染的伤口在彻底清创后遗留大面积无效腔的情形。在这种情况下，可以利用肌瓣的肌肉块来消除无效腔，并为深部的骨组织和植入硬件提供带血供组织覆盖（图8-4）。与筋膜皮瓣相比，肌瓣用于足底修复的效果更好，因为肌瓣与深层骨组织的纤维连接程度更高，有利于行走，而筋膜皮瓣的剪切性更强，行走时稳定性差。肌瓣可以连同上覆的皮肤一并切取（如肌皮瓣），作为皮肤覆盖来源以及监测皮瓣血流灌注。此外，当将运动神经连同血管蒂一起带入肌瓣切取时，肌瓣可用作功能性肌肉移植。肌肉运动神经与受区运动神经缝合以实现神经再支配和肌肉的自主控制。最常用的肌瓣有背阔肌、股薄肌、前锯肌和腹直肌，其应用解剖都已被详细描述[18, 28, 34, 35]。表8-1总结了这些肌瓣的相对优缺点。

七、骨瓣

显微外科手术通过带血供骨移植使大段骨缺损的治疗发生了革命性的变化。自Taylor等于1975年报道以来，带血供腓骨移植由于其合适的大小、可接受的供区并发症和恒定的解剖而被广泛使用[29, 30]。带血管的游离腓骨移植已用于四肢节段性缺损的修复，在损伤重建中扮演关键角色（图8-5）。由于腓骨动脉穿支解剖恒定，腓骨可以单独作为骨瓣切取，也可以作为骨皮瓣切取。尽管有报道腓动脉从胫腓干起始有变异，但腓骨血供主要来自腓动脉[30]。其他大的带血供骨移植物包括部分桡骨、肩胛骨、

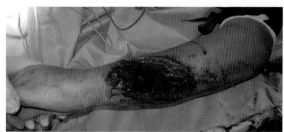
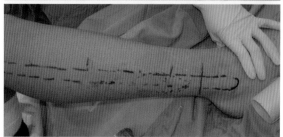
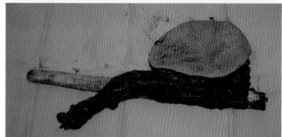
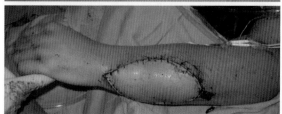

▲ 图 8-5　枪击伤致前臂骨与软组织缺损。采用游离腓骨骨皮瓣重建，该皮瓣提供了充足的骨组织和较长的血管蒂，用于大的复合组织缺损的重建

肱骨和髂骨[26]。表 8-1 总结了这些骨瓣的相对优缺点。

带血供股骨内侧髁移植越来越受到欢迎和普及。股内侧髁骨瓣或膝内侧动脉骨瓣作为带血供骨移植的来源，在各种骨重建中得到了广泛的应用。它已越来越多地应用于较大的骨移植手术，在中段至长段骨缺损的重建中，已成为一种替代游离腓骨移植的可靠选择[36-40]。近来，这种骨瓣被描述为一种提供具有丰富血供的骨皮质 – 骨膜的方法，用于治疗难治性骨不连，包括足、踝关节、胫骨、股骨、腕

舟骨、桡骨、尺骨、肱骨和锁骨等骨不连[41]。Yamamoto 等已对该骨瓣血管解剖做了详细报道[42]。股骨内侧髁的营养血管恒定地由膝降动脉、膝上内侧动脉或两者共同供应。膝降动脉在收肌裂孔近端自股浅动脉发出，通常分 2～3 支：①骨关节支；②肌肉支；③隐静脉支。膝降动脉出现在 89% 的标本中，在膝关节上方约 13.7cm 处由股浅动脉发出。膝上内侧动脉通常 100% 出现，可以作为备用血管蒂。股骨内侧髁骨瓣所面临的主要挑战是血管蒂的直径相对较小（1～1.5mm），以及在不破坏膝关节的前提下可切取用于重建的骨量少（通常为 3cm×3cm×1cm）。尽管如此，它仍然是经验丰富的作者（L. Scott Levin）在各种重建中常规使用的一种多功能骨瓣，包括足和踝关节节段性缺损的游离骨瓣移植重建手术（见典型病例和图 8-6）[43]。

八、游离组织移植前后骨骼固定的特别注意事项

肢体毁损伤常涉及严重的骨折粉碎和污染，需要临时外固定架固定、反复冲洗和清创。如果骨组织污染严重或有持续感染的风险，骨折需要外固定架作为最终治疗直到骨愈合。在放置外固定针和固定杆时，必须考虑以下重要的软组织重建原则，具体如下。

- 在保持骨折稳定性的同时，外固定针距伤口应尽可能远。
- 外固定连杆不应遮挡损伤区域周围的软组织窗。
- 在腿部时，前正中置针比内侧或外侧置针更有利于游离皮瓣、旋转肌瓣和穿支皮瓣的血管显露。
- 外固定框架必须容易松开，以便在重建过程中进行调整。

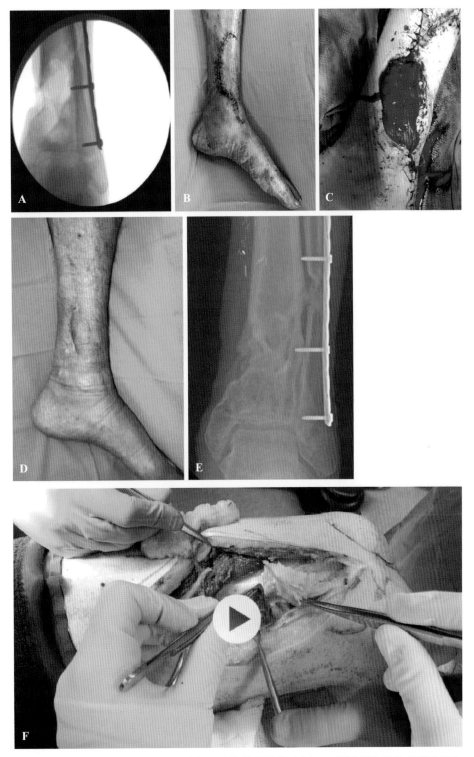

▲ 图 8-6 机动车撞击后胫骨骨髓炎和腓骨骨不连的病例。一期清创和抗生素链珠置入后骨缺损的透视影像（A）和软组织覆盖不佳（B）。采用股骨内侧髁骨 – 肌肉复合组织瓣重建。（C）显示植皮前皮瓣的肌肉部分填塞；（D 和 E）分别显示愈合的肌肉和骨瓣。网络视频（F）演示了血管蒂断开前的皮瓣解剖

在开放性骨折已彻底清创并即刻行软组织覆盖的情况下，从外固定架转为钢板或髓内钉内固定已被证明能有效治疗严重肢体损伤[44, 45]。如果可能，这种方法是一种理想的方法，可以使得进行皮瓣重建时没有外固定装置干扰。

九、术中护理

在仔细制订术前计划和选择重建方法后，患者在全麻下被送进手术室。中心静脉和动脉置管可用于术中密切监测中心静脉压和平均动脉压。留置导尿也是必要的。合适的体位和身体受压点放置软垫对预防医源性神经麻痹或压疮形成至关重要。通常采用两组人员协同的方法来最大限度地提高效率和减少疲劳，其中一个小组负责切取需要移植的组织，另一个小组则负责处理受区部位。即使是最有经验的外科医生也会有2%～5%的失败率，而作为最终重建计划，应该包含有初始治疗出现并发症后的备选方案。

围术期的策略主要是使皮瓣灌注最大化。在肢体严重损伤的情况下，住院患者的稳定状态应确保充分复苏，并在充分补液、体温正常和足够的尿量下维持机体内环境稳定。患者一旦进入手术室，应使用热风毯、被子和温静脉输液以保持患者体温正常。最佳的红细胞压积为30%，这有利于合适的氧合，同时又保持相对较低的血液黏度和维持正常血流。游离皮瓣灌注所需的平均动脉压为70mmHg，应采用补液而不是血管升压药来使血压保持在正常范围内，因为血管升压药会影响游离皮瓣的微血管血流。应保持尿量1ml/(kg·h)。有血流通过分离出的血管蒂是评价血流动力学参数的一个有效指标。通过血管蒂的血流不佳可能与低血压状态或低体温有关，可在术中观察并纠正以改善皮瓣循环。

使用药物来改变凝血或血液黏度是有争议的，主要取决于医生。目前尚缺乏高质量的研究数据来支持这些药物在术中或围术期的应用。阿司匹林、肝素和右旋糖酐常被用于显微外科手术[46]。经验丰富的作者 L. Scott Levin 习惯在采取游离皮瓣治疗方案时，术中切取游离皮瓣血管蒂前静脉注射2500单位肝素，在显微血管吻合时采用肝素化生理盐水冲洗，根据需要在血管蒂部和血管吻合口周围局部应用罂粟碱，术后每天口服阿司匹林325mg并持续10～14天。使用植入式静脉多普勒可以监测皮瓣血流，而体外多普勒探测则直接在皮瓣表面进行监测，在术中采用多普勒仪确认皮瓣血流并予以标记，便于护理人员术后监测。

十、术后护理

（一）术后患者及皮瓣监测

患者在皮瓣重建术后通常需要被送入外科重症监护病房（ICU）监护治疗，除非普通病房具有训练有素的医护团队。对于不复杂的手术，可以拔除患者气管插管并给予适当的静脉镇痛。在存在合并症或多发性损伤的复杂病例中，术后维持患者插管状态和镇静以尽量减少血压波动可能对患者更为有益。术后通过皮肤颜色、温度、毛细血管再充盈、组织肿胀和体外多普勒探测等临床观察指标监测游离皮瓣的血流灌注。外科医生也可以决定采用其他技术进行监测，如温差探头、激光或植入式多普勒探头、实时脉搏式血氧饱和度仪或体外实时组织氧饱和度仪等。经验丰富的护理人员对术后护理至关重要，因为他们是能够第一个发现皮瓣出现问题的人员。血流灌注的检查取决于外科医生的判断。在笔者的机构，当患者在ICU时每1小时进行一次灌注检查，当患者转入普通病房后，逐步间隔为每2小时或4小时检查一次。

临床检查仍然是发现皮瓣异常的常规方法。动脉灌注不足表现为皮瓣颜色苍白、皮温下降、毛细血管再充盈延迟、针刺时未出血。静脉回流不足导致皮瓣青紫、大理石斑纹、快速毛细血管再充盈、皮瓣肿胀（静脉淤滞样皮瓣）。有时，多普勒信号丢失与患者的体位或多普勒操作技术问题有关。此外，游离皮瓣充血淤滞偶尔可通过选择性拆除缝线、改变体位或松开引起压迫的绷带来缓解。然而，如果床边操作都应用后仍未见缓解，并怀疑动脉或静脉异常，应立即通知外科团队。这两种情况都表明需要立即返回手术室进行探查。

（二）游离皮瓣的并发症及处理

最常见的并发症是由于各种原因导致的皮瓣急性循环障碍。游离皮瓣移植发生急性动脉或静脉危象时，必须立即返回手术室进行探查。尽早返回手术室探查可以挽救50%以上的受损皮瓣[24]。探查皮瓣蒂部是否扭结、扭转或压迫，然后充分止血、清除血肿。皮瓣蒂部血管的通畅情况可以通过直视检查、吻合口勒血试验测试，以及尤菌多普勒探头评估。没有发现明显问题时，血管可能需要重新吻合。如果怀疑皮瓣内血栓形成，术中可以使用溶栓药物，如尿链激酶或更常见的组织纤溶酶原激活物（TPA）。皮瓣的回流静脉必须阻断以与受区流出静脉断开，避免形成溶栓药物全身给药，可将溶栓药物注射到动脉血管蒂内，以溶解皮瓣内血栓。也可以采用2 Fr. Fogarty导管帮助从皮瓣血管中取出血栓。可以采用术后抗凝以最大限度地降低这些补救操作后血栓的发生，抗凝治疗方案取决于手术医生。两项针对游离皮瓣危象后再次探查的回顾性研究表明，手术经验和术前血小板增多是术中和围术期血栓形成的独立危险因素[47, 48]。如果术前检测到血小板增多，可以在游离皮瓣移植之前预防性地处理，或者在血液病学专家建议帮助下进行重建。术中肝素抗凝和完整的取栓对于挽救皮瓣至关重要[47, 48]。

除了吻合口的问题外，游离组织移植最严重的并发症是皮瓣移植部分或完全失败（即部分或完全的组织缺血坏死）。在重建外科医生的经验中，皮瓣坏死常发生在早期。不同组织类型对缺血损伤的耐受程度不同，肌瓣对缺血的耐受性最差，而皮肤、筋膜和骨对缺血的耐受性较好。皮瓣部分坏死可通过清创、局部伤口护理及二次手术加以补救。有趣的是，尽管还需要更多的临床研究支持，但实验数据和个案报道表明高压氧治疗可以作为改善移植物和皮瓣缺血缺氧的辅助方法[49-51]。

皮瓣完全坏死是最严重的并发症，需要彻底清创和有计划的分期重建。应详细调查之前皮瓣移植失败的原因，以防止在再次游离皮瓣移植时出现并发症。

（三）康复（抬高、水肿控制、悬吊和治疗）

康复训练应分阶段进行，即早期保护、中期开始活动、后期加强。显微外科软组织重建的康复在手术室内即开始，受伤肢体在进行游离组织移植后予以适当夹板固定，未累及的肢体则允许进行活动锻炼。外周神经阻滞、硬膜外麻醉和臂丛留置导管对于患者有益并可减少麻醉药的需求。应避免使用紧绷的管型石膏或绷带，可以沿受伤肢体的轴线切开表面敷料，以防止绷带包扎造成的压迫。水肿也是一个重要注意事项，在患者住院期间和康复期间应用两个枕头抬高患肢加以控制。应根据缺损的部位、游离皮瓣的选择和骨骼固定的稳定性等特点对每位患者采用特定的康复方法。下肢游离皮瓣重建后的悬吊训练方案各不相同，但资深的作者 L. Scott Levin 通常倾向于较保守的方案，即术后 2 周不进行任何辅助行走训练，之后在重建外科团队和精通游离皮瓣术后康复的物理治疗师的直接监督下，逐渐开始悬吊训练。应基于骨重建的稳定性进行负重训练。还应为患者提供心理支持和社会援助，以预防灾难性损伤后的创伤后应激障碍（PTSD）和抑郁症。在术后前 6 个月至 1 年的随访是至关重要的，之后可以每年随访，以评估是否需要进行二次手术，如根据需要进行游离皮瓣修薄、整形和挛缩松解。

十一、典型病例

（一）病史汇报

一名 49 岁的警察调度员在一次机动车事故中发生胫骨远端和腓骨粉碎性骨折，最初通过切开复位和内固定治疗，之后并发腓骨骨不连，内固定失败，慢性胫骨骨髓炎并伴有开放引流窦道。该患者进行了多次清创和翻修手术，表现为在抗生素珠链上的跨胫骨和腓骨钢板疑似存在慢性细菌定植。患者清创后的透视 X 线片和软组织覆盖不佳，如图 8-6A 和 B 所示。手术计划是分期重建，移除胫骨内固定和抗生素链珠（先前放置的），广泛清除窦道、骨不连病灶，并放置新的抗生素链珠。对骨髓炎采用Ⅳ代抗生素治疗，然后对胫骨远端缺损进行带血管游离股骨内侧髁骨瓣移植重建。

（二）手术技巧

1. 受区准备

在多次清创和移除细菌定植内植物后，患者在手术室施行全身麻醉联合区域神经阻滞麻醉。沿原手术切口切开，分离皮下组织，找到胫前缺损部位，可以很容易取出抗生素链珠。

然后进行分离，越过胫后肌腱和肌腹分离至胫后神经血管束，找到胫后动脉和胫后静脉并于损伤区域近端游离出一段血管。

2. 切取股骨内侧髁、股内侧肌嵌合皮瓣

在左膝上方作纵向切口以切取游离股骨内侧髁骨瓣。切开股内侧肌筋膜，肌肉则向前牵开。在靠近股内侧髁骨干内侧面找到膝内侧动脉，然后逆行解剖分离，保留至股内侧肌的穿支以便切取复合皮瓣。膝内侧动脉没有可用于切取皮岛的直接穿支，因此选择肌肉作为复合 / 嵌合皮瓣。血管蒂从股浅动脉发出时直径约 1.5mm。在股骨内侧髁上设计并切取骨瓣，电刀切开骨膜，在近段注意保护血管蒂。用骨膜剥离器将血管蒂和骨膜剥离到靠近截骨部位。然后用摆锯从股骨内侧髁皮质凿取 1cm×3cm×3.5cm 的骨块，包括皮质骨、松质骨和骨膜。然后根据近端肌肉穿支取一部分股内侧肌并分离出血管蒂（视频 8-1）。将骨瓣修剪并嵌入胫骨内侧缺损处，对骨瓣的下表面进行截骨，以便从内侧胫骨到皮质骨 - 松质骨移植物形成平缓的曲线。端端吻合胫后动脉和膝内侧动脉，吻合效果良好。通过多条静脉汇合成一条流出静脉实现静脉回流。然后使用一个 3mm 静脉吻合器吻合静脉，吻合后血流流入、流出良好，可以探测到很强的多普勒血流信号。肌肉组织被放置在复合组织瓣骨膜上方的慢性创面区域。采用 3-0 尼龙线无张力缝合血管蒂表面的皮肤。然后在肌瓣表面进行中厚皮片植皮。图 8-6C 是术中肌瓣填塞的照片。

3. 随访

术后 6 个月时，该患者的胫骨缺损区与移植的股骨内侧髁骨瓣已骨性连接，形成了良好的侧柱，CT 扫描无任何透亮区。患者的踝关节能够跖曲 60°，有轻度下肢水肿，可以通过弹力袜控制，患者能够进行完全负重活动。图

8-6D 和 E 示愈合良好的组织瓣和骨性连接的 X 线片。

十二、临床要点与注意事项

（一）临床要点

- 显微外科重建的适应证包括大面积损伤、重要结构外露和严重的复合损伤（如节段性骨缺损），且局部无可供选择的局部皮瓣覆盖。
- 皮瓣的选择原则是基于所需修复的组织类型，遵循"显微重建阶梯"进行选择。
- 理想状态下，游离组织移植应在损伤后 7 天内进行，以达到最佳效果。

（二）注意事项

- 显微外科重建的禁忌证包括伤口清创不彻底、患者病情不稳定、具有未控制的慢性合并症。
- 设施、工作人员能力和术后护理的不足会影响结果。
- 负压创面治疗技术和皮肤替代产品不应取代显微外科软组织重建的需要。

十三、结论

游离组织移植可以为肢体严重损伤的伤口提供稳定而持久的覆盖，其适应证包括大面积损伤、重要结构外露和不同类型组织的严重复合损伤。从概念上说，"显微重建阶梯"是一个对合理选择游离皮瓣很实用的原则。重建陷阱包括设施、工作人员能力，以及采用替代游离组织移植的方法不足以满足创伤性缺损修复的长期需要。游离组织移植是一个要求很高的过程，从术前计划、术中操作和术后护理等方面仔细注意细节是成功的关键。早期和晚期并发症可能会出现，但是一个经验丰富的显微外科团队可以提供高成功率的游离组织移植，这种专长在全面治疗肢体严重损伤时极其有用。肢体严重损伤重建的未来方向可能包括带血供复合组织同种异体移植，其将在传统重建失败时成为更常见的选择。

声明

著者要感谢 Maria Ansley 帮助进行图 8-1 的图形设计，Nada Berry 博士提供图 8-3 中的病例。

参考文献

[1] Tamai S. History of microsurgery--from the beginning until the end of the 1970s. Microsurgery. 1993;14(1):6–13.

[2] Tamai S. History of microsurgery. Plast Reconstr Surg. 2009;124(6 Suppl):e282–94.

[3] McLean J. The discovery of heparin. Circulation. 1959; 19(1):75–8.

[4] Malt RA, Mckhann C. Replantation of severed arms. JAMA. 1964;189:716–22.

[5] Gordon L, Buncke HJ. Models and techniques for microsurgery research. Orthop Clin North Am. 1977;8(2): 273–80.

[6] Acland R. New instruments for microvascular surgery. Br J Surg. 1972;59(3):181–4.

[7] Tamai S. Microsurgery in Japan. Clin Plast Surg. 1980;7(4):475–93.

[8] Shores JT, Brandacher G, Lee WP. Hand and upper extremity transplantation: an update of outcomes in the worldwide experience. Plast Reconstr Surg. 2015;135:351e–60e.

[9] Gálvez JA, Gralewski K, McAndrew C, Rehman MA, Chang B, Levin LS. Assessment and planning for a pediatric bilateral hand transplant using 3-dimensional modeling: case report. J Hand Surg Am. 2016;41(3): 341–3.

[10] Momeni A, Chang B, Levin LS. Technology and vascularized composite allotransplantation (VCA)–lessons learned from the first bilateral pediatric hand transplant. J Mater Sci Mater Med. 2016;27(11):161.

[11] Lee WP. Hand transplantation: evolution of a personal outlook. J Hand Surg Am. 2017;42(4):286–90.

[12] Payatakes AH, Zagoreos NP, Fedorcik GG, Ruch DS, Levin LS. Current practice of microsurgery by members of the American Society for Surgery of the Hand. J Hand Surg Am. 2007;32(4):541–7.

[13] Levin SL. Principles of definitive soft tissue coverage with flaps. J Orthop Trauma. 2008;22(10):S161–6.

[14] Levin LS. The reconstructive ladder. An orthoplastic approach. Orthop Clin North Am. 1993;24(3):393–409.

[15] Tintle SM, Levin LS. The reconstructive microsurgery ladder in orthopaedics. Injury. 2013;44(3):376–85.

[16] Lerman OZ, Kovach SJ, Levin LS. The respective roles of plastic and orthopedic surgery in limb salvage. Plast Reconstr Surg. 2011;127(Suppl 1):215S–27S.

[17] Millard DR Jr. Sir Harold Gillies. Ann Plast Surg. 1979;3(5):454–63.

[18] Lerman OZ, Haddock N, Elliott RM, Foroohar A, Levin LS. Microsurgery of the upper extremity. J Hand Surg Am. 2011;36(6):1092–10.

[19] Gottlieb LJ, Krieger LM. From the reconstructive ladder to the reconstructive elevator. Plast Reconstr Surg. 1994;93(7):1503–4.

[20] Miller EA, Friedrich J. Soft tissue coverage of the hand and upper extremity: the reconstructive elevator. J Hand Surg Am. 2016;41(7):782–92.

[21] Yannascoli SM, Thibaudeau S, Levin LS. Management of soft tissue defects of the hand. J Hand Surg Am. 2015;40(6):1237–44; quiz 1245.

[22] Krueger JK, Rohrich RJ. Clearing the smoke: the scientific rationale for tobacco abstention with plastic surgery. Plast Reconstr Surg. 2001;108(4):1063–73; discussion 1074–7.

[23] Coskunfirat OK, Chen HC, Spanio S, Tang YB. The safety of microvascular free tissue transfer in the elderly population. Plast Reconstr Surg. 2005;115(3):771–5.

[24] Khouri RK, Cooley BC, Kunselman AR, Landis JR, Yeramian P, Ingram D, Natarajan N, Benes CO, Wallemark C. A prospective study of microvascular free-flap surgery and outcome. Plast Reconstr Surg. 1998;102(3):711–21.

[25] Levin LS, Condit DP. Combined injuries – soft tissue management. Clin Ortho Related Res. 1996;327:172–81.

[26] Lawson R, Levin LS. Principles of free tissue transfer in orthopaedic practice. J Am Acad Ortho Surgeons. 2007;15:290–9.

[27] Yaremchuk MJ, Brumback RJ, Manson PN, et al. Acute and definite management of traumatic osteocutaneous microsurgical reconstruction. Plast Reconstr Surg. 1987;80:1–14.

[28] Wang D, Levin LS. Composite tissue transfer in upper extremity trauma. Injury. 2008;39(suppl 3):S90–6.

[29] Taylor GI, Miller GD, Ham FJ. The free vascularized bone graft. A clinical extension of microvascular techniques. Plast Reconstr Surg. 1975;55(5):533–44.

[30] Golas AR, Levine JP, Ream J, Rodriguez ED. Aberrant lower extremity arterial anatomy in microvascular free fibula flap candidates: management algorithm and case presentations. J Craniofac Surg. 2016;27(8):2134–7.

[31] Van Landuyt K, Blondeel P, Hamdi M, Tonnard P, Verpaele A, Monstrey S. The versatile DIEP flap: its use in lower extremity reconstruction. Br J Plast Surg. 2005;58(1):2–13.

[32] Russell RC, Khouri RK, Upton J, Jones TR, Bush K, Lantieri LA. The expanded scapular flap. Plast Reconstr Surg. 1995;96(4):884–95.

[33] Masquelet AC, Begue T. The concept of induced membrane for reconstruction of long bone defects. Orthop Clin North Am. 2010;41(1):27–37.

[34] Yazar S, Lin C-H, Lin Y-T, Ulusal AE, Wei F-C. Outcome comparison between free muscle and free fasciocutaneous flaps for reconstruction of distal third and ankle traumatic open tibial fractures. Plast Reconstr Surg. 2006;117(7):2468–75.

[35] Hausman MR, Hahn MK. Microvascular techniques in limb-sparing surgery. Hand Clin. 1995;11(2):337–56.

[36] Masquelet AC, Roman M, Penteado CV, Carlioz H. Vascularized periosteal grafts: anatomic description, experimental study, preliminary report of clinical experience. Rev Chi Orthop Reparatirce Appa Mot. 1988;74(Suppl 2):240–3. French.

[37] Hayashi A, Maruyama Y. The medial genicular artery flap. Ann Plast Surg. 1990;25(3):174–80.

[38] Sakai K, Doi K, Kawi S. Free vascularized thin corticoperiosteal graft. Plast Reconstr Surg. 1991;87:290–8.

[39] Doi K, Sakai K. Vascularized periosteal bone graft from the supracondylar region of the femur. Microsurgery. 1994;15:305–15.

[40] Masden DL, Iorio ML, Higgins JP. Comparison of the osseous characteristics of medial femoral condyle and fibula flaps. J Hand Surg Eur. 2013;38(4):437–9.

[41] Deng AD, Innocenti M, Arora R, Gabl M, Tang JB. Vascularized small-bone transfers for fracture nonunion and bony defects. Clin Plast Surg. 2017;44(2):267–85.

[42] Yamamoto H, Jones DB, Moran SL, Bishop AT, Shin AY. The arterial anatomy of the medial femoral condyle and its clinical applications. J Han Surg Eur. 2010;35(7):569–74.

[43] Haddock NT, Alosh H, Easley ME, Levin LS, Wapner

KL. Applications of the medial femoral condyle free flap for foot and ankle reconstruction. Foot Ankle Int. 2013;34(10):1395–402.

[44] Gopal S, Majumder S, Batchelor AG, Knight SL, De Boer P, Smith RM. Fix and flap: the radical orthopaedic and plastic treatment of severe open fractures of the tibia. J Bone Joint Surg Br. 2000;82(7):959–66.

[45] Bhandari M, Guyatt GH, Swiontkowski MF, Schemitsch EH. Treatment of open fractures of the shaft of the tibia. J Bone Joint Surg Br. 2001;83(1):62–8.

[46] Conrad MH, Adams WP Jr. Pharmacologic optimization of microsurgery in the new millennium. Plast Reconstr Surg. 2001;108:2088–97.

[47] Cho EH, Bauder AR, Centkowski S, Shammas RL, Mundy L, Kovach SJ, Levin LS, Hollenbeck ST. Preoperative platelet count predicts lower extremity free flap thrombosis: a multi-institutional experience. Plast Reconstr Surg. 2017;139(1):220–30.

[48] Mirzabeigi MN, Wang T, Kovach SJ, Taylor JA, Serletti JM, Wu LC. Free flap take-back following postoperative microvascular compromise: predicting salvage versus failure. Plast Reconstr Surg. 2012;130(3):579–89.

[49] Friedman HI, Fitzmaurice M, Lefaivre JF, Vecchiolla T, Clarke D. An evidence-based appraisal of the use of hyperbaric oxygen on flaps and grafts. Plast Reconstr Surg. 2006;117(7 Suppl):175S–90S; discussion 191S–192S.

[50] Chiang IH, Tzeng YS, Chang SC. Is hyperbaric oxygen therapy indispensable for saving mutilated hand injuries? Int Wound J. 2017; https://doi.org/10.1111/ iwj.12730. [Epub ahead of print].

[51] Serra MP, Longhi P. Salvage of upper limb following a severe crushing trauma: immediate reconstruction with a free flap and subsequent hyperbaric oxygen therapy. Case Rep Med. 2009;2009:568142.

[52] Wolf JM, Athwal GS, Shin AY, Dennison DG. Acute trauma to the upper extremity: what to do and when to do it. J Bone Joint Surg Am. 2009;91(5):1240–52.

第 9 章 骨的生长：骨延长和骨移植
Growing Bone: Lengthening and Grafting

Jessica C. Rivera　Janet D. Conway　Michael J. Assayag　John E. Herzenberg　著

一、概述

节段性骨缺损可发生于各种损伤后、感染及恶性疾病的患者。在肢体严重损伤的情况下，大的节段性骨缺损可以通过骨移植或逐渐牵张以刺激新骨生长来治疗。骨移植在骨科和颌面外科的应用有着悠久的历史，因此很难确定其首创者。Wolff 和 Ollier 在很早的时候就观察到移植骨可以再生新骨[1, 2]。Duhamel 认为骨膜是成骨元素的来源，并提出了骨膜的"生发层"这一概念[2]。Dobrotworski 和 Albee 分别成功地完成了颅骨缺损的自体肋骨移植修复及早期数百例下肢骨移植的开拓性工作[1]。目前，骨移植已成为了仅次于皮肤移植的第二常见的组织移植方式。

自 19 世纪晚期第一代外固定架的首次应用开始，人们就已经开始尝试肢体延长手术[3]。在此期间应用外固定架通过截骨、快速牵张和（或）缓慢牵张等各种组合方法来治疗包括损伤后畸形愈合和脊髓灰质炎畸形在内的疾病。Codivilla 首次在英文文献中报道了采用跟骨穿针牵张延长的方法，并描述了"连续牵伸"的概念，这是肢体缓慢延长的先驱[3]。Bosworth 被认为是第一个使用"骨牵张"术语的人，其他的先驱包括 Bost、Larsen 和 Wagner，他们

都进行了缓慢牵张的工作[3, 4]。Gavriil Ilizarov 教授观察到新骨形成并逐渐扩大到整个骨间隙，将骨牵张术作为治疗损伤后病理改变的一种新骨生长方法，从而巩固了这一观念。他将该现象称为"牵张成骨"，由这种技术衍生而来的"牵拉性组织再生"可被应用于软组织再生。Ilizarov 牵张术的原则包括保留骨膜和血液供应的皮质骨截骨术和经张力钢针在肢体安装稳定的环形外固定架，经经过一段时期后以特定的速率和节奏牵张[5, 6]。Ilizarov 首先阐明的牵张成骨原则是用于填充节段性骨缺损的骨搬运技术的基础。

二、骨缺损患者的治疗

在临床中，如果骨缺损在适当的稳定后仍不能愈合，则需要对节段性骨缺损进行骨移植或其他生物治疗[7]。骨丢失或临界骨缺损的阈值在骨科文献中没有明确定义。传统意义上，1~2cm 的长骨缺损和（或）超过骨皮质周长50% 的缺损被认为是临界性骨缺损[8]。然而，这种基于缺损长度的定义并不一定被创伤骨科学界所认可，因为不仅是骨缺损的大小，局部 / 全身生物学因素也会影响骨愈合[9]。特别是儿童，在骨膜完好的情况下，可以自我修复所谓

的临界性骨缺损。尽管临界性骨缺损的定义没有达成共识，但根据缺损的大小，对哪些缺损可以通过植骨手术进行骨缺损重建，文献里已经有了相关的建议。除了关于哪些骨缺损可以植骨的原则，还有一些其他原则，即认为骨可以延长和搬运的比例是有限制的。著者认为，本章的目的在于对患者的生理状况进行适当地评估、对严重损伤肢体的适当固定和对软组织的仔细保护、对外科医生技能的了解、机构的支持，以及患者的社会心理支持，这些综合因素的累加比任何与节段性骨缺损大小相关的具体的条条框框更为重要。

无论缺损大小如何，重建都需要一个生理上符合要求的组织床和受体[10]。就局部而言，血管必须能够维持损伤肢体和愈合组织的活力，且软组织覆盖必不可少，因为肌肉–骨界面是骨愈合的关键[11]。清创后剩余的骨组织必须是有活力的，最好是没有感染或感染被充分抑制。实现这种局部环境可能需要对周围血管进行检查和治疗，多次局部清创和（或）在骨重建之前、期间和之后采用多种软组织重建手段。

肢体严重损伤的患者，无论是采用骨移植还是骨搬运的方法，都需要进行多次手术来实现肢体重建[12, 13]。因此，必须使患者状态最优化以应对保肢所需经历的多次麻醉和长期生理应激反应。对患者应用高级创伤生命支持（ATLS）和骨科损伤控制的原则。其他可改善的条件，如心脏条件、血糖控制、营养最佳化，包括充分的蛋白质摄入和维持健康骨代谢所需的营养替代品（如补充维生素D），戒烟和建立社会心理支持，也需要达到最优化[10]。下肢评估项目（LEAP）研究发现，严重下肢损伤后患者报道的结局受到患者自我效能的影响，即患者相信自身可以实现预期的健康目标[14]。因此，改善患者自我效能的心理社会优化应该与医疗/生理优化并重。

创面本身的条件也应得到改善，开放性肢体损伤应尽快给予抗生素治疗[15, 16]。同时肢体应该有良好的血供，所有坏死和失活的组织都应被清除，直至健康骨骼、有渗血的边缘[17]。这种骨边缘出血被称为"红辣椒征"，是健康、有血供的骨骼边缘的标志。由于复合结构的组织尚不能再生或重建，因此对骨软骨块的保留是比较支持的，而失活的骨干骨组织应被清除[18]。对于软组织，特别是在损伤和感染的条件下，应通过稳定骨骼的方式使其稳定，方法包括临时固定和（或）长期固定；对于不能闭合的开放性伤口可进行局部创面治疗。现如今，负压创面敷料的应用也很普遍，其可以降低感染率、改善水肿，以及降低软组织重建的复杂性[19-21]。然而，如果需要使用负压创面敷料，其不应延期使用或取代软组织皮瓣覆盖治疗，因为最终的软组织覆盖治疗延迟超过7天会导致感染风险增加[22, 23]。外科医生须对软组织损伤的治疗有一个计划，这需要其自身具备施行旋转或局部皮瓣覆盖骨组织的技术能力，或有来自受过微血管或整形外科培训的同事的足够技术支持。

三、骨移植的原则

（一）自体骨移植

自体骨被认为是移植物的金标准，因为其来自患者自身骨组织，具有固有的骨传导、骨诱导和成骨属性，且无排斥反应风险[24]。自体移植物可以从不同的解剖部位获得。髂嵴是常见的取骨区域，因为其是自体松质骨和皮质骨移植的充足来源，于仰卧位即可很容易取得[25]。其他获取自体松质骨的部位包括髂后上棘、桡骨远端、股骨远端、胫骨近端和跟骨。在这些部位可以直接切开，使用小摆锯或骨凿于皮质开窗，然后用刮匙取出大块的松质骨。在髂骨和长骨处取骨时，可通过一个相对较小的皮质窗进行取骨，并通过刮匙向近端和远端定向取骨来优化松质骨的提取体积。这种自体骨获取方法的缺点包括产生额外手术切口（特别是在髂嵴处）所致的并发症。并且对于大的骨缺损，该方法可能无法产生足够的移植骨量[24]。

另一种来自股骨或胫骨的骨移植材料是髓内扩髓产物，其含有活性细胞和生长因子成分[26]。扩髓－灌洗－吸引系统（reamer-irrigator-aspirator，RIA）扩髓器（DePuy Synthes）最初设计用于降低髓内压力和脂肪栓塞的风险，但随后扩展应用至使用标准扩髓技术从髓内空间获取松质骨移植物[27, 28]。当扩髓器进入髓腔内时，专用的扩髓器及其组件（包括流出物收集器和过滤器）可以用来获取吸出的松质移植物。该系统的扩髓头的直径为12mm，因此适合大小适中的长骨。通过RIA扩髓器的手术入路与其他任何长骨髓内入路相同，RIA可在股骨（顺行或逆行）和胫骨中穿行。在股骨中，顺行入路首选大转子为起始点，因为通过梨状肌起始点进行大直径扩髓可能会造成股骨颈应力升高的风险。多项研究表明，RIA获取的松质移植物含有丰富的细胞和生长因子，可与髂骨移植物相媲美，同时取得的移植物材料体积更大且并发症更少[29-31]。它的缺点是有皮质断裂和（或）供骨区骨折的风险。为了降低这种风险，扩髓装置应通过髓腔中央，并在透视引导下监测其沿骨长轴前进。

自体松质骨移植物含有血管生长和细胞迁移所需的骨传导支架、骨诱导生长因子和成骨细胞，但不提供结构性支撑[24]。自体皮质骨移植也可取自髂骨、腓骨或肋骨。带血供皮质骨移植（如桡骨远端的带蒂皮质骨、游离带血供的腓骨）对外科技术的要求很高，因此并不是对所有外科医生都适用。与松质骨移植物的获取相比，皮质骨移植物的获取，无论是否带血管，都增加了供区并发症的发生，在高达32%的手术中，带血供腓骨移植物与供区并发症和骨折并发症有关联[32]。

（二）同种异体骨移植

同种异体皮质骨移植可用于骨折相关骨缺损的结构性支撑，其可作为支撑固定或用于填充节段性骨缺损。同种异体骨边缘的膜内成骨和爬行替代导致移植物与宿主骨的融合然而这受到同种异体骨的大小和宿主骨对大块同种异体骨段血管化能力的限制[33, 34]。因此，对于骨缺损极端病例，采用皮质骨移植时，推荐使用带血供自体皮质骨移植，以避免同种异体皮质骨移植的持续性无血管化节段过长导致的骨移植失败。然而，目前没有证据表明什么长度的临界骨缺损需要进行带血供骨移植[35]。非结构性同种异体骨移植，包括松质骨片和脱钙骨基质（提供骨传导基质），根据产品的加工和灭菌方法的不同，这些产品（尤其是脱钙骨基质）还保留了一些骨诱导因子[24]。在自体移植物的体积不足以填补空隙的情况下，非结构性同种异体移植物特别适用于与自体移植物联合使用以增大植入物的体积。

（三）骨移植替代物

现在市面上有几种合成骨移植替代物，其成分以磷酸钙或硫酸钙为主[24, 36]。骨移植替代物的优势在于其骨传导性能而非结构性能，并可作为填充无效腔的辅助手段[24]。磷酸钙陶瓷和水泥制剂与松质骨的孔隙率非常相似，且磷酸钙骨移植替代物也表现出一定的轴向稳定性，其有利于患者骨愈合。硫酸钙制剂在需要使用完全可吸收替代物的条件中很有价值。磷酸钙和硫酸钙骨移植替代品都已被用于抗生素的递送，并显示出比聚甲基丙烯酸甲酯（PMMA）水泥更优越的释放性能[36-38]。骨移植替代物被美国食品药品管理局（FDA）作为医疗器械进行管理，并被标记为可用于不需要结构稳定性的骨段（因此不推荐作为节段性骨丢失的骨移植替代品）。

（四）骨移植的生物辅助材料

已有各种自体和重组的辅助材料被用于促进愈合或骨移植的补充，但这不在本章的讨论范围。然而，重组人骨形态发生蛋白（recombinant human bone morphogenetic protein，rhBMP）-2 已获 FDA 批准用于伤后 14 天内的急性胫骨骨折和髓内钉固定后和软组织处理后的治疗[39, 40]。关于 BMP 用于节段性和临界性骨缺损模型的基础研究非常丰富，但缺乏确凿的临床相关研究证据。虽然探索节段性骨缺损的单中心随机试验明确得出自体骨移植和 rhBMP-2 + 同种异体骨移植有相同效果的结论，但随机分析或汇总结果尚不明确[41-43]。

另一种常用的骨移植生物辅助材料是自体骨髓抽吸物，即骨髓浓缩物（bone marrow aspirate concentrate，BMAC）。BMAC 是间充质干细胞和生长因子的可靠来源，具有自体骨移植的一些生物学优势，且不会引起供骨部位的并发症[44]。BMAC 的提取需要分离抽吸物细胞层的便携式离心机或者市售的便携式离心机。提取后，浓缩物可以与骨移植物（自体或同种异体移植物）或骨移植物替代品混合。理论上讲，BMAC 的优势在于容易获得，不显著延长手术时间和不增加供区并发症[45]。已经发表的两项研究支持将 BMAC 添加到支架中用于修复节段性骨缺损，多项动物研究都表明其可在影像学愈合、骨组织学评估和扭转刚度测试方面获益[46-48]。

四、诱导膜技术的原理

AC Masquelet 在 20 世纪 70 年代报道了诱导膜技术，它是一种两阶段治疗节段性骨缺损的方法[49]。在彻底清创和根除感染的前提下，第一阶段的步骤是将 PMMA 骨水泥间隔器放入节段缺损处。骨水泥间隔器可维持肢体长度和消除无效腔，并且患者的身体对骨水泥发生异物反应可在骨水泥间隔器周围形成组织层或诱导膜。间隔器可以塑形填满尽可能多的空腔，并必须延伸包绕宿主骨端 2～3cm[50]。第二阶段通过小心地移除间隔器并将骨移植物放置在被膜包围的空间中来利用诱导膜。Masquelet 推荐这两步的时间间隔为 6～10 周，并强烈建议不要在活动性感染存在的情况下使用该技术[50]。

多项基础科学研究探索了诱导膜的生物活性[51]。这些研究表明诱导膜有血管生成，在 2～4 周血管生成达到高峰。诱导膜本身自带和（或）有效招募具有成骨分化能力的间充质干细胞。骨形态发生蛋白 -2（BMP-2）、血管内皮生长因子（vascular endothelial growth factor，VEGF）、转化生长因子 -β（transforming growth factor-β，TGF-β）等生长因子在诱导膜中均有表达，通常在 6 周时达到最高水平。尽管这些特性可能导致直接原位成骨，但 Masquelet 报道诱导膜在第二阶段中容纳自体骨移植物从而将其置于一个具有生物活性的膜内是最为重要的[50]。延长两阶段之间的时间间隔并无益处，且各种关于改变间隔材料、成分或质地的研究都没有显示出比使用 PMMA 骨水泥的原始报道更有利于骨的愈合。

这项技术的优点是，对于那些可能没有受过环形外固定 / 牵张成骨训练或经验的外科医生来说，该技术更具有可操作性。避免使用外固定架也被认为是有利的，而且也不依赖患者在牵张成骨技术中所需的那种依从性。其缺点包括需要消除感染、需要稳定及完整的软组织覆盖、需要在诱导膜部位的近端和远端进行稳定固定。Masquelet 技术最初被应用于治疗与下肢感染性骨不连相关的骨缺损，但理论上其可以应用于任何存在骨缺损的骨骼部位。它在覆盖良好的部分骨缺损中应用最为成功，而更大的节段性骨缺损可能限制其有效性。此外，无论选择何种骨移植技术，软组织处理和适当的骨骼稳定是至关重要的。

五、牵张成骨的原理

采用缓慢骨牵张来修复缺损骨骼的技术被称为牵张成骨。经典的描述是，牵张成骨的实现是通过低能量皮质截骨术以最好地保护骨膜血流，并在皮质截骨上方和下方悬挂一个环形的外部框架，该框架被逐渐拉开，使骨边缘在皮质截骨间隙中再生新骨[5, 6]。当环形固定框被进一步牵张分离至目标骨长度时，填充在皮质截骨间隙新生的未成熟骨就会开始发生骨化，并在骨化后移除环形外固定架。皮质截骨术和随后的牵张成骨是一种通过增加血流量和引发一系列修复过程（就像骨折愈合后的级联修复过程），从而为受伤肢体提供有利生物学特性的技术[52]，此外缓慢牵张也可使皮肤、肌肉和神经血管结构的软组织顺应性增加[53]。经典的方法是使用圆形的张力钢针外架（图 9-1），也可以通过单侧外固定、六轴外固定架和现在的骨延长 / 搬运髓内钉来实现。

（一）骨搬运技术

牵张成骨的方法可用于从一个部位牵拉骨段，将居于中间的骨组织移向第二个部位。通过牵张皮质截骨处来搬运骨节段，使缺损的骨节段被填充。一旦被搬运的骨节段与目标骨端接触，这个"对合"部位就会像骨折一样愈

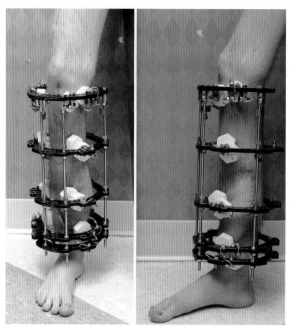

▲ 图 9-1 经典 Ilizarov 环形支架骨搬运治疗感染性骨不连的临床照片，该支架完全由张力钢丝维持悬挂。在三个间隔的框架段之间可以实现两个平面的骨搬运。在远端，两个间隔紧密的环有助于将远端框架稳定到胫骨远端的一小段上。注意小腿内侧的游离皮瓣覆盖

经许可转载，引自 Rubin Institute for Advanced Orthopaedics, Sinai Hospital of Baltimore

合。对合端通常需要进行植骨以促进愈合，这种植骨步骤也应列入治疗计划中。骨搬运需要维持近端和远端骨段以及中间的搬运骨节段的稳定性。经典的 Ilizarov 环形外架是通过将悬置的环形外架与螺纹杆连接来实现骨搬运（图 9-2）。调整螺纹杆上的螺母，将运输节段上的环缓慢移向对合端。一般牵张速度为 1mm/d，分 4 次调整，每次调整约 0.25mm。搬运速度过快会导致骨再生不良和软组织（神经、血管）损伤。对经典的 Ilizarov 外架的改良包括用半针和钢针悬置外固定环，以及使用沿着螺杆的"响应式螺母"来实现缓慢调整（图 9-3）。钢缆运输系统也被用于减少对软组织的阻力，这种情况见于使用横行钢针和半针时[54]。

其他外固定架装置包括单边和六轴外固定

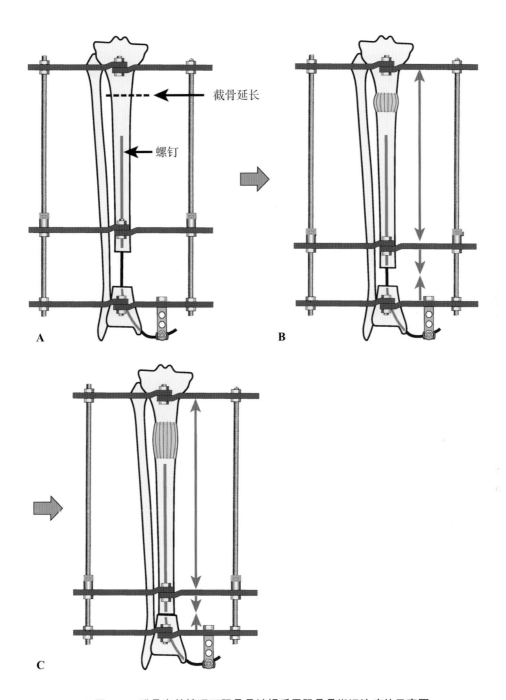

截骨延长

螺钉

▲ 图 9-2　腓骨完整情况下胫骨骨缺损采用胫骨骨搬运治疗的示意图

A. 胫骨近端截骨术；B. 调整近端和中间环之间的长螺纹杆，以延长近端部两环之间的距离，同时调整中端和远端之间的螺纹杆，以缩短远端两环之间的距离；C. 这导致胫骨截骨处被牵开，远端骨缺损被搬运的骨占据。如图（A）所示的细钢丝展示了一种引导骨搬运的方法，另一种可选方法是使用钢缆。经许可转载，引自 Rubin Institute for Advanced Orthopaedics, Sinai Hospital of Baltimore

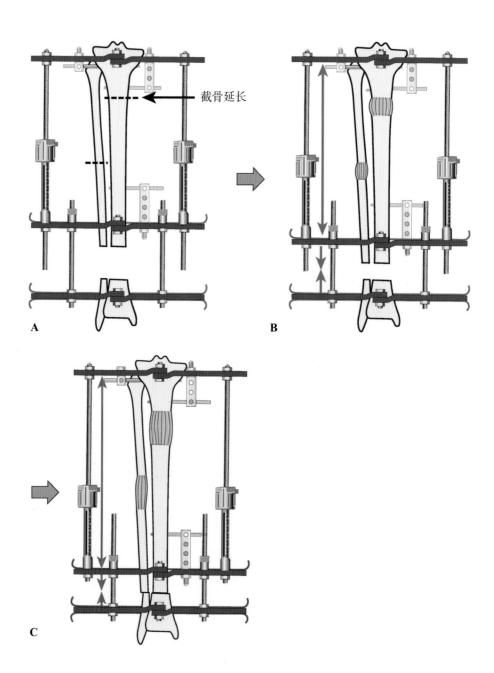

A. 截骨延长

B.

C.

▲ 图 9-3　采用同时进行远端压缩和近段牵张治疗胫骨和腓骨缺损的骨搬运示意图

A. 如图所示，腓骨也需搬运，故胫骨和腓骨均需行截骨术，用细钢丝和半针结合的方式将外环固定于骨上；B. 调整螺纹杆，延长近端环与中间环之间的距离，同时缩短中间环与远端环之间的距离，远端环之间的压缩速率和近端环之间的牵张速率可能不同，即压缩速率可以轻易调至 3～4mm/d，而牵张速率则不应超过 1mm/d；C. 胫腓骨搬运对合后的最终结果。经许可转载，引自 Rubin Institute for Advanced Orthopaedics，Sinai Hospital of Baltimore

架，也可用于骨搬运。六轴外固定架的优点是能够纠正搬运节段在对合处发生成角或平移畸形（图 9-4）。一种综合方法是先使用 Ilizarov 螺纹杆搬运大部分距离，后再将其换为六轴外固定架完成搬运，并在对合端微调角度或平移校正，以使两骨端良好对合[54]。

目前已经尝试了对经典的 Ilizarov 骨搬运方法进行改良来减少搬运时间和愈合时间。一种改良是通过不止一次皮质截骨实现多部位搬

运从而减少搬运时间[55, 56]。通过两个部位同时牵张，可以更快地延长骨段至目标长度。由此产生的两个短的牵张再生，理论上比一个长牵张再生愈合更快（图 9-5）。尽管多中心牵张理论上可以减少"外架时间"，但软组织可能无法耐受两个位点均为 1mm/d 的牵张速度，因此每个位点的牵张速度需减慢[54]。此外，如再生骨形成缓慢，可能也需要减慢牵张速度。

对传统环形外固定架骨搬运的其他改进

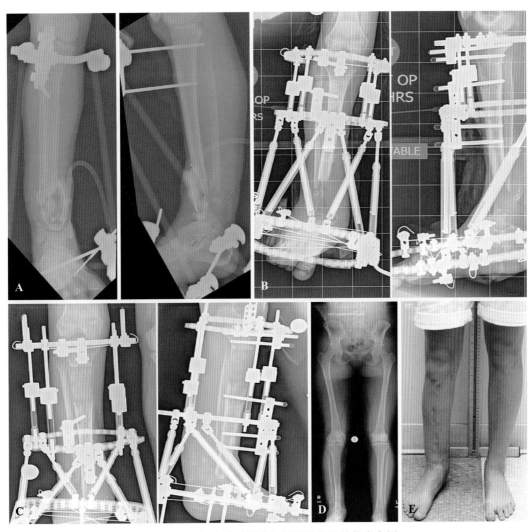

▲ 图 9-4　混合式外固定架用于骨搬运的临床实例

A. 全地形车事故所致胫骨远端节段性骨缺损患者的正位和侧位 X 线片，最初的稳定是通过三角框架结构外固定架和抗生素链珠实现；B. 混合式环形框架置入后患者的正位和侧位 X 线片，在近端环和中间环之间行截骨术并进行牵张，中间环和远端环之间的六轴外固定架将使胫骨距骨对齐融合；C. 近端骨搬运完成和远端融合对合后患者的正位和侧位 X 线片；D. 站立位腿正位 X 线片；E. 患者愈合后的临床照片，注意长柱状愈合的再生骨组织。经许可转载，引自 Rubin Institute for Advanced Orthopaedics，Sinai Hospital of Baltimore

或替代方法还包括进行骨搬运时使用钢板或髓内钉以提供稳定性，并可能有助于更快地移除外架[57-59]。通过髓内钉进行骨搬运对于引导运输轨道和减少对合处的对线调整很有帮助（图 9-6）。在一项胫骨延长的综合研究中，在使用环形外架延长胫骨时，联合应用髓内钉或钢板的患者的外固定架时间明显少于单独使用外固定架治疗的患者（7 个月 vs. 11 个月）[59]。髓内钉与外固定序贯组合也是一种可行的策略，即首先完成外固定架延长 / 矫形，然后在拆除外固定架后使用髓内钉固定[60]。同样，在延长期间或延长后使用钢板稳定也有类似的益处，即减少了外固定架时间[61, 62]。

（二）急性短缩与成角

牵张成骨术在损伤治疗中的另一个应用是有目的性地使肢体短缩和（或）成角，后续再通过逐渐牵张以恢复肢体长度和纠正成角畸形（图 9-7）。这在骨和软组织缺失的情况下特别有用，在该情况下，急性短缩/成角可允许创面

一期闭合，可以作为皮瓣覆盖的替代方法[63-65]。因为软组织也可以被逐渐牵拉开，软组织愈合后再纠正长度和成角畸形是可行的。一些著者认为，肢体可以被急性短缩的限度是 8cm，否则会继发血管扭曲或弯曲[66]。应在短缩 / 成角过程中行术中血管监测，因为多普勒信号的改变可以明确肢体的神经血管结构的耐受性，尤其是人为强加的成角[67]。与骨搬运治疗胫骨节段性缺损相比，急性短缩后牵张可获得相似的成功率，但并发症略少，特别是与软组织相关的并发症和后期植骨的可能性降低[68]。

（三）髓内延长技术

环形外架的骨搬运 / 延长是一个非常有效的工具，但许多外科医生和患者都刻意避免使用外固定装置。自 20 世纪 80 年代以来，已经开发了多代伸缩式内部延长髓内钉，最初由棘轮装置驱动，新型的则依靠外部控制的磁力驱动装置来驱动[69-71]。当与钢板联用辅助稳定时，目前设计的髓内延长钉即可实现骨搬

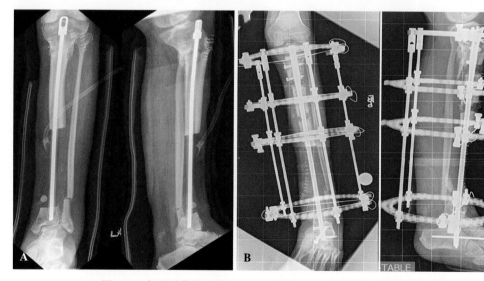

▲ 图 9-5　多平面骨搬运治疗 14cm 感染后胫骨节段性骨缺损的临床实例

A. 用 Ilizarov 螺纹杆制成的抗生素涂层棒稳定胫骨缺损的正位和侧位 X 线片；B. 在常规交锁髓内钉引导下进行双平面骨搬运的正位和侧位 X 线片，注意近端环和第二环之间的牵张间隙，以及第二环和第三环之间的第二牵张间隙，髓内钉稳定并引导搬运骨节段。经许可转载，引自 Rubin Institute for Advanced Orthopaedics，Sinai Hospital of Baltimore

运。这种技术被称为钢板辅助骨段搬运（plate-assisted bone segment transport，PABST）。根据其设计，这些磁性伸缩髓内钉可以通过延长来"推动"骨段进入节段间隙（图 9-8）或通过缩短预延长的髓内钉来"拉动"骨段进入节段间隙（图 9-9）。最新的设计允许在无辅助钢板的情况下实现搬运，但目前的经验还是有限。

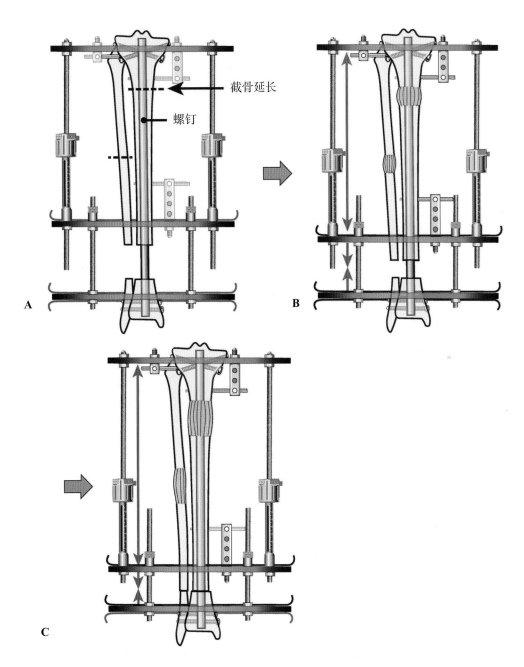

▲ 图 9-6　髓内钉辅助下骨搬运示意图

A. 髓内钉近端与远端锁定以维持骨长度；B. 以带有可控式螺纹插座的 Ilizarov 螺纹杆实现从近端干骺端截骨处向远端搬运骨段；C. 对合时，调节远端环在对合处进行加压，整个搬运过程由髓内钉固定并引导。经许可转载，引自 Rubin Institute for Advanced Orthopaedics，Sinai Hospital of Baltimore

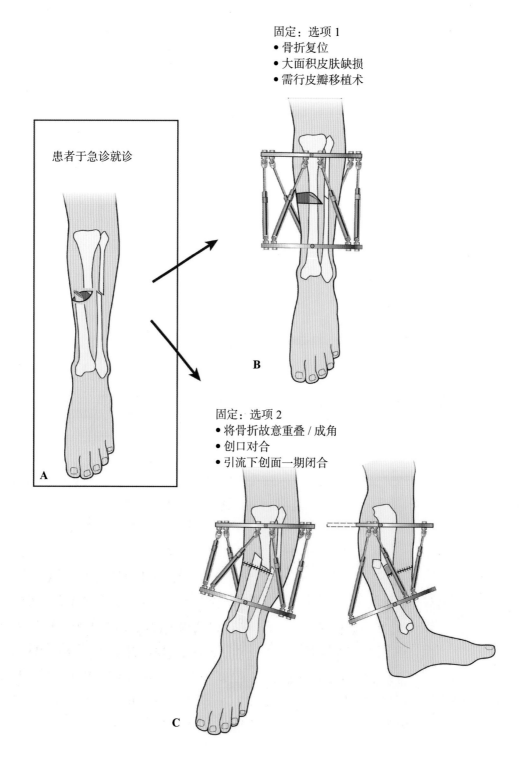

固定：选项 1
- 骨折复位
- 大面积皮肤缺损
- 需行皮瓣移植术

患者于急诊就诊

固定：选项 2
- 将骨折故意重叠 / 成角
- 创口对合
- 引流下创面一期闭合

▲ 图 9-7　**A.** 急性短缩用于复合性骨与软组织损伤的示意图；**B.** 骨与软组织损伤可以根据骨的长度而固定，而软组织却无法闭合；**C.** 骨与软组织损伤可将骨短缩和（或）成角固定以便于软组织闭合，**3** 周后，软组织充分愈合，开始牵张和重新对齐骨骼

经许可转载，引自 Rubin Institute for Advanced Orthopaedics，Sinai Hospital of Baltimore

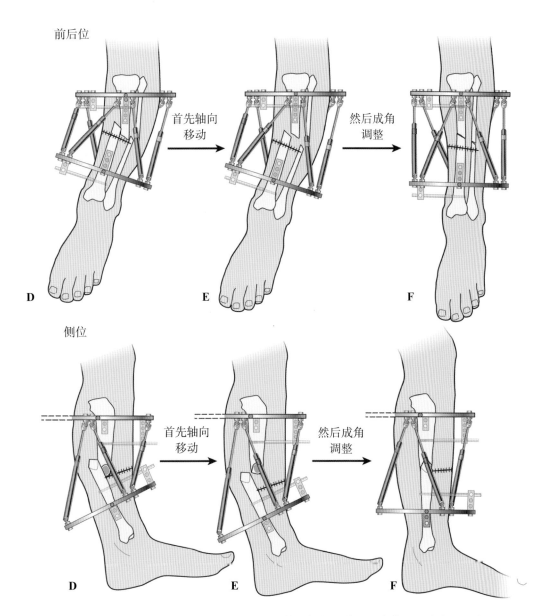

前后位

首先轴向
移动

然后成角
调整

D　　　　　　　　　E　　　　　　　　　F

侧位

首先轴向
移动

然后成角
调整

D　　　　　　　　　E　　　　　　　　　F

▲ 图 9-7（续）　D 至 F. 六轴外固定架的正位和侧位示意图，在软组织愈合后逐渐纠正
骨骼的长度和成角畸形

经许可转载，引自 Rubin Institute for Advanced Orthopaedics，Sinai Hospital of Baltimore

六、基于循证医学的不同骨骼的节段性缺损修复方法

目前对上述任何一种技术都缺乏良好的对照研究，大部分同行评议的文献是病例系列和专家观点（Ⅳ级和Ⅴ级证据）。此外，许多病例系列描述了组合技术（如诱导膜＋带血管蒂腓骨移植、骨搬运＋骨髓浓缩物等），进一步混淆了关于单个治疗方法的结论。总之，面对复杂的肢体重建挑战，外科医生应使用他们手中最有效的"工具"。下文中笔者将尝试总结每种骨骼有效技术的可用数据，并继续着重强调对患者生理的关注，细致的软组织管理，以及对外科医生技能、机构支持、患者社会心理支持的正确理解，这些都是成功治疗的关键，且影响治疗计划的选择。

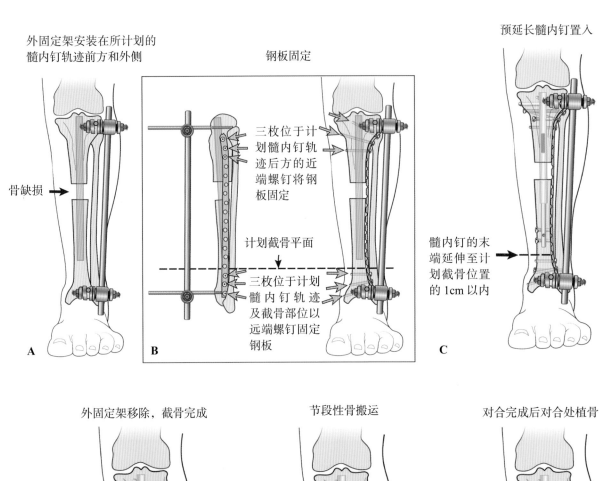

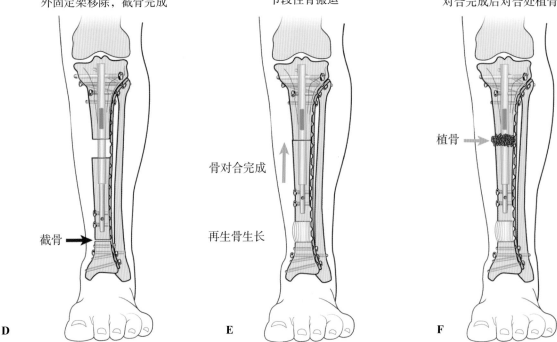

▲ 图 9-8　内部延长髓内钉 / 钢板组合式结构用于股骨骨搬运的方法示意图，即钢板辅助骨段搬运法（**PABST**）

A. 骨缺损可以用外固定架暂时固定；B. 在骨搬运过程中固定骨骼的最终方法为长锁定钢板固定；C. 在伸缩髓内钉末端至少 4~6cm 处行截骨术；D. 插入髓内钉并锁定近端和远端；E. 移除外固定架后即可开始，注意此时为髓内钉的细的部分从粗的部分向外伸出；F. 骨搬运完成后，可使用或不使用骨移植帮助对合处愈合。经许可转载，引自 Rubin Institute for Advanced Orthopaedics，Sinai Hospital of Baltimore

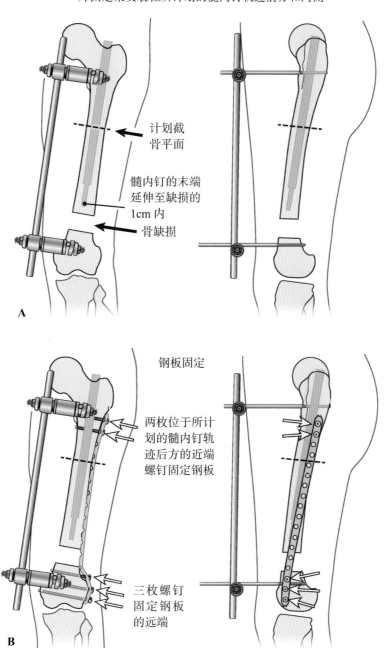

外固定架安装在所计划的髓内钉轨迹前方和内侧

计划截
骨平面

髓内钉的末端
延伸至缺损的
1cm 内

骨缺损

A

钢板固定

两枚位于所计
划的髓内钉轨
迹后方的近端
螺钉固定钢板

三枚螺钉
固定钢板
的远端

B

▲ 图 9-9　内置延长髓内钉行胫骨骨搬运的示意图，即钢板辅助骨段搬运（**PABST**）

A. 本例展示了在髓内钉远端的截骨后如何向近端"拉"搬运骨段来填充近端的骨缺损；
B. 可用外固定架临时固定缺损

经许可转载，引自 Rubin Institute for Advanced Orthopaedics，Sinai Hospital of Baltimore

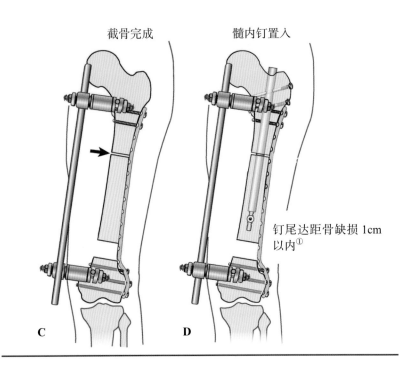

截骨完成　　　　髓内钉置入

钉尾达距骨缺损 1cm
以内①

C　　　　　D

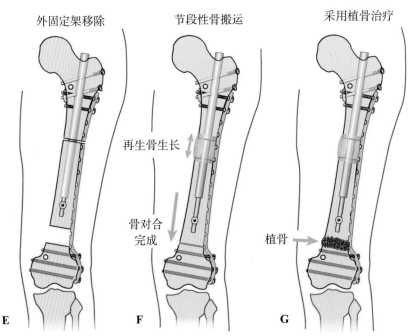

外固定架移除　　节段性骨搬运　　采用植骨治疗

再生骨生长

骨对合
完成

植骨

E　　　　F　　　　G

▲ 图 9-9（续）　内置延长髓内钉行胫骨骨搬运的示意图，即钢板辅助骨段搬运
（**PABST**）

C. 在骨搬运过程中固定骨骼的最终固定方法是使用锁定钢板；D. 将可伸缩的内部延长髓
内钉在手术台提前预先延长，即到达搬运骨段所需距离；E. 在远端干骺端的有利位置行
截骨术，然后开始牵张；F. 然后将髓内钉逐渐缩短，以将搬运的骨段拉向骨干缺损处；
G. 骨搬运完成后，可使用或不使用骨移植帮助对合处愈合。经许可转载，引自 Rubin
Institute for Advanced Orthopaedics，Sinai Hospital of Baltimore

① 译者注：原著错误，应为 cm

（一）股骨

对于＜ 5cm 的股骨缺损或不涉及整个皮质宽度的部分缺损，诱导膜或其他局部骨移植技术是比较可靠的。目前还没有使用诱导膜技术治疗股骨的大样本病例系列的报道，但有一些小样本病例系列研究描述了其较高的骨愈合率。Wu 等报道了 19 例股骨缺损，平均缺损长度 5.5cm（缺损范围为 2～10.9cm）[72]，所有患者在诱导膜形成后均行内固定＋自体骨移植或自体/同种异体骨混合移植术，最终所有股骨均愈合。Yu 等报道了 13 例股骨缺损，平均缺损长度 9.8cm（缺损范围为 5～16cm）[73]，所有患者在诱导膜形成后，于髓内钉固定辅助下行植骨术，最终所有股骨亦均愈合。8 例股骨缺损患者，缺损范围为 1～25cm，采用诱导膜技术后，植入通过 RIA 系统提取的自体骨移植物，除 1 例患者外，其余均在 1 年内愈合。在一个对比诱导膜技术和骨搬运技术治疗股骨缺损的小样本病例系列的研究中，Tong 等发现关节周围的股骨缺损更适合诱导膜技术[75]。虽然这是一个小样本研究，但这篇文章特别强调了诱导膜技术在关节周围区域的应用，这些区域可能无法用外固定和骨搬运治疗。在这些部位，形成的诱导膜可以包裹移植骨从而限制移植骨的移位，甚至可以对软骨下骨进行移植。

大段骨缺损最好采用牵张成骨术治疗。但环形外固定架在大腿上应用是有一定困难的，往往难以耐受，因此可选择混合外架或单边外架。Kadhim 等的一项系统综述报道了 96 例组合数据，表明采用单边外架骨搬运治疗股骨节段性骨缺损的愈合率为 99%，功能良好的结果为 94%[76]。而相较之下，使用环形外架导致较低的愈合率（89%）和明显较差的功能（57%的功能优良率）。该系统评价展示了环形外架在大腿部应用的挑战，强调了穿过大量肌群的骨

针和钢针会导致更多的软组织问题，包括功能障碍。多项研究进一步支持在股骨中使用单边骨搬运技术，其优势包括了有良好至优异的治疗效果和较高的骨愈合率[77-80]。

（二）胫骨

不同于股骨，环形外固定架是一种很适合用于胫骨节段性重建的方法。当然也可以使用单边外固定架，但与环形外架相比，单边外架更容易导致医源性畸形、肢体短缩和针道感染，特别是对于较大的缺损（＞ 6cm）[81]。包括节段性骨缺损病例在内的系统评价也支持采用环形外固定来进行骨搬运[76, 82]。Kadhim 等在他们的系统综述中纳入了 334 例胫骨缺损病例，采用环形外固定架进行骨搬运联合髓内钉或钢板内固定治疗节段性骨缺损，其骨愈合率达 99%且功能结果良好[76]。其他大样本病例系列研究也显示了同样的良好结果。例如，Yin 等报道，66 例平均缺损 6cm（缺损范围为 3～13cm）的胫骨节段缺损患者，治疗后一期愈合率达91%[83]，其余对合端骨不连的病例则均在植骨后成功愈合。Peng 等也报道了 58 例胫骨感染性骨不连相关的节段缺损，缺损平均 9cm（缺损范围为 6～15cm），治疗成功率为 91%[84]。Napora 等报道了 75 例胫骨骨缺损（平均缺损5.4cm）采用六轴外固定架进行骨搬运[85]，结果显示，除 5 例患者外，其余患者（93%）均成功愈合。在另一项研究中，55 例胫骨骨不连，切除骨不连病灶后采用 Ilizarov 环形外固定架或 Taylor 六轴空间外固定架治疗，其中 49/55（89%）的患者无须额外手术即可愈合[86]。Arslan等报道了 8 例儿童开放性胫骨骨折相关的节段性骨缺损，平均缺损 5.4cm（缺损范围为 4.5～8.5cm）[87]。此外，还有一些小规模的研究支持骨搬运治疗胫骨节段性骨缺损[88-91]。

与诱导膜技术相比，骨搬运治疗胫骨节段

缺损获得了与 Tong 等研究相似的愈合结果[75]，该研究中骨缺损平均长度为 6.7cm（缺损范围为 2.7～15.7cm）。其中一个采用诱导膜技术治疗的患者，由于感染复发进行了一次骨搬运治疗后最终愈合。功能结果在两组之间存在差异，考虑到外架保留时间问题，更支持使用诱导膜技术。Sadek 等比较了 Masquelet 技术与骨搬运治疗在＜6cm 节段性骨丢失的胫骨骨不连患者中的应用[93]。在这 30 例患者中，两组后期的骨移植无区别，但诱导膜组在足/踝关节活动相关的功能结果更好[93]。Karger 等报道了 63 例诱导膜技术治疗胫骨骨缺损病例，其中 53 例（87%）成功愈合[12]。19 例胫骨骨不连患者采用膜诱导技术后行 RIA 系统提取骨移植物植骨，最终 17 例（89%）患者在术后 1 年愈合[74]。其他报道也提示应用诱导膜技术治疗小的或部分胫骨缺损效果良好，然而大多数研究对象混杂，无法明确说明骨骼缺损部位大小，也没有对手术技术进行详细描述[94-97]。这对于报道感染后节段骨缺损的研究尤其重要，因为根除感染是开始诱导膜治疗之前的关键步骤[92, 98, 99]。与胫骨相关的技术还有利用腓骨作为移植物和（或）通过胫腓间融合代偿骨愈合。

（三）肱骨

肱骨是可以短缩的，骨缺损 3cm 以内可以通过急性短缩来治疗。对于更大的节段性骨缺损，采用带血管蒂的自体骨移植或采用同种异体骨支撑加钢板内固定的治疗方式在一些小样本病例的系列研究中已有报道。Kamrani 等报道了 9 例使用带血管蒂前臂桡骨瓣治疗肱骨远端骨不连的病例[100]，其中 8 例患者在没有额外手术的情况下痊愈，且所有患者的功能都得到了改善。Adani 等报道了 13 例采用带血管蒂的腓骨瓣移植治疗肱骨节段性缺损的病例，平均缺损长度达 12.3cm（缺损范围为 10～16cm）

[101]，虽然在本组病例中有 5 例需要手术翻修，但据作者报道，所有患者均有良好甚至极佳的功能结果。尽管 Ilizarov 骨搬运技术可用于肱骨，但被认为其不如在下肢中的应用效果。一项病例系列研究报道了 10 例平均缺损长度为 6cm（缺损范围为 3～9cm）的节段性肱骨缺损的病例取得了良好的功能和影像学结果。Liu 等报道了 11 例肱骨节段性骨缺损患者在采用急性骨短缩后又继以肱骨延长，延长平均长度达 9.5cm（缺损范围为 5.5～13.4cm），其中 10 例成功痊愈[102, 103]。诱导膜技术在理论上也可用于肱骨，但目前只是在零星的病例报道中描述。需注意的是，使用骨水泥间隔器治疗肱骨骨缺损时须注意保护桡神经，避免因 PMMA 固化时的放热反应对神经造成损伤。

（四）前臂

诱导膜技术可以很好地应用于前臂。Prasarn 等报道了 15 例前臂采用诱导膜技术后髂骨移植治疗平均 2.1cm（缺损范围为 1～7cm）的缺损，所有病例均愈合且无感染[104]。Lou 等报道了一组小型病例系列，其中包括 7 例较大缺损（平均缺损 5.8cm；缺损范围为 4～8cm），所有患者均痊愈无感染，且功能良好[105]。Walker 等同样报道了 9 例平均 4.7cm（缺损范围为 1.7～5.4cm）骨缺损的患者，其中 8 例采用诱导膜和 RIA 二期自体骨移植治疗，1 例采用自体髂骨移植[106]。所有患者均痊愈，只有 1 例患者需要进行内植物翻修。另外，带血管蒂的腓骨移植和骨搬运技术的应用在前臂骨缺损治疗中也有小型病例系列报道。Cano-Luis 等报道了 14 例采用带血管蒂腓骨移植治疗 6～11cm 的节段性骨缺损，而且其中 4 例为尺桡骨都需重建的患者[107]，14 例患者中 12 例痊愈并且功能恢复令人满意。Adani 等的一项研究中，12 例患者中有 11 例使用带血管蒂腓骨移植修复 6～13cm 的骨缺损[108]。Zhang 等和 Lui 等两项研究分别报道了 16 例和 21 例前臂骨搬运治疗[109, 110]。这两项病例报道均涉及平均节段缺失约 3cm（缺损范围分别为 2.2～7.5cm 和 1.8～4.6cm）的病例。两组患者的前臂均达到骨愈合，只是 Lui 等报道这一组患者中有 4 例需要在接合处进行植骨。

总的来说，理论上骨搬运技术和 Masquelet 技术都可以应用于每个长骨骨缺损的治疗。然而，文献倾向于支持将骨搬运技术应用于肱骨骨缺损和较大的下肢骨缺损，而 Masquelet 技术则更适合应用于前臂骨缺损和下肢较小的以及部分骨缺损（表 9–1）。另外，软组织条件必须始终被考虑和优化，特别是在治疗开始时就应计划第二阶段的 Masquelet 植骨和骨搬运对接部位的骨移植。考虑到导致节段性骨缺损的损伤和条件的复杂性，妥善处理患者对分阶段手术、多步骤治疗和并发症可能性的预期也很重要。最后，我们强调在制订复杂肢体损伤治疗策略时，对患者整体的生理状态、社会心理支持、外科医生的技能和支持的医疗团队 / 服务进行综合评估非常重要。

病例 9–1　骨水泥间隔器置入后骨移植（Masquelet 技术）

病史：36 岁男性，于 8 个月前的自行车事故中发生右股骨骨折，经髓内钉内固定治疗后因手术部位感染而导致病情变复杂。在最初住院治疗过程中，患者做了 3 次灌洗和清创，其中 1 次细菌培养结果显示金黄色葡萄球菌阳性，并后续行 12 周静脉注射抗生素治疗。查体示右大腿中段有一慢性引流窦道，并且肢体长度右侧短于左侧。足背动脉和胫后动脉搏动可触及。X 线片（图 9–10）显示右股骨中段萎缩性骨不连。

治疗：患者接受手术治疗，术中右侧股骨切除 11cm 的骨不连病灶，同时进行彻底的软组织清创，然后放置含抗菌水泥涂层的髓内棒以保持股骨长度和旋转稳定性，制作骨水泥间隔器（PMMA）填充右侧股骨节段性缺损（图 9–11A）。8 周以后，取出间隔器，更换新的髓内钉，使用 RIA 系统从对侧股骨中获取自体骨移植物，获得约 40ml 的移植骨材料，然后将其放置在 PMMA 间隔器占位的骨缺损处，即骨移植区域采用从对侧股骨以 RIA 法取得的自体骨进行移植（图 9–11B）。

结果：患者以极小的肢体长度差异获得了节段性缺损的治愈（图 9–12）。

表 9–1　基于文献的支持对四肢各长骨骨缺损治疗术式选择概要

	骨搬运技术	Masquelet 技术（诱导膜技术）
肱骨	• 长段骨缺损（＞ 5cm） • 更适合使用混合式或单边式外固定架	
桡骨 / 尺骨		• 任意长度的骨缺损 • 必须实现对占位骨水泥稳定的软组织覆盖
股骨	• 长段骨缺损（＞ 5cm） • 更适合使用混合式或单边式外固定架	• 短节段骨缺损（＜ 5cm） • 部分骨缺损
胫骨	• 长段骨缺损（＞ 5cm） • 使用环形外固定架可获得更低的畸形发生率	• 短节段骨缺损（＜ 5cm） • 部分骨缺损 • 必须实现对占位骨水泥稳定的软组织覆盖

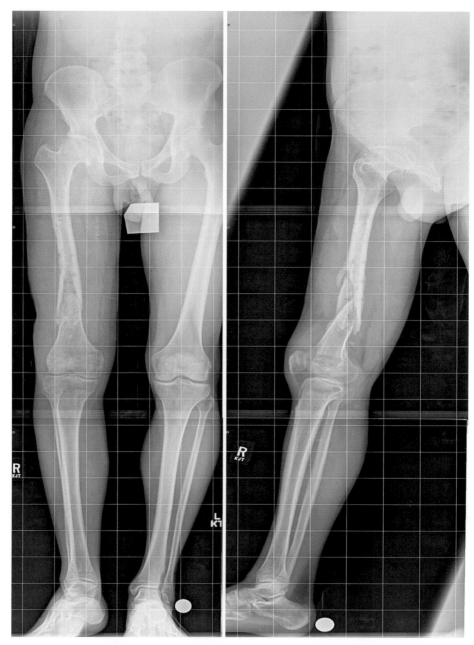

▲ 图 9-10　一位右股骨中段感染性骨不连导致双下肢不等长的患者站立位下肢全长正、侧位 X 线片

经许可转载，引自 Rubin Institute for Advanced Orthopaedics，Sinai Hospital of Baltimore

临床经验与教训

- 持续存在的感染与诱导膜技术失败息息相关，应确保感染得到充分的手术和药物治疗。
- 不适当的软组织稳定会促进感染的复发。髓内钉可以稳定骨和软组织，允许患者在分期手术期间进行负重与配合治疗。

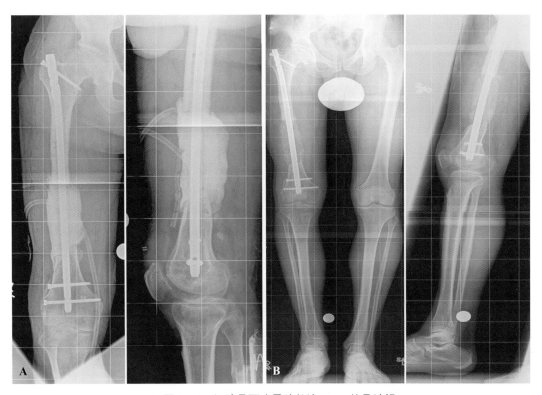

▲ 图 9-11 切除骨不连导致长达 11cm 的骨缺损

A. 采用 Masquelet 技术用 PMMA 骨水泥间隔器充填骨缺损；B. 在分期手术的后期阶段，采用植骨取代间隔器。经许可转载，引自 Rubin Institute for Advanced Orthopaedics, Sinai Hospital of Baltimore

病例 9-2 骨搬运技术

病史：17 岁男性，车祸撞击致左胫骨 Gustilo Ⅲ B 型开放性骨折。在外院进行初步固定、抗生素间隔放置和游离皮瓣覆盖。患者为临时性三角形外固定架固定，软组织稳定且闭合。检查显示可触及足背及胫后动脉搏动。X 线片显示胫骨中远端节段性缺损，采用三角形外固定架固定和抗生素间隔器植入来处理（图 9-13）。

治疗：患者接受清创后出现 8cm 的骨缺损。环形外固定架由一个近端 155mm 的 2/3 环、两个 155mm 的全环和远端 140mm 的全环组合而成。近端胫腓骨关节稳定。胫骨近端和远端截骨实现胫骨近端和远端段的双平面搬运，以填充中段骨缺损（图 9-14A）。搬运 3 个月后，通过在支架上添加半针和采用 RIA 系统获得的自体移植物进行植骨来稳定接合部位（图 9-14B）。

结果：搬运完成 3 个月后，外固定架被移除（图 9-15A）。患者胫骨愈合，没有进行额外的手术（图 9-15B）。

临床经验与教训

• 双平面牵张促进更快的搬运来填补缺损和减少外固定架使用时间。远端和近端截骨术都是在胫骨干骺端，而不是在近端两个部位截骨，这会导致对胫骨骨干进行牵张。

• 如果需要，可以在治疗过程中调整外固定架结构，如在这种情况下，接合部位植骨时需要额外的稳定性。

• 胫腓骨间关节不稳定会导致腓骨移位。

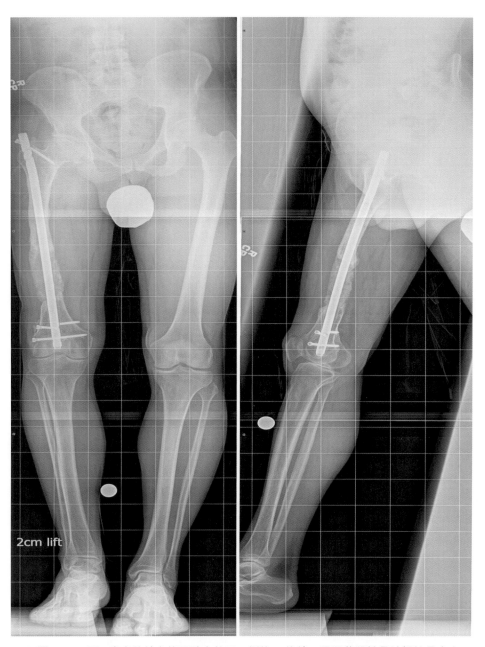

▲ 图 9-12 同一患者的站立位下肢全长正、侧位 X 线片，显示节段性骨缺损植骨愈合

经许可转载，引自 Rubin Institute for Advanced Orthopaedics，Sinai Hospital of Baltimore

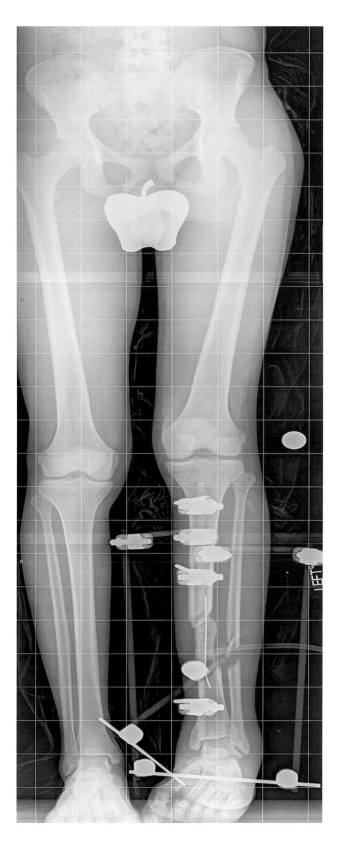

◀ 图 9-13　X 线片显示临时外固定和抗生素骨水泥间隔器填充占位

经许可转载，引自 Rubin Institute for Advanced Orthopaedics，Sinai Hospital of Baltimore

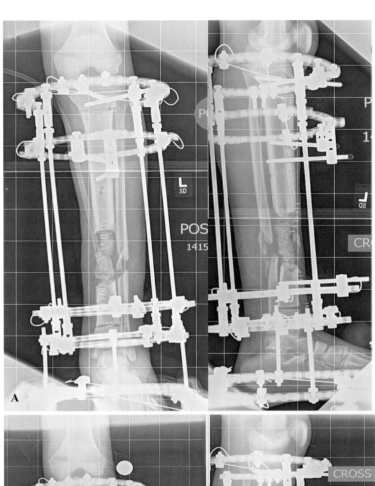

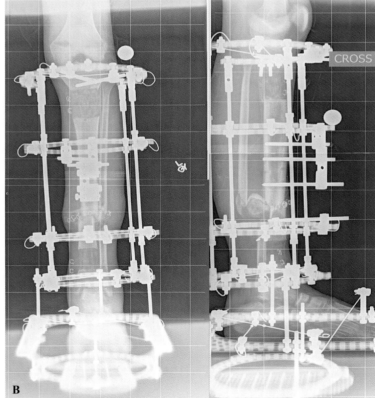

图 9-14　A. 外固定架双平面搬运的正、侧位 X 线片显示从截骨近端和远端到节段缺损的搬运部位；B. 骨搬运完成后的正、侧位 X 线片，在骨干中间的对合处植骨

经许可转载，引自 Rubin Institute for Advanced Orthopaedics，Sinai Hospital of Baltimore

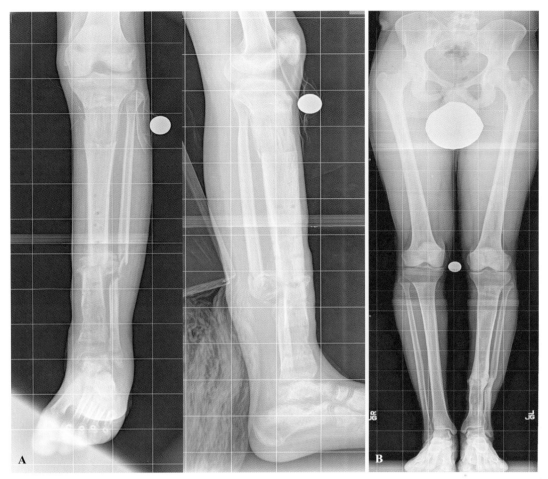

▲ 图 9-15　**A.** 移除环形外固定架后复查的正、侧位 **X** 线片，注意近、远端的愈合的再生骨区域；**B.** 胫骨愈合后最终的站立位下肢 **X** 线片

经许可转载，引自 Rubin Institute for Advanced Orthopaedics，Sinai Hospital of Baltimore

参 考 文 献

[1] Hernigou P. Bone transplantation and tissue engineering. Part II: bone graft and osteogenesis in the seventeenth, eighteenth, and nineteenth centuries (Duhamel, Haller, Ollier, and MacEwen). Int Orthop. 2015;39(1):193–204.

[2] Meeder PJ, Eggers C. The history of autogenous bone grafting. Injury. 1994;25(Suppl 1):SA2–4.

[3] Jordan CJ, Goldstein RY, McLaurin TM, Grant A. The evolution of the Ilizarov technique: part 1: the history of limb lengthening. Bull Hosp Jt Dis. 2013;71(1):89–95.

[4] Green SA, Dahl MT. Historical background. In: Intramedullary limb lengthening. Principles and practice. Cham: Springer International Publishing; 2018. p. 1–14.

[5] Ilizarov GA. The tension-stress effect on the genesis and growth of tissues. Part I. The influence of stability of fixation and soft-tissue preservation. Clin Orthop Relat Res. 1989;238:249–81.

[6] Ilizarov GA. The tension-stress effect on the genesis and growth of tissues. Part II. The influence of the rate and frequency of distraction. Clin Orthop Relat Res. 1989;239:263–85.

[7] Keating JF, Simpson AH, Robinson CM. The management of fractures with bone loss. J Bone Joint Surg Br. 2005;87:142–50.

[8] Sanders DW, Bhandari M, Guyatt D, Heels-Ansdell D, Schemitsch EH, Swiontkowski M, Tornetta P 3rd, Walter S, Investigators SPRINT. Critical-sized defect in the tibia: is it critical? Results from the SPRINT trial. J Orthop Trauma. 2014;28(11):632–5.

[9] Obremsky W, Molina C, Collinge C, Tornetta P 3rd, Sagi C, Schmidt A, Probe R, Ahn J, Nana A, Evidence-Based

Quality Value and Safety Committee-Orthopaedic Trauma Association Writing Committee. Current practices in the management of open fractures among orthopaedic trauma surgeons. Part B: management of segmental long bone defects. A surgery of Orthopaedic Trauma Association members. J Orthop Trauma. 2014;28:e203–7.

[10] McClure PK, Alrabai HM, Conway JD. Preoperative evaluation and optimization for reconstruction of segmental bone defects of the tibia. J Ortho Trauma. 2017;31(Suppl 10):S16–9.

[11] Davis KM, Griffin KS, Chu TG, Wenke JC, Corona BT, Mckinley TO, Kacena MA. Muscle-bone interactions during fracture healing. J Musculoskelet Neuronal Interact. 2015;15:1): 1–9.

[12] Karger C, Kishi T, Schneider L, Fitoussi F, Masquelet SC, French Society of Orthopaedic Surgery and Traumatology (SoFCOT). Treatment of posttraumatic bone defects by the induced membrane technique. Orthop Traumatol Surg Res. 2012;98(1):97–102.

[13] Rigal S, Merloz P, Le Nen D, Mathevon H, Masquelet AC, French Society of Orthopaedic Surgery and Traumatology (SoFCOT). Bone transport techniques in posttraumatic bone defects. Orthop Traumatol Surg Res. 2012;98(1):103–8.

[14] Bosse MJ, MacKenzie EJ, Kellam JF, Burgess AR, Webb LX, Swiontkowski MF, Sanders RW, Jones AL, McAndrew MP, Patterson BM, McCarthy ML, Travison TG, Castillo RC. An analysis of outcomes of reconstruction or amputations after leg-threatening injuries. N Engl J Med. 2002;347(24):1924–31.

[15] Lack WD, Karunaker MA, Anderame MR, Seymour RB, Sims S, Kellam JF, Bosse MJ. Type III open tibia fractures: immediate antibiotic prophylaxis minimizes infection. J Orthop Trauma. 2015;29:1): 1–6.

[16] Chang Y, Bhandari M, Zhu KL, Mirza RD, Ren M, Kennedy SA, Negm A, Bhatnagar N, Naji FN, Milovanovic L, Fei Y, Agarwal A, Kamran R, Cho SM, Schandelmaiser S, Wang L, Jin L, Hu S, Zhao Y, Lopes LC, Wang M, Petrisor B, Ristevski B, Siemieniuk RAC, Guyatt GH. Antibiotic prophylaxis in the management of open fractures: a systematic survey of current practice and recommendations. JBJS Rev. 2019;7(2):e1.

[17] Erdle NJ, Verwiebe EG, Wenke JC, Smith SC. Debridement and irrigation: evolution and current recommendations. J Ortho Trauma. 2016;30(Suppl 3):S7–S10.

[18] Toogood P, Miclau T. Critical-sized bone defects: sequence and planning. J Orthop Trauma. 2017;31(Suppl5):S23–6.

[19] Dedmond BT, Kortesis B, Punger K, Simpson J, Argenta J, Kulp B, Morykwas M, Webb LX. The use of negative pressure wound therapy (NPWT) in the temporary treatment of soft-tissue injuries associated with high-energy open tibial shaft fractures. J Orthop Trauma. 2007;21(1):11–7.

[20] Liu DS, Sofiadellis F, Ashton M, MacGill K, Webb A. Early soft tissue coverage and negative pressure wound therapy optimizes patient outcomes in lower limb trauma. Injury. 2012;43(6):772–8.

[21] Jenkinson RJ, Kiss A, Johnson S, Stephen DJ, Kreder HJ. Delayed wound closure increases deep-infection rate associated with lower-grade open fractures: a propensity-matched cohort study. J Bone Joint Surg Am. 2014;96(5):380–6.

[22] Krug E, Berg L, Lee C, Hudson D, Birke-Sorensen H, Depoorter M, Dunn R, Jeffery S Duteille F, Bruhin A, Caravaggi C, Chariker M, Dowsett C, Ferreira F, Martinez JM, Grudzien G, Ichioka S, Ingemansson R, Malmsjo M, Rome P, Vig S, Runkel N, Martin R, Smith J, International Expert Panel on Negative Pressure Wound Therapy (NPWT-EP). Evidence-based recommendation for the use of negative pressure wound therapy in traumatic wounds and reconstructive surgery: steps towards an international consensus. Injury. 2011;42:S1–12.

[23] Bhattacharyya T, Mehta P, Smith M, Pomahac B. Routine use of wound vacuum-assisted closure does not allow coverage delay for open tibia fractures. Plast Reconstr Surg. 2008;121(4):1263–6.

[24] Baldwin P, Li DJ, Auston DA, Mir HS, Yoon RS, Koval KJ. Autograft, allograft, and bone graft substitutes: clinical evidence and indications for use in the setting of orthopaedic trauma surgery. J Orthop Trauma. 2019;33:203–13.

[25] Shaw KA, Griffith MS, Shaw VM, Devine JG, Gloystein MD. Harvesting autogenous cancellous bone graft from the anterior iliac crest. JBJS Essent Surg Tech. 2018;8(3):e20.

[26] Wenish S, Trinkaus K, Hild A, Hose D, Herde K, Heiss C, Kilian O, Alt V, Schnettler R. Human reaming debris: a source of multipotent stem cells. Bone. 2005;36:74–83.

[27] Belthur MV, Conway JD, Jindal G, et al. Bone graft harvest using a new intramedullary system. Clin Orthop Relat Res. 2008;466:2973–80.

[28] Yee MA, Hundal RS, Perdue AM, Hake ME. Autologous bone graft harvest using the reamer-irrigator-aspirator. J Orthop Trauma. 2018;32(Suppl 1):S20–1.

[29] Dimitriou R, Mataliotakis GI, Angoules AG, Kanakaris NK, Giannoudis PV. Complications following autologous bone graft harvesting from the iliac crest and using the RIA: a systematic review. Injury. 2011;42(Suppl 2):S3–S15.

[30] Dawson J, Kiner D, Gardner W, et al. The reamer-irrigator-aspirator as a device for harvesting bone graft

compared with iliac crest bone graft: union rates and complications. J Orthop Trauma. 2014;28:584–90.

[31] Calori GM, Colombo M, Mazza EL, Mazzola S, Malagoli E, Mineo GV. Incidence of donor site morbidity following harvest from iliac crest or RIA graft. Injury. 2014;45(Suppl 6):S116–20.

[32] de Boer HH, Wood MB, Hermans J. Reconstruction of large skeletal defects by vascularized fibula transfer. Factors that influenced the outcome of union in 62 cases. Int Orthop. 1990;14(2):121–8.

[33] Wang W, Yeung KWK. Bone grafts and biomaterials substitutes for bone defect repair: a review. Bioact Mater. 2017;2(4):224–47.

[34] Rolvien T, Barbeck M, Wenisch S, Amling M, Krause M. Cellular mechanisms responsible for success and failure of bone substitute materials. Int J Mol Sci. 2018;19(10):e2893.

[35] Allsopp BJ, Hunter-Smith DJ, Rozen WM. Vascularized versus nonvascularized bone grafts: what is the evidence? Clin Orthop Relat Res. 2016;474(5):1319–27.

[36] Inzana JA, Schwarz EM, Kates SL, Awad HA. Biomaterials approaches to treating implant-associated osteomyelitis. Biomaterials. 2016;81:58–71.

[37] McConoughey SJ, Howlin RP, Wiseman J, Stoodley P, Calhoun JH. Comparing PMMA and calcium sulfate as carriers for the local delivery of antibiotics to infected surgical sites. J Biomed Mater Res B. 2015; 103B;103: 870–7.

[38] Luo S, Jiang T, Yang Y, Yang X, Zhao J. Combination therapy with vancomycin-loaded calcium sulfate and vancomycin-loaded PMMA in the treatment of chronic osteomyelitis. BMC Musculo Skelet. 2016;7:502.

[39] Govender S, Csimma S, Genant HK, Valentin-Opran A, Amit Y, Arbel R, BMP-2 Evaluation in Surgery for Tibial Trauma (BESTT) Study Group, et al. Recombinant human bone morphogenetic protein-2 for treatment of open tibial fractures: a prospective, controlled randomized study of four hundred and fifty patients. J Bone Joint Surg Am. 2002;84(12):2123–34.

[40] Friedlaender GE, Perry CR, Cole JD, Cook SD, Cierny G, Muschler GF, Zych GA, Calhoun JH, LaForte AJ, Yin S. Osteogenic protein-1 (bone morphogenetic protein-7) in the treatment of tibial nonunions. J Bone Joint Surg Am. 2001;83(Suppl 1):S151–8.

[41] Jones AL, Bucholz RW, Bosse MJ, Mirza SK, Lyon TR, Webb LX, Pollak AN, Golden JD, Valentin-Opran A, BMP-2 Evaluation in Surgery for Tibial Trauma-Allograft (BESTT-ALL) Study Group. Recombinant human BMP-2 and allograft compared with autogenous bone graft for reconstruction of diaphyseal tibia fractures with cortical defects. A randomized, controlled trial. J Bone Joint Surg Am. 2006;88(7):1431–41.

[42] Garrison KR, Shemilt I, Donell S, Ryder JJ, Mugford M, Harvey I, Song F, Alt V. Bone morphogenetic protein (BMP) for fracture healing in adults. Cochrane Database Syst Rev. 2010;16(6):CD006950.

[43] Hackl S, Hierholzer C, Friederichs J, Woltmann A, Buhren V, von Ruden C. Long-term outcome following additional rh BMP-7 application in revision surgery of aseptic humeral, femoral, and tibial shaft nonunions. BMC Musculoskeletal Disord. 2017;18(1):342.

[44] Hernigou O, Poignard A, Beaujean F, et al. Percutaneous autologous bone-marrow grafting for nonunions: influence of the number and concentration of progenitor cells. J Bone Joint Surg Am. 2005;87:1430–7.

[45] Schottle PC, Warner SJ. Role of bone marrow aspirate in orthopaedic trauma. Orthop Cli North Am. 2017;48(3): 311–21.

[46] Jager M, Herten M, Fochtmann U, Fischer J, Hernigou P, Zilkens C, Hendrich C, Krauspe R. Bridging the gap: bone marrow aspirate concentrate reduced autologous bone grafting in osseous defects. J Orthop Res. 2011;29(2):173–80.

[47] Petri M, Namazian A, Wilke F, Ettinger M, Stubig T, Brand S, Bengel F, Krettek C, Berding G, Jagodzinski M. Repair of segmental long-bone defects by stem cell concentrate augmented scaffolds: a clinical and positron emission tomography-computed tomography analysis. Int Orthop. 2013;37(11):2231–7.

[48] Gianakos A, Ni A, Zambrana L, Kennedy JG, Lane JM. Bone marrow aspirate concentrate in animal long bone healing: an analysis of basic science evidence. J Orthop Trauma. 2016;30(1):1–9.

[49] Taylor BC, French BG, Fowler TT, Russell J, Poka A. Induced membrane technique for reconstruction to manage bone loss. J Am Acad Orthop Surg. 2012;20(3):142–50.

[50] Masquelet AC. Induced membrane technique: pearls and pitfalls. J Ortho Trauma. 2017;31(Suppl 10):S36–8.

[51] Yee MA, Mead MP, Alford AI, Hak DJ, Mauffrey C, Hake ME. Scientific understanding of the induced membrane technique: current status and future directions. J Orthop Trauma. 2017;31(Suppl 10):S3–8.

[52] Eralp L, Kocaoglu M, Ozkan K, Turker M. A comparison of two osteotomy techniques for tibial lengthening. Arch Orthop Trauma Surg. 2004 Jun;124(5):298–300.

[53] Beltran MJ, Blair JA, Rathbone CR, Hsu JR. The gradual expansion muscle flap. J Orthop Trauma. 2014;28(1): e15–20.

[54] Quinnan SM. Segmental bone loss reconstruction using ring fixation. J Orthop Trauma. 2017;31(Suppl 10): S42–6.

[55] Borzunov DY. Long bone reconstruction using multilevel lengthening of bone defect fragments. Int Orthop.

2012;36(8):1695–700.

[56] El-Alfy B, El-Mowafi H, Kotb S. Bifocal and trifocal bone transport for failed limb reconstruction after tumour resection. Acta Orthop Belg. 2009;75(3):368–73.

[57] Paley D, Herzenberg JE, Paremain G, Bhave A. Femoral lengthening over an intramedullary nail. A matched-case comparison with Ilizarov femoral lengthening. J Bone Joint Surg Am. 1997;79(10):1464–80.

[58] Burghardt RD, Manzotti A, Bhave A, Paley D, Herzenberg JE. Tibial lengthening over intramedullary nail: a matched case comparison with Ilizarov tibial lengthening. Bone Joint Res. 2016;5(1):1–10.

[59] Bernstein M, Fragomen AT, Sabharwal S, Barclay J, Rozbruch SR. Does integrated fixation provide benefit in the reconstruction of posttraumatic tibial bone defects? Clin Orthop Relat Res. 2015;473(10):3143–53.

[60] Rozbruch SR, Kleinman D, Fragomen AT, Ilizarov S. Limb lengthening and then insertion of an intramedullary nail: a case-matched comparison. Clin Orthop Relat Res. 2008;466(12):2923–32.

[61] Iobst CA, Dahl MT. Lengthening with submuscular plate stabilization. J Pediatr Orthop. 2007;27:504–9.

[62] Harbacheuski R, Fragomen AT, Rozbruch SR. Does lengthening and then plating (LAP) shorten duration of external fixation? Clin Orthop Relat Res. 2012;470: 1771–81.

[63] Rozbruch SR, Weitzman AM, Watson JT. Simultaneous treatment of tibial bone and soft-tissue defects with the Ilizarov method. J Orthop Trauma. 2006;20:197–205.

[64] Sharma H, Nunn T. Conversion of open tibial IIIb to IIIa fractures using intentional temporary deformation and the Taylor Spatial Frame. Strategies Trauma Limb Reconstr. 2013;8(2):133–40.

[65] Sen C, Kocaoglu M, Erlap L, Gulsen M, Cinar M. Bifocal compression-distraction in the acute treatment of grade III open tibia fractures with bone and soft-tissue loss: a report of 24 cases. J Orthop Trauma. 2004;18(3):150–7.

[66] Atbasi Z, Demiralp B, Kilic E, Kose O, Kurklu M, Basbozkurt M. Angiographic evaluation of arterial configuration after acute tibial shortening. Eur J Orthop Surg Traumatol. 2014;24(8):1587–95.

[67] Pierrie SN, Hsu JR. Shortening and angulation strategies to address composite boen and soft tissue defects. J Orthop Trauma. 2017;31:S32–5.

[68] Tetsworth K, Paley D, Sen C, Jaffe M, Maar DC, Glatt V, Hohmann E, Herzenberg JE. Bone transport versus acute shortening for the management of infected tibial non-unions with bone defects. Injury. 2017;48(10):2276–84.

[69] Cole JB, Justin D, Kasparis T, DeVlught D, Knobloxh C. The intramedullary skeletal kinetic distractor (ISKD): first clinical results of a new intramedullary nail for lengthening of the femur and tibia. Injury. 2001;32(Suppl 4):S139–59.

[70] Baumgart R, Betz SL. A fully implantable motorized intramedullary nail for limb lengthening and bone transport. Clin Orthop Relat Res. 1997;343:135–43.

[71] Paley D. Precice intramedullary limb lengthening system. Expert Rev Med Devices. 2015;12(3):231–49.

[72] Wu H, Shen J, Yu X, Fu J, Yu S, Sun D, Xie Z. Two stage management of Cierny-Mader type IV chronic osteomyelitis of the long bones. Injury. 2017 Feb;48(2):511–8.

[73] Yu X, Wu H, Li J, Xie Z. Antibiotic cement-coated locking plate as a temporary internal fixator for femoral osteomyelitis defects. Int Orthop. 2017 Sep;41(9): 1851–7.

[74] Stafford PR, Norris BL. Reamer-irrigator-aspirator bone graft and bi Masquelet technique for segmental bone defect nonunions: a review of 25 cases. Injury. 2010;41:S72–7.

[75] Tong K, Zhong Z, Peng Y, Lin C, Cao S, Yang Y, Wang G. Masquelet technique versus Ilizarov bone transport for reconstruction of lower extremity bone defects following posttraumatic osteomyelitis. Injury. 2017 Jul;48(7): 1616–22.

[76] Kadhim M, Holmes L Jr, Gesheff MG, Conway JD. Treatment options for nonunion with segmental bone defects: systematic review and quantitative evidence synthesis. J Orthop Trauma. 2017;31(2):111–9.

[77] Yin P, Zhang L, Li T, Zhang L, Wang G, Li J, Liu J, Zhou J, Zhang Q, Tang P. Infected nonunion of tibia and femur treated by bone transport. J Orthop Surg Res. 2015;10(10):49.

[78] Wan J, Ling L, Zhang XS, Li ZH. Femoral bone transport by a monolateral external fixator with or without the use of intramedullary nail: a single-department retrospective study. Eur J Orthop Surg Traumatol. 2013 May;23(4):457–64.

[79] Agrawal HK, Garg M, Singh B, Jaiman A, Khatkar V, Khare S, Batra S, Sharma VK. Management of complex femoral nonunion with monorail external fixator: a prospective study. J Clin Orthop Trauma. 2016;7(Suppl 2):191–200.

[80] Zhang Q, Zhang W, Zhang Z, Zhang L, Chen H, Hao M, Deng J, Tang P. Femoral nonunion with segmental bone defect treated by distraction osteogenesis with monolateral external fixation. J Orthop Surg Res. 2017;12(1):183.

[81] Rohilla R, Wadhwani J, Devgan A, Singh R, Khanna M. Prospective randomized comparison of ring versus rail fixator in infected gap nonunion of tibia treated with distraction osteogenesis. Bone Joint J. 2016;98–B(10): 1399–405.

[82] Papakostidis C, Bhandari M, Giannoudis PV. Distraction osteogenesis in the treatment of long bone defects of the lower limbs: effectiveness, complications and clinical results; a systematic review and meta-analysis. Bone Joint J. 2013;95–B(12):1673–80.

[83] Yin P, Zhang Q, Mao Z, Li T, Zhang L, Tang P. The treatment of infected tibial nonunion by bone transport using the Ilizarov external fixator and a systematic review of infected tibial nonunion treated by Ilizarov methods. Acta Orthop Belg. 2014;80(3):426–35.

[84] Peng J, Min L, Xiang Z, Huang F, Tu C, Zhang H. Ilizarov bone transport combined with antibiotic cement spacer for infected tibial nonunion. Int J Clin Exp Med. 2015;8(6):10058–65.

[85] Napora JK, Weinberg DS, Eagle BA, Kaufman BR, Sontich JK. Hexapod frame stacked transport for tibial infected nonunions with bone loss: analysis of use of adjunctive stability. J Orthop Trauma. 2017;31(7):393–9.

[86] Abuomira IE, Sala F, Elbatrawy Y, Lovisetti G, Alati S, Capitani D. Distraction osteogenesis for tibial nonunion with bone loss using combined Ilizarov and Taylor spatial frames versus a conventional circular frame. Strategies Trauma Limb Reconstr. 2016;11(3):153–9.

[87] Arslan H, Ozkul R, Gem M, Almdar C, Sahin I, Kisin B. Segmental bone loss in pediatric lower extremity fractures: indications and results of bone transport. J Pediatr Orthop. 2015;35(2):e8–12.

[88] Aktuglu K, Günay H, Alakbarov J. Monofocal bone transport technique for bone defects greater than 5 cm in tibia: our experience in a case series of 24 patients. Injury. 2016;47(Suppl 6):S40–6.

[89] Chaddha M, Gulati D, Singh AP, Singh AP, Maini L. Management of massive posttraumatic bone defects in the lower limb with the Ilizarov technique. Acta Orthop Belg. 2010;76(6):811–20.

[90] El-Alfy BS. Unhappy triad in limb reconstruction: management by Ilizarov method. World J Orthop. 2017;8(1):42–8.

[91] Hohmann E, Birkholtz F, Glatt V, Tetsworth K. The "road to union" protocol for the reconstruction of isolated complex high-energy tibial trauma. Injury. 2017;48(6):1211–6.

[92] McNally M, Ferguson J, Kugan R, Stubbs D. Ilizarov treatment protocols in the Management of Infected Nonunion of the Tibia. J Orthop Trauma. 2017;31(Suppl 5):S47–54.

[93] Sadek AF, Laklok MA, Fouly EH, Elshafie M. Two stage reconstruction versus bone transport in management of resistant infected tibial diaphyseal nonunion with a gap. Arch Orthop Trauma Surg. 2016;136(9):1233–41.

[94] Giannoudis PV, Harwood PJ, Jeffocat D, Tosounidis T, Kanakaris NK. Restoration of long bone defects treated with the induced membrane technique: protocol and outcomes. Injury. 2016;47(Suppl 6):S53–61.

[95] Zoller SD, Cao LA, Smith RA, Sheppard W, Lord EL, Hamad CD, Ghodasra JH, Lee C, Jeffcoat D. Stages reconstruction of diaphyseal fractures with segmental defects: surgical and patient-reported outcomes. Injury. 2017;48(10):2248–52.

[96] Gupta G, Ahmad S, Zahid M, Khan AH, Sherwani MK, Khan AQ. Management of traumatic tibial diaphyseal bone defect by "induced-membrane technique". Indian J Orthop. 2016;50(3):290–6.

[97] Qiu XS, Chen YX, Qi XY, Shi HF, Wang JF, Xiong J. Outcomes of cement beads and cement spacers in the treatment of bone defects associated with post-traumatic osteomyelitis. BMC Musculoskelet Disord. 2017;18(1):256.

[98] Azi ML, Teixeira AA, Cotias RB, Joeris A, Kfuri M Jr. Membrane induced osteogenesis in the Management of Posttraumatic Bone Defects. J Orthop Trauma. 2016; 30(10):545–50.

[99] Morelli I, Drago L, George DA, Gallazzi E, Scarponi S, Romanò CL. Masquelet technique: myth or reality? A systematic review and meta-analysis. Injury. 2016;47(Suppl 6):S68–76.

[100] Kamrani RS, Farhadi L, Farhoud AR. Forearm as a valuable source of vascularized bone graft for the distal humerus. J Shoulder Elbow Surg. 2018;27(3):435–43.

[101] Adani R, Delcroix L, Innocenti M, Tarallo L, Baccarani A. Free fibula flap for humerus segmental reconstruction: report on 13 cases. Chir Organi Mov. 2008;91(1):21–6.

[102] Barawi Rafiq O. Management of bone defect of humerus by Ilizarov method. Genij Ortopedii. 2016;1:36–9.

[103] Liu T, Zhang X, Li Z, Zeng W, Peng D, Sun C. Callus distraction for humeral nonunion with bone loss and limb shortening caused by chronic osteomyelitis. J Bone Joint Surg Br. 2008;90(6):795–800.

[104] Prasarn ML, Ouellette EA, Miller DR. Infected nonunions of diaphyseal fractures of the forearm. Arch Orthop Trauma Surg. 2010;130(7):867–73.

[105] Luo TD, Nunez FA Jr, Lomer AA, Nunez FA Sr. Management of recalcitrant osteomyelitis and segmental bone loss of the forearm with the Masquelet technique. J Hand Surg Eur Vol. 2017;42(6):640–2.

[106] Walker M, Sharareh B, Mitchell SA. Masquelet reconstruction for posttraumatic segmental bone defects in the forearm. J Hand Surg Am. 2019;44(4):342.

[107] Cano-Luis P, Andres-Cano R, Ricon-Recarey FJ, Giraldez-Sanchez MA. Treatment of posttraumatic bone defects of the forearm with vascularized fibular grafts. Follow up after fourteen years. Injury. 2018;49(Suppl

2):S27–35.

[108] Adani R, Delcroix L, Innocenti M, Marcoccio I, Tarallo L, Celli A, Ceruso M. Reconstruction of large posttraumatic skeletal defects of the forearm by vascularized free fibular graft. Microsurgery. 2004;24(6):423–9.

[109] Zhang Q, Yin P, Hao M, Li J, Lv H, Li T, Zhang H, Wang G, Zhang L, Tang P. Bone transport for the treatment of infected forearm nonunion. Injury. 2014;45(12):1880–4.

[110] Liu T, Liu Z, Ling L, Zhang X. Infected forearm nonunion treated by bone transport after debridement. BMC Musculoskelet Disord. 2013;14:273.

第 10 章　功能恢复：肌腱和神经移位术
Restoring Function: Tendon and Nerve Transfers

Keith T. Aziz　Jaimie T. Shores　John V. Ingari　著

一、概述

上肢损伤可导致严重的肢体功能障碍，尤其是因神经损伤引起的肌肉麻痹和感觉障碍而导致的功能丧失。此外，在无神经损伤的情况下也可以出现功能丧失。例如，当机体遭受严重的软组织损伤，特别是在肌肉、肌腱或肌肉 – 肌腱移行处任何部分的损伤使肌肉失去功能时。通常，在接诊患者时，都需要进行全面的体格检查和详细的病史采集。在对功能缺失有了全面的了解之后，与患者进行仔细的沟通确定预期目标是很重要的，以便在肢体重建时最大限度地提高患者的满意度和治疗效果。本章将回顾上肢重建手术的原则和方法，并且重点关注通过神经和肌腱移位恢复功能的方法。虽然本章讨论的重点是功能恢复，但是认识到骨损伤可使治疗进一步复杂化，并且在处理严重损伤肢体时将骨损伤纳入考虑也是非常重要的。

二、神经移位

（一）历史

神经损伤和修复的概念一直是人们所关注的重点领域，最早的关于将神经末梢对接来修复受损神经的研究可以追溯到 7 世纪，当时来自希腊 Aegina 的 Paul 在伤口闭合过程中将神经末梢相对接来修复受损神经[1]。Augustus Waller 成功在两栖动物模型上进行舌下神经横断实验后，人们开始对神经损伤有了更全面的认识，Wallerian 变性也正是因为他而得名[2]。Seddon 是第一个根据损伤程度对神经损伤进行分类的人，不幸的是这很可能是因为第二次世界大战所促成的[3]。Seddon 承认他的分类术语神经失用症、轴索断裂和神经断裂是直接根据 Liverpool 的 Henry Cohen 教授的描述而来[3]。随着学者们对神经损伤认识的加深，神经修复技术也有相应的提高[4, 5]。Sunderland 在 Seddon 最初的工作基础上进行了扩展，并对神经断裂类型进行了进一步细分，还对周围神经神经束解剖的重要性提供了重要的见解，并对绘制周围神经神经束解剖图做出了重大贡献[6-9]。得益于 Seddon 和 Sunderland 所奠定的工作基础，人们对周围神经损伤后神经恢复潜力的理解有了重大的进展，同时也更好地理解了什么时候考虑神经移位以获得功能恢复。

神经移位是将健康神经与受体神经接合，目的是为远端目标单位提供感觉或运动功能[10]。Flourens 在 19 世纪早期第一次报道了使用神经移位修复公鸡神经损伤[11]。继这项研究之后，学者们开展了其他动物模型研究，特别是 Vulpian 和 Philipeaux 的犬模型实验[12]。由于许多关于神经移位的早期文献都起源于法国，所以在 19 世纪末 Létiévant 的著作中最早报道了神经移位的临床应用也就不足为奇了[13]。不久之后，学者们开始尝试用神经移位治疗臂丛神经病变，Harris 和 Low 报道了使用完整的神经根治疗 Erb's 麻痹的早期功能结果[14]。自这些研究以来，对神经移位的应用有了一些进展，其他类型的神经移位也广泛被报道[10, 15, 16]。当考虑用神经移位术对上肢损伤进行修复重建时，必须考虑损伤时间、损伤区域、可用的供体神经、特定的重建目标和其他患者相关特异性因素。

（二）神经移位的原则

当用神经移位来恢复功能时，有必要牢记一句在使用自体神经移位时常用的格言，即"拆东墙补西墙"。如果神经移位后获得的功能恢复不能达到或超过切取供体神经后造成的功能损失，则有必要考虑其他修复方案，并与患者充分沟通。理想情况下，供体神经或神经束应有"富余"的神经支配，在切取供体神经后造成的功能损失很小或可以忽略不计。供体神经应与受体神经匹配，即运动神经供体用于运动神经受体，感觉神经供体用于感觉神经受体。在进行运动神经移位时，要有较高的供体与受体轴突比例，Schreiber 建议供体轴突与受体轴突的比例至少为 0.7 : 1，以获得最佳修复效果[17]。

在考虑运动神经移位时，最理想的方法是使用具有协同作用的神经或神经束，因为这有助于术后康复。同样，同一根供体神经不应该用来支配两组相拮抗的肌肉，因为这几乎不可能实现功能康复。根据美国医学研究理事会（Medical Research Council，MRC）肌肉分级系统指示，供体神经所支配肌肉的肌力至少应为 4 级，因为移位后的肌力下降十分常见[18, 19]。

供体神经应以无张力的方式与受体神经连接，并且最理想的是紧贴受体神经（即接合处尽可能靠近受体神经运动终板）。此外，确保供体神经和受体神经之间尺寸相匹配也很重要。当进行神经移位时，必须确保受肌肉支配的关节具有灵活性和骨稳定性。最后，我们应该始终考虑预期的神经移位是否会使肌腱移位等其他可供选择的重建方案变得困难或不能实施。

在进行上肢严重损伤的重建时，神经移位有一些相对的禁忌证。值得注意的是，如果计划移位的区域有广泛的瘢痕组织，这可能使神经的解剖分离不可行或极其艰难。与瘢痕组织相关的问题还有节段性神经损伤或与预期受体神经相连接部位的广泛神经瘤形成等问题。对于神经移位的时机选择，有一些重要的因素要考虑。例如，有研究表明在损伤后 12 个月尝试运动神经移位，效果不是很理想[20, 21]。由于 Chao 等已经确定了防止运动终板退化的靶点，神经移位的窗口期可能会被延长[22]。最后，当尝试神经移位时，神经可塑性的考量是很重要的，因为运动皮层的可塑性在功能恢复中发挥作用[23, 24]。然而，目前还没有被广泛接受的评估神经可塑性的定量方法。

（三）肩关节麻痹

肩关节麻痹，常常伴有外展功能、外旋功能的丧失，或外展功能和外旋功能同时障碍。这两种功能是肩关节稳定的关键，用以保持手的空间位置。腋神经（$C_5 \sim C_6$）、肩胛上神经（$C_5 \sim C_6$）均起源于上臂丛神经根。这两种神经都为外展肌提供神经支配，即三角肌（腋神经）和冈上肌（肩胛上神经）。此外，这两种神经也为控制外旋的小圆肌（腋神经）和冈下肌（肩胛上神经）提供神经支配。因为这两条神经根位于臂丛神经的最头侧部分，所以因牵引损伤导致患者出现肩关节麻痹并不少见。

1. 肩胛上神经麻痹

对于肩胛上（suprascapular，SS）神经损伤，脊髓副神经（spinal accessory nerve，SAN）远端分支是报道最多的一种神经移位选择[25-27]。因为脊髓副神经的远端分支仅为下斜方肌提供运动神经，因此辨别出脊髓副神经的远端分支对避免整个斜方肌失神经支配非常重要[28, 29]。将脊髓副神经远端分支移位到肩胛上神经通常不需要进行神经移植。脊髓副神经 – 肩胛上神经移位术的手术入路可以通过锁骨前上入路（图 10-1 和图 10-2）[25] 或后路[30] 来完成，这样可以避免感染或损伤。脊髓副神经远端分支移位到肩胛上神经通过一期神经缝合来完成（图 10-2 至图 10-5）。在一项大型脊髓副神经远端分支 – 肩胛上神经移位病例系列中，可以看到此术式有很陡峭的学习曲线，即在病例系列历时 10 年中，观察到前 2 年的手术失败率为 25%，后 8 年的手术失败率为 5%，其中神经移位手术后，患者获得的主动外展功能少于 30° 被定义为手术失败。

研究表明，这种神经移位方法可使肩关节外展达到 30°～80°，外旋平均可达到 13.3°～71.2° [27, 31, 33]。报道的一些不良结果可能是由于没有充分识别肩胛上神经病变所致[34]。肩胛上神经损伤有 3 个常见的部位，包括上干起始部位、肩胛切迹、冈盂切迹或以上部位的组合，如果对这些部位的病变识别不足，将严重

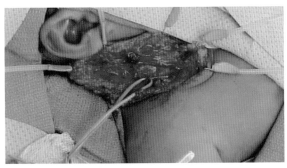

▲ 图 10-1　右肩胛上神经周围有血管环绕。患者（婴儿）仰卧，头转向对侧

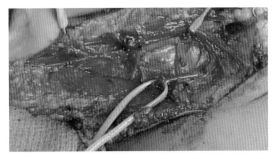

▲ 图 10-2　肩胛上神经放大视野，神经周围血管环绕。患者仰卧，头转向对侧

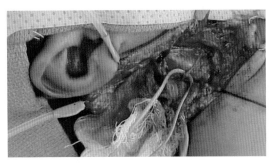

▲ 图 10-3　识别供体神经，即脊髓副神经。其被血管环绕

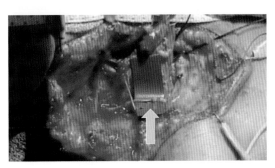

▲ 图 10-4　脊髓副神经与肩胛上神经吻合。箭示吻合处

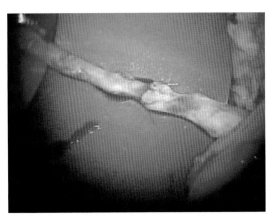

▲ 图 10-5　显微镜下脊髓副神经与肩胛上神经吻合处

影响预后[26]。

在无法使用脊髓副神经远端分支的情况下，或者因为外伤，或者该部分神经已经被使用，也可以选择其他供体神经移位治疗肩胛上神经麻痹。膈神经也可用于神经移位修复肩胛上神经，其中最大规模的研究报道术后平均获得80°外展[35]。目前虽然有其他的神经移位选择，如肋间（intercostal，IC）神经和同侧舌下神经，但是两者都需要进行神经移植，结果也不是很理想[36,37]。

2. 腋神经麻痹

在单纯的腋神经麻痹中，目标主要集中于实现三角肌的神经再支配。既往的一些研究已经证明了三角肌在肩关节功能中的重要性，甚至在肩袖缺陷的患者中，三角肌也能充分代偿肩袖功能以允许一些内旋、外旋活动[38]。在腋神经损伤的情况下，进行桡神经运动支的移位，特别是肱三头肌分支，是对腋神经损伤患者中恢复三角肌功能的一个绝佳选择[39-41]。桡神经与腋神经的距离很近，两者都起源于臂丛后束，肱三头肌运动支与腋神经分支的直径通常匹配良好[34]。在腋神经麻痹的情况下确定受体神经位置时，建议选择腋神经前支，因为Leechavengvongs等已经证明，在超过90%的尸体标本中，大部分三角肌纤维，甚至三角肌后部亦受到前支的支配[42]。对于桡神经到腋神经的运动神经移位术，该术式可以从前侧入路或后侧入路来完成，但有人建议采用前方胸大肌三角肌入路，因为其具有可延伸性并能够获取其他供体神经（图10-6和图10-7）[43,44]。

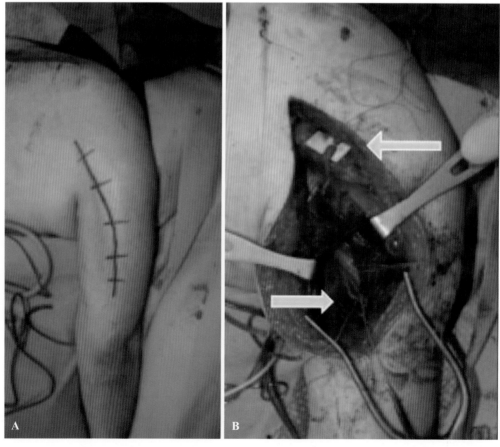

▲ 图 10-6　A. 图示后路桡神经移位至腋神经的手术切口；B. 切开后外观，识别受区腋神经（右箭）和供区桡神经（左箭）

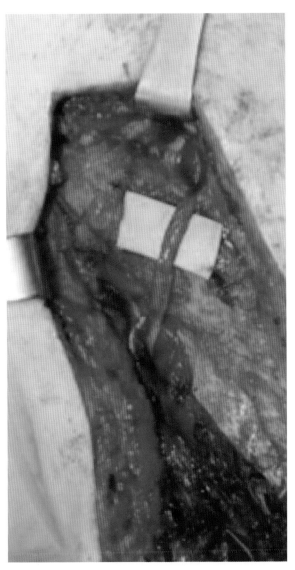

▲ 图 10-7　桡神经的肱三头肌运动支与腋神经吻合

如果腋神经作为上臂丛神经（$C_5 \sim C_6$）损伤的一部分，那么建议进行两组神经移位，即桡神经的运动分支用来修复腋神经损伤，脊髓副神经远端分支修复肩胛上神经损伤。在两组神经移位的患者中，有限的病例系列显示，肩关节外展和力量的结果令人满意[45]。

如果桡神经受损或上臂丛神经病变同时累及 C_7 神经根，可以将胸内侧神经移位至腋神经，研究显示 8 例患者均获得良好的功能恢复[46]。如果要进行胸内侧神经移位，则必须采用前侧入路。

如果臂丛神经内的运动分支不能移位，特别是有广泛的臂丛神经病变，在这种情况下，可以选择臂丛外神经移位。需要注意的是，将脊髓副神经远端分支移位到腋神经是可以的[47]，但是需要进行神经移植，且不能与神经移位修复肩胛上神经同时进行[48]。目前也有报道显示，尽管肋间神经移位至腋神经的结果有较大的差异性，但是肋间神经也是臂丛外神经移位的选择之一[47, 48]。

（四）恢复肘关节功能

1. 屈肘功能

在治疗上肢严重损伤患者时，肘关节屈曲功能的恢复是最重要的功能考量因素之一[49, 50]。恢复肘关节屈曲功能可使患者在空间中定位手的位置，以极大方便患者自理和增强其独立性。屈肘是由肌皮（musculocutaneous，MC）神经及其终末分支控制，其为肱二头肌和肱肌提供神经支配。

Oberlin 等推广了一种最广泛报道的用于肌皮神经损伤的神经移位方案，包括将尺神经束移位到肱二头肌[51]。"Oberlin" 这个名词被广泛认可，但需要认识到 "Oberlin" 仅涉及一种单一的神经移位术式[52]。供体神经束通常是尺侧腕屈肌的运动神经束，在牺牲尺侧腕屈肌的运动神经支进行移位之前，评估其握力是很重要的[52-54]。为了识别该运动神经束，术中应在神经缝合前使用神经刺激器（图 10-8 至图 10-11）。Oberlin 移位术已被广泛运用，并显示出非常好的临床效果[52-56]，在临床病例研究中，高达 92% 的上臂丛神经损伤患者肘关节屈曲肌力达到 4 级[55]。当患者咨询 Oberlin 移位的预期效果时，要牢记涉及 C_7 的臂丛神经病变会对起于内上髁的伸肌群造成损害从而使预期功能降低。

Tung 等使用了另一种神经移位来恢复肘

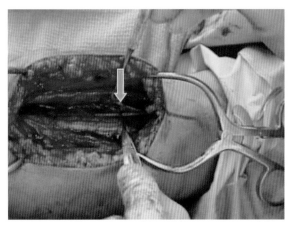

▲ 图 10-8　Oberlin 神经移位手术入路，患者仰卧位，手臂外展。第一步是识别肌皮神经（箭）

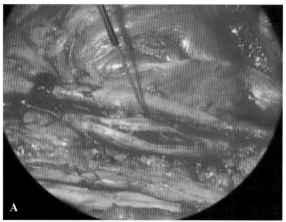

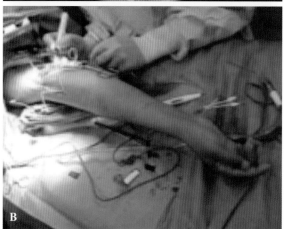

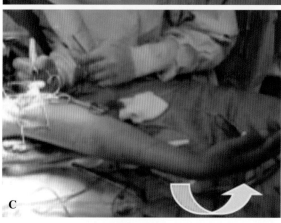

▲ 图 10-9　A. 大体识别尺神经，然后开始解剖分离其神经束分支，找到支配尺侧腕屈肌的运动神经束；B. 刺激神经束确认其为尺侧腕屈肌神经束；C. 观察到尺侧腕屈肌强力收缩（箭示腕关节屈曲和尺偏）

关节屈曲功能，此方法将肱肌作为受体肌[57]。如果肱肌是受神经支配的唯一远端靶标，则要记住肱肌仅作为肘关节屈肌的功能，肱二头肌可作为使前臂屈曲和旋后的肌肉，此点是很重要的。Tung 等概述了当因患者特殊因素导致尺神经束不能使用时，使用替代供体神经如正中神经、胸内侧神经、肋间神经和肱三头肌运动分支等是有效的。单独的正中神经运动束的移位，通常是支配指浅屈肌的分支，结果显示获得 4 级肌力，与 "Oberlin" 术式效果相当[58]。

Mackinnon 等介绍了一种与 Oberlin 手术联合，同时将支配指浅屈肌的正中神经运动束移位到肱肌的手术方法[59]。Martins 等比较了双神经移位和单神经移位的效果，发现双神经移位组的平均屈曲力量增加了 5.6～4.14kg[60, 61]。虽然双神经移位可以改善屈曲强度，但由于患者神经丛病变有差异，还是要审慎地看待这些结果。此外，前述报道的屈曲强度的增加未必有临床意义，并且排除了该神经束作为未来其他重建选择的潜在可能。

在没有可用的臂丛内神经供体的情况下，有文献表明使用臂丛外神经供体也能取得相当好的效果。只要不采用神经移植，单纯肋间神经移位的患者有 60% 以上显示出良好的效果[62, 63]。Merrell 证明，肋间神经移位使用神经移植会降低恢复抗重力及以上屈曲肌力患者的比例，从无神经移植的 70% 以上患者降至有神经移植的 43%[63]。

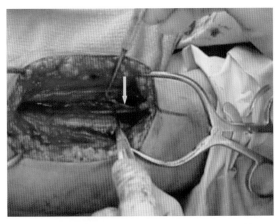

▲ 图 10-10　确定肌皮神经肱二头肌运动支（箭）

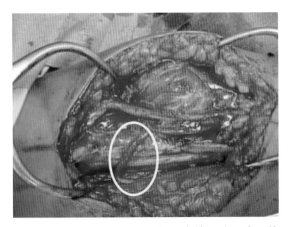

▲ 图 10-11　尺神经运动支与肌皮神经肱二头肌的运动支吻合

如果尚未用于恢复其他功能，脊髓副神经的远端分支也可进行移位以恢复肘关节屈曲功能。现有文献报道，达到抗重力屈肘肌力的患者比例在 35%～94%，尽管存在很大差异，但大多数研究表明，脊髓副神经的远端分支移位到肌皮神经，有超过 60% 的患者肘关节屈曲功能恢复良好 [33, 47, 64]。最后，膈神经也被用于恢复肘关节屈曲功能，在两个不同的研究中，超过 80% 的患者获得了抗重力屈肘功能 [65, 66]。然而，胸部损伤或横膈膜损伤的患者不建议使用膈神经（这在肢体严重损伤患者中很常见）。

Maldonado 等描述了另一种利用带神经的游离股薄肌移植恢复肘关节屈曲的技术 [67]。功

能性游离肌肉移植的应用将在第 12 章进行详细讨论，但应该认识到，与手指外在肌屈指肌力相比，使用带神经游离肌肉移植产生的屈肘肌力要小得多（52% 患者能获得 3 级及以上屈肘肌力，而 85% 患者能获得 3 级及以上的屈指肌力）。任何计划采用游离股薄肌移位的重建技术，都应仔细考虑将肌肉移位到何处可以获得最好的效果。

2. 伸肘功能

臂丛神经病变患者在寻求恢复功能时，肘关节伸直的恢复通常不是优先考虑的。但需要在肘部伸直情况下进行移动的患者除外（如从床移动至椅子的动作）。否则，肘部伸展通常可以在重力作用下实现，而肘部伸肌对抗肘部屈曲，这是在治疗上肢严重损伤患者时最重要的考虑因素之一 [49, 50]。一些学者认为，在没有其他损伤的情况下，应用神经移位恢复肘关节伸展以改善肘关节的稳定性也是合理的 [68]。

在部分臂丛神经损伤的患者中，Bertelli 等研究将尺神经束移位到肱三头肌长头的运动支 [69]。在他们有限的病例研究中，所有 5 名患者肘关节伸直均达到 4 级肌力。Bertelli 等描述的供体神经与 Oberlin 移位中使用的尺神经支配尺侧腕屈肌的运动神经支相同。Oberlin 等也报道了类似的小样本病例，主要使用尺神经运动束并取得了良好的效果 [70]。在他们的研究中，还包括一例将正中神经束移位到肱三头肌分支的患者，术后该患者肘关节伸直力量达到 5 级。也有学者用胸内侧神经作为臂丛神经丛内供体以恢复肘关节伸展 [71]，在 Flores 等的研究中发现，将桡神经和肱三头肌的运动支作为受体神经也获得了可接受的临床结果 [71]。

大多数文献关注肘部伸直的神经移位都讨论了丛外神经供体特别是肋间神经的使用。但是，文献中关于肋间神经移位实现肘关节伸直功能的临床结果差异很大。部分研究表明，

肘关节伸展时达到抗重力肌力的患者比例为 0%～78%[54, 68, 72, 73]。尽管 Gao 等认为使用两根肋间神经与使用三根肋间神经并无区别，但当使用肋间神经实现肘关节伸展时，可能需要不止一根肋间神经才能达到预期的效果[74]。

（五）远端神经移位：手和腕

更远端神经移位的临床结果与较近端神经移位的满意结果形成鲜明对比。在以恢复远端神经支配为目的的神经移位中，时机的选择非常重要，因为移位的神经轴突需要经过更长的距离，从而需要更长的恢复时间。更长的恢复时间也可能是由运动终板退行性变导致，此外，任何神经移位都可能影响后期肌腱移位，考虑到以上这些因素，谨慎决定最佳的治疗方案并对患者进行彻底的咨询就显得尤为重要。

1. 桡神经麻痹

当神经移位用以恢复继发于桡神经损伤所致的功能障碍时，重要的是要确定神经根损伤的程度，因为神经根损伤不同于脊髓后神经损伤或高位桡神经损伤。这一节的重点是远端神经移位，将讨论腕部和手指伸直功能缺失。正中神经分支被很好地用来处理桡神经损伤后继发的运动障碍，并且有几种方式可供选择。

Ray 和 Mackinnon 将指浅屈肌（FDS）运动神经束移位到桡侧腕短伸肌（ECRB）运动分支以恢复伸腕功能，同时将桡侧腕屈肌（FCR）运动神经束移位到骨间后神经（PIN）分支以恢复伸指功能（图 10-12 至图 10-14）[75]。在他们的病例研究中，19 例患者只有 1 例没有恢复至少抗重力的伸腕肌力，而有 14 例患者手指和拇指背伸恢复良好或极好[75]。

另外，Garcia-Lopez 等将旋前圆肌运动支移位到桡侧腕短伸肌运动支以恢复伸腕功能。与 Ray 和 Mackinnon 一样，Garcia- Lopez 等将桡侧腕屈肌运动束移位到骨间后神经以恢复伸

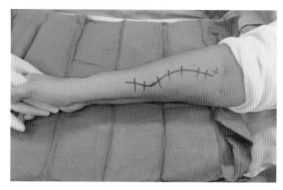

▲ 图 10-12 支配桡侧腕屈肌、指浅屈肌的运动神经支移位至支配桡侧腕短伸肌的神经分支和骨间后神经的手术切口图示

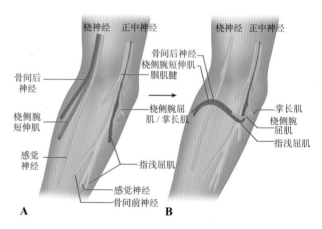

▲ 图 10-13 支配指浅屈肌、桡侧腕屈肌的运动神经支移位至骨间后神经和支配桡侧腕短伸肌的神经分支的示意图

图片由 Ray 和 Mackinnon 提供[75]

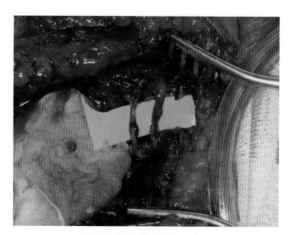

▲ 图 10-14 指浅屈肌和桡侧腕屈肌运动支与骨间后神经和桡侧腕短伸肌的神经分支吻合

指功能[75, 76]。Garcia-Lopez 等在他们的研究中发现，所有患者伸腕和拇指伸直的肌力均达到了 4 级，6 例患者中有 4 例手指伸直肌力也达到了 4 级[76]。

如果仅仅只是想恢复伸腕功能，或者是在旋前圆肌和指浅屈肌的运动支不可用的情况下，可以考虑 Bertelli 等运用的将支配旋前方肌的骨间前神经（AIN）运动支移位到桡侧腕短伸肌的方法[77]。在他们的研究中，28 例患者中有 27 例获得桡侧腕短伸肌的神经再支配，并表现出抗重力的伸腕肌力。此外，如果支配桡侧腕屈肌的运动神经分支不可用，则可以将旋后肌的运动分支移位到骨间后神经上，以获得拇指和其他手指的伸指功能。Li 等描述了将旋后肌运动支移位到骨间后神经的一组病例，随访显示，3 例患者拇指和手指伸指肌力均达到了 4 级[78]。

在确定不同的神经移位方案时，除了考虑损伤范围和手术适应证因素外，还必须仔细考虑对神经丛和神经根病变所累及的范围。支配旋后肌神经根涉及 $C_5 \sim C_6$，桡侧腕屈肌神经根涉及 $C_6 \sim C_7$，如对于 $C_6 \sim C_8$ 神经丛病变患者，对桡侧腕屈肌运动神经束进行移位将会达不到理想的效果。

2. 正中神经麻痹

正中神经麻痹患者在恢复功能时，应首先恢复拇指和示指屈曲功能，恢复抓握能力。桡神经分支已被用于修复正中神经远端缺损。对于正中神经近端缺损，应考虑应用肌皮神经和对侧颈神经根修复。

Bertelli 在 4 例患者中将桡侧腕短伸肌运动神经分支移位到骨间前神经，4 例患者均恢复到了 4 级以上运动功能，平均抓握力量达 2kg[79]。在更远端正中神经损伤的患者中，Li 等描述了将旋前圆肌运动支移位到骨间前神经。但在随访的 3 例患者中只有 2 例在骨间前神经支配区

域获得满意的运动功能恢复[78]。

如果出现正中神经完全麻痹且缺乏合适的远端运动神经供体，Ray 等描述了将肱肌运动支移位到骨间前神经的方法。在这 4 例有限的病例中，所有患者均恢复到 4 级肌力，平均抓握力量达 2.25kg[80]。

如果发生完全性臂丛撕脱伤，可以将对侧 C_7 神经根移位到正中神经[81]，然而，报道的结果变异性很大，有 26%～75% 的患者实现了正中神经支配的远端肌肉的抗重力肌力功能恢复[33, 82]。

3. 尺神经麻痹

可用于尺神经分布的远端目标肌肉神经再支配的神经移位相当有限，但其优势在于已知的神经移位不会损害任何潜在的未来肌腱移位。桡神经和正中神经的运动支均可作为供体，对尺神经分布的远端区域进行神经再支配。来自骨间前神经的旋前方肌运动支可移位至尺神经深支以恢复手内在肌的功能（图 10-15 至图 10-18）[83]。Battiston 等运用这种手术方法，在 7 位患者中有 6 位患者获得了远端目标肌肉 4 级肌力[83]。

在无法获取旋前方肌运动支的情况下，有病例报道详细描述了将骨间后神经运动支移位到尺神经[84, 85]。然而，除了已报道的成功个案，目前还没有病例系列研究来提示外科医生和患者这种方法的预期。

三、肌腱移位

（一）历史

Nicoladoni 于 1881 年最早报道了肌腱移位[86]。早期肌腱移位的目的是恢复脊髓灰质炎患者的行走功能[86]。虽然早期肌腱转移主要集中于恢复脊髓灰质炎患者的行走功能，但在

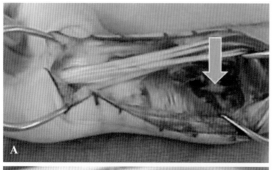

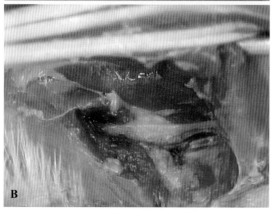

▲ 图 10-15　A. 识别支配旋前方肌的骨间前神经运动支（箭示神经进入旋前方肌）；B. 骨间前神经运动支进入旋前方肌的放大视野

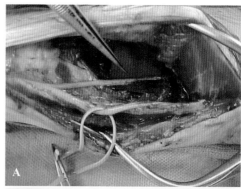

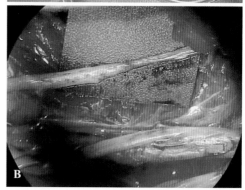

▲ 图 10-17　A. 骨间前神经旋前方肌分支与尺神经深支吻合图示；B. 显微镜下骨间前神经旋前方肌分支与尺神经深支吻合

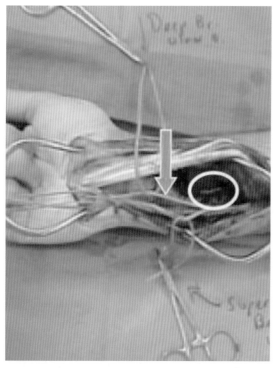

▲ 图 10-16　识别尺神经深支。箭示尺神经深支；白色圆圈为骨间前神经的旋前方肌分支。尺神经浅支周围血管环绕（图中相对于深支，浅支更靠近尺侧）

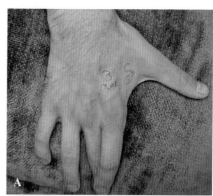

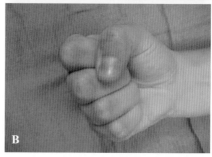

▲ 图 10-18　A. 术后 3 个月结果，利用手内在肌完成手指交叉动作；B. 患者握拳，骨间前神经分支移位以恢复拇长屈肌的神经支配功能，拇指指间关节屈曲功能未丧失

一战和二战期间，上肢损伤并伴随功能缺失的患者显著增加[87-89]。Mayer 首先阐明了肌腱移位的基本原则，虽然在技术和策略上有了更多的了解以优化治疗结果，但这些原则仍然值得考虑[87]。肌腱移位是指恢复无功能神经肌肉单元的功能，具体即将功能神经肌肉产生的力量传导到无功能神经肌肉单元。当运用肌腱移位作为修复上肢严重损伤方案的一部分时，必须认真考虑损伤时间、损伤区域、供体神经肌肉的可用性、特定的重建目标、力量和患者特殊因素。

（二）肌腱移位原则

就像神经移位一样，我们必须牢记"拆东墙补西墙"这句谚语。获取供体肌腱所造成的功能损失必须小于移位后的预期受益，理想情况下，供体肌腱是可牺牲的或富余的。与神经移位不同，在进行肌腱移位时，考虑供体肌腱的滑动距离是很重要的，因为肌肉－肌腱单元必须要能够引起受体部位产生适当的运动功能弧。此外，重要的是要考虑供体神经肌肉单位的力的矢量，以及矢量方向是否与预期受体部位相一致。受区的关节也必须柔韧、灵活，并有一个稳定的骨骼条件。供体肌腱的强度也是必须考虑的，因为移位后肌腱的强度通常会有所下降。此外，最佳的移位肌腱是与受区同步或具有协同作用的供体神经肌肉单位的肌腱，因为这有利于促进康复。最后，考虑软组织环境是至关重要的。必须有一个稳定和柔韧的软组织床，没有明显的瘢痕，以便供体肌腱在到达新的受体部位时能够滑动。与神经移位不同，肌腱移位的最佳窗口期没有时间限制，只要在预期的受体区域保持灵活的关节即可。肌腱移位可以在受伤多年后进行，这对于那些伤后数年就诊而不适合进行神经移位的患者来说是一个很好的选择。

1. 正中神经麻痹

高位正中神经麻痹是指从肘关节以近的损伤或功能缺失。高位正中神经麻痹有几种功能障碍必须重视。旋前和腕部屈曲力量丧失，同时也有拇指指间关节屈曲、拇对掌、示指、中指近远节指间关节屈曲功能丧失。从肌腱移位重建的角度来看，重建的主要目标是恢复拇指指间关节屈曲、拇对掌、示指、中指近远节指间关节屈曲功能。由于尺侧腕屈肌是完整的，通常有足够的手腕屈曲力量。此外，任何旋前功能的丧失通常可以通过肱桡肌来代偿或通过肩关节运动来克服。

拇对掌功能可能是重建的最重要目标，目前已经有一些肌腱移位被用来恢复拇对掌功能。Shin 和 Dao 回顾了之前描述的对掌成形术，可能的供体肌腱包括尺侧手指指浅屈肌腱、小指展肌、小指固有伸肌腱、尺侧伸腕肌腱、掌长肌腱、桡侧腕长伸肌腱、示指固有伸肌腱和拇长伸肌腱等[90]。当考虑如何在技术上实现拇对掌功能时，要考虑到拇对掌功能是由旋前、掌指关节屈曲和外展等运动组合而成的。为了复制产生对掌运动的总矢量，任何起源于前臂的肌肉都必须通过滑车进行重新定向，以重建拇指对掌的矢量。Bunnell 首次提出以豌豆骨为支点的滑车，围绕它来改变力矢量的方向[91, 92]。Bunnell 的滑车路线是通过将环指的指浅屈肌绕过豌豆骨，进而将指浅屈肌固定到拇短展肌肌腱上。Cooney 等对采用指浅屈肌和桡侧腕长伸肌腱后行掌成形术进行了生物力学研究，发现 Bunnell 技术恢复了 40% 的鱼际肌对掌力量，而使用桡侧腕长伸肌腱恢复了 60% 的鱼际肌对掌力量[93]。

Burkhalter 等首次描述了将示指固有伸肌腱移位到拇短展肌肌腱以修复拇对掌功能。获取示指固有伸肌腱后，将其逆行穿过伸肌支持带，然后从皮下穿行至手的尺侧边界，并穿过手掌直至与拇短展肌残端相连（图 10-19 至图 10-22）[94]。Anderson 等用示指固有伸肌腱恢复拇对掌功能，40 例患者中有 35 例患者能够恢复至少拇指与示指尖的对掌功能[95]。

当尝试恢复示指、中指近、远端指间关节屈曲功能时，评估所有的功能障碍是很重要的。在尺神经完好的情况下，可以对小指和环指的指深屈肌进行"sidecar"肌腱固定术，以恢复远端指间关节和近端指间关节屈曲功能。在进行"sidecar"肌腱固定术时，应将手指置于休息位（图 10-23）。如果不能将示指和中指肌腱固定到邻近的指深屈肌上，桡侧腕长伸肌腱也是肌腱移位的合适供体[96]。为了恢复拇指指间关节屈曲功能，肱桡肌可以在与其直接相邻的拇长屈肌腱处获得[97]。如果肱桡肌不可用，可以切取桡侧腕长伸肌腱或尺侧伸腕肌腱[97]。当将供体肌腱缝合至拇长屈肌腱受区时，控制张力是很重要的，拇指掌指关节和指间关节应屈曲 30°，腕关节处于中立位。

2. 尺神经麻痹

与正中神经麻痹一样，尺神经麻痹也可分为高位尺神经麻痹和低位尺神经麻痹，高位尺神经麻痹影响腕关节以近肌肉的神经支配。高位尺神经麻痹的临床表现包括腕关节屈曲无力、环指和小指的远端指间关节（PIP）和近端指间关节（DIP）运动功能丧失、拇指内收功能丧失和手内在肌功能丧失。

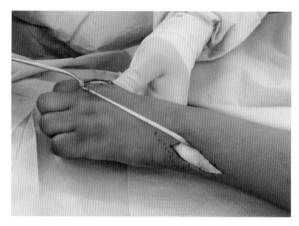

▲ 图 10-20　从近端剥离、切取示指固有伸肌腱以准备肌腱改道，并显示肌腱长度和滑动距离

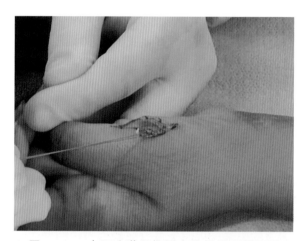

▲ 图 10-21　皮下改道示指固有伸肌腱至拇短展肌止点

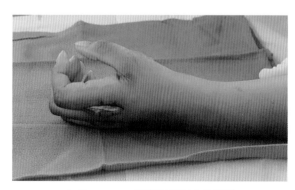

▲ 图 10-19　识别示指固有伸肌腱

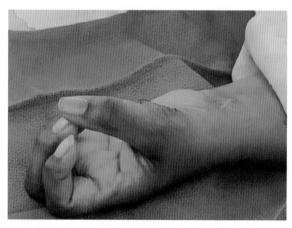

▲ 图 10-22　示指固有伸肌腱移至拇短展肌术后的拇指位置，休息位时拇指为更旋前位、向掌侧外展位

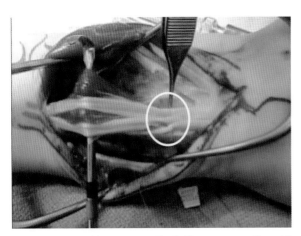

▲ 图 10-23　显示"sidecar"或"hitch-hiking"肌腱固定术，即以边对边方式缝合 4 根指深屈肌肌腱。这对于恢复手指正常屈曲"级联"（即休息位 4 指屈曲幅度逐渐增大）非常重要

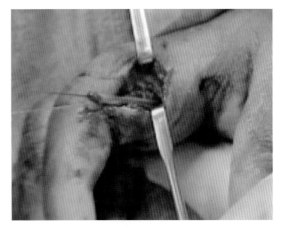

▲ 图 10-24　指浅屈肌移位至伸肌腱桡侧侧束

手内在肌功能的丧失导致肌力不平衡，从而导致手呈爪型手。简而言之，由于掌指关节处内在肌屈曲力量丧失导致指总伸肌腱的功能是不被拮抗，而表现为掌指关节过伸，同时由手外在屈指肌的拮抗作用引起指间关节屈曲。典型的爪型手主要影响环指和小指，因为中指和示指的蚓状肌接受正中神经的部分神经支配。目前主要有三种技术用于治疗爪型手，主要是 Zancolli 套索法，Stiles-Bunnell 法和 Brand 法[96, 98, 99]。

Zancolli 套索技术是使用患指的指浅屈肌来恢复掌指关节（MP）屈曲[100]。简而言之，在指浅屈肌止点近端切断，在掌指关节水平处从屈肌腱鞘中取出，并通过 A1 滑车反折后与自身缝合。在掌指关节 60° 左右屈曲时调整合适的指浅屈肌腱反折后张力，将会使其产生屈曲掌指关节和轻度的伸直指间关节作用。

Stiles-Bunnell 肌腱移位术只需要获取中指的指浅屈肌腱，中指指浅屈肌腱从止点近端切断，并从屈肌腱鞘中抽出。并将其切成两半，将其分别通过蚓状肌管推进并缝入环指和小指伸肌腱帽（图 10-24）。

在 Zancolli 套索和 Stiles- Bunnell 肌腱移位术中，由于指浅屈肌不再协助屈曲近端指间关节，所以术后存在鹅颈畸形的风险。

如果想要避免可能会出现的鹅颈畸形，可以进行 Brand 肌腱移位术。在 Brand 肌腱移位术中，可以获取桡侧屈腕肌或者桡侧腕短伸肌。供体肌腱被分成尽可能多的肌腱束，以治疗爪形手。然后将每条肌腱束与患指伸肌腱桡侧侧束相连，但通常要切取游离肌腱移植以满足长段距离移位的需要。如果所有的四指都呈爪形手，即同时伴有正中神经损伤时，那么 Brand 肌腱移位和 Zancolli 套索肌腱移位术都可以进行功能重建。

在进行抓握活动时，拇内收肌、拇短屈肌和第一背侧骨间肌的协调是必需的。尺神经麻痹时，拇内收肌功能缺失，必须进行肌腱移位以恢复正常的抓握功能。可以通过拇收肌成形术，即桡侧腕短伸肌移位以恢复拇指内收功能。从桡侧腕短伸肌止点切断后从伸肌支持带中抽出，然后穿过第二、三掌骨之间，并在掌侧与拇内收肌肌腱相连。

3. 桡神经麻痹

同正中神经和尺神经麻痹一样，桡神经麻痹的功能缺失与损伤平面密切相关。如果损伤位于肘关节近端，患者将出现高位桡神经麻痹，伴有肱桡肌、桡侧腕短伸肌（ECRB）、桡侧腕长伸肌（ECRL）、指总伸肌（EDC）、尺侧腕伸肌（ECU）、拇长伸肌（EPL）和示指固有伸肌（EIP）的失神经支配。高位桡神经麻痹的功能障碍包括伸腕受限、掌指关节伸直受限、拇外展受限。

最常用的重建伸腕功能的肌腱移位包括将旋前圆肌移位到桡侧腕短伸肌或桡侧腕长伸肌腱[101, 102]。从前臂中部的桡侧获取旋前圆肌（PT），并进行移位，通常沿骨膜剥离以使长度最大化。然后将其向桡侧转移并与桡侧腕伸肌编织缝合，其可以与桡侧腕长伸肌腱或桡侧腕短伸肌缝合，分成两束分别与这两个腕伸肌腱缝合（图 10-26 至图 10-31）[102]。在腕关节处于背伸 45° 位时，调整移位肌腱的张力是非常重要的[102]。拇指伸展可以通过将掌长

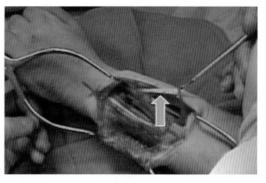

▲ 图 10-27　识别桡侧腕短伸肌腱，箭示肌腱，观察到牵拉肌腱后的伸腕位

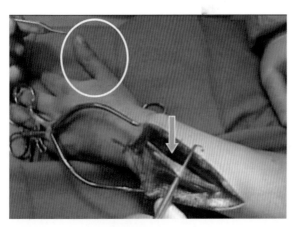

▲ 图 10-25　术中识别拇长伸肌腱，箭示肌腱，白色圆圈示术中牵拉肌腱拇指背伸活动

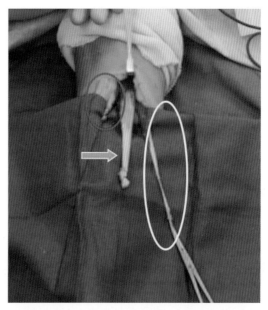

▲ 图 10-28　切取旋前圆肌腱、桡侧腕屈肌腱和环指指浅屈肌腱。箭为桡侧腕屈肌腱，红色圆圈为旋前圆肌腱，白色圆圈为环指指浅屈肌腱

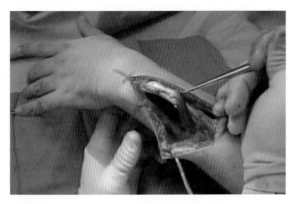

▲ 图 10-26　术中识别指总伸肌腱，牵拉该肌腱后手指伸直

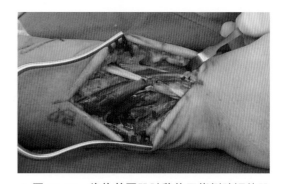

▲ 图 10-29　将旋前圆肌腱移位至桡侧腕短伸肌腱，桡侧腕屈肌腱移位至指总伸肌腱，环指指浅屈肌腱移位至拇长伸肌腱，并采用 Pulvertaft 编织缝合法缝合肌腱

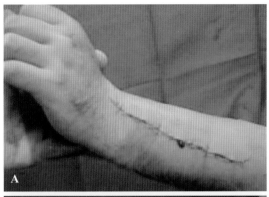

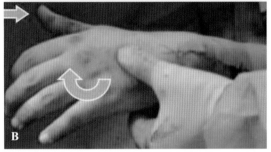

▲ 图 10-30　术中肌腱固定试验显示伸腕（**A**）和屈腕（**B**）

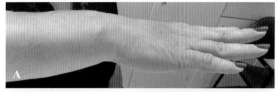

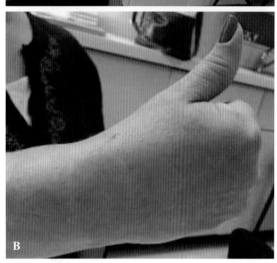

▲ 图 10-31　临床结果显示手指背伸（**A**）和拇指背伸（**B**）

肌或环指指浅屈肌移至拇长伸肌腱来实现。在掌长肌腱缺如或已经被切除的情况下，可以使用环指指浅屈肌（也有学者建议使用中指的指浅屈肌，保留环指指浅屈肌，以最优化手的握力）。当进行肌腱移位以恢复拇指伸展功能时，从腕背侧切取拇长伸肌腱，然后将拇长伸肌腱于桡侧从皮下组织通过会更容易（图 10-25，图 10-28 至图 10-31）[102]。

Jones 等通过桡侧腕屈肌移位来恢复掌指关节伸直功能[103]。另外，一些研究已经将尺侧腕屈肌和中指指浅屈肌进行移位至指总伸肌腱，但是尺侧腕屈肌被切取之后，会有影响飞镖投掷动作的风险[104]。在桡侧腕屈肌移位时，肌腱在腕横纹的远端分离，然后穿过骨间膜与指总伸肌腱相连。另外，桡侧腕屈肌也可以于桡侧从皮下组织通过，然后连接在指总伸肌腱上。在腕关节处于中立位，掌指关节处于完全伸直位时调整肌腱张力[105]。

4. 屈肘功能

如前所述，在治疗上肢严重损伤患者时，肘关节屈曲功能的恢复是最重要的功能考量之一[49, 50]。肘关节屈曲功能的丧失会导致严重的残疾，已经有报道称几种肌腱移位可以恢复活动肘关节屈曲功能。目前已运用的供体肌包括胸大肌、背阔肌、Steindler 肘屈肌群成形术（包括将屈曲 - 旋前肌起点移位到肱骨远端）和肱三头肌[106-111]。胸大肌的移位可以采用单极或双极移位方式。在双极移位中，胸大肌的起止点都被移动和重新定位，先前文献报道表明，双极肌移位在力学上更有优势，因为移位肌肉的轴线与肘关节屈肌轴对得更齐[107]。在有限的双极胸肌肌腱移位病例研究中，Botte 等研究表明 4 名患者均达到 3 级以上的肌力，平均主动活动范围从 25° 增加到 125°。

背阔肌肌腱也可以进行单极或双极移位，但其在技术要求上比胸肌肌腱移位更高。有学者担心切取背阔肌后可能会使肩关节不稳定，认识到背阔肌常被用作肩关节麻痹的肌腱转移十分重要。运用背阔肌肌腱移位以恢复肘关节屈曲的研究表明，大多数（约 74%）患者屈曲肌力至少达到 4 级，平均主动屈曲度从 45° 增加到 130° [112, 113]。背阔瓣和胸大瓣移位都可以肌皮瓣形式应用，在肢体严重损伤的情况下，其可提供软组织覆盖的额外优势。

此外，Steindler 肘屈肌群成形术、肱三头肌移位至肱二头肌也可以恢复肘关节屈曲功能。与胸大肌或背阔肌移位相比，这些方法在技术要求上较低。Steindler 肘屈肌群成形术包括将屈曲 – 旋前肌群向近端移位至肱骨，这样

屈曲 – 旋前肌群就能利用单个肌肉群同时屈腕和屈曲肘关节。Steindler 肘屈肌群成形术能够使大多数患者的屈肘肌力恢复到至少 4 级（两个不同病例系列合并超过 80% 患者），但是，这种方法的平均主动屈曲的运动弧度较小，平均活动范围为 107° ～142° [114, 115]。将肱三头肌的长头移位到肱二头肌是恢复肘关节屈曲的另一种方法。Hoang 等研究显示，7 例患者中有 5 例肘关节屈曲时达到 4 级肌力的运动功能，而移位导致的肘关节伸直功能缺失相当小，平均为 13° [116]。肱三头肌移位到肱二头肌后的平均主动屈曲运动弧度为 123°，屈曲力量为 3.3kg [116]。

参 考 文 献

[1] Paulus Aegeneta (Paul of Aegina). The seven books (Translated by F. Adams), vol. II. London: Sydenham Society; 1844–1847. p. 132–7.

[2] Waller A. Experiments on the section of the glosso-pharyngeal and hypoglossal nerves of the frog, and observations of the alterations produced thereby in the structure of their primitive fibres. Edinb Med Surg J. 1851;76(189):369–76.

[3] Seddon HJ. Peripheral nerve injuries. Glasgow Med J. 1943;139(3):61–75.

[4] Seddon H. Advances in nerve repair. Triangle. 1968;8(7):252–9.

[5] Campbell JB. Peripheral nerve repair. Clin Neurosurg. 1970;17:77–98.

[6] Sunderland S. Nerves and Nerve Injury. Livingstone, LTD,. Edinburgh/London 1968.

[7] Sunderland S. The anatomy and physiology of nerve injury. Muscle Nerve. 1990;13(9):771–84.

[8] Sunderland S. Advances in diagnosis and treatment of root and peripheral nerve injury. Adv Neurol. 1979;22:271–305.

[9] Sunderland S. The anatomic foundation of peripheral nerve repair techniques. Orthop Clin North Am. 1981;12(2):245–66.

[10] Mackinnon SE, Novak CB. Nerve transfers. New options for reconstruction following nerve injury. Hand Clin. 1999;15(4):643–66. ix

[11] Flourens P. Experiences sur la reunion ou cicatrisation des plaies de la moelle epiniere et des nerfs. Ann Sci Nat. 1828;13:113–22.

[12] Dellon ES, Dellon AL. The first nerve graft, Vulpian, and the nineteenth century neural regeneration controversy. J Hand Surg Am. 1993;18(2):369–72.

[13] Spicher C, Kohut G. Jean Joseph Emile Létiévant: a review of his contributions to surgery and rehabilitation. J Reconstr Microsurg. 2001;17(3):169–77.

[14] Harris W, Low VW. On the importance of accurate muscular analysis in lesions of the brachial plexus and the treatment of Erb's palsy and infantile paralysis of the upper extremity by cross-union of nerve roots. Br Med J. 1903;2:1035.

[15] Lee SK, Wolfe SW. Nerve transfers for the upper extremity: new horizons in nerve reconstruction. J Am Acad Orthop Surg. 2012;20(8):506–17.

[16] Lien SC, Cederna PS, Kuzon WM. Optimizing skeletal muscle reinnervation with nerve transfer. Hand Clin. 2008;24(4):445–54. vii

[17] Schreiber JJ, Byun DJ, Khair MM, Rosenblatt L, Lee SK, Wolfe SW. Optimal axon counts for brachial plexus nerve transfers to restore elbow flexion. Plast Reconstr Surg. 2015;135(1):135e–41e.

[18] Paternostrosluga T, Grimstieger M, Posch M, et al. Reliability and validity of the Medical Research Council (MRC) scale and a modified scale for testing muscle strength in patients with radial palsy. J Rehabil Med. 2008;40(8):665–71.

[19] Desai MJ, Daly CA, Seiler JG, Wray WH, Ruch DS, Leversedge FJ. Radial to axillary nerve transfers: a

combined case series. J Hand Surg Am. 2016;41(12): 1128–34.

[20] Sakuma M, Gorski G, Sheu SH, et al. Lack of motor recovery after prolonged denervation of the neuromuscular junction is not due to regenerative failure. Eur J Neurosci. 2016;43(3):451–62.

[21] Höke A. Mechanisms of disease: what factors limit the success of peripheral nerve regeneration in humans? Nat Clin Pract Neurol. 2006;2(8):448–54.

[22] Chao T, Frump D, Lin M, et al. Matrix metalloproteinase 3 deletion preserves denervated motor endplates after traumatic nerve injury. Ann Neurol. 2013;73(2):210–23.

[23] Dimou S, Biggs M, Tonkin M, Hickie IB, Lagopoulos J. Motor cortex neuroplasticity following brachial plexus transfer. Front Hum Neurosci. 2013;7:500.

[24] Socolovsky M, Malessy M, Lopez D, Guedes F, Flores L. Current concepts in plasticity and nerve transfers: relationship between surgical techniques and outcomes. Neurosurg Focus. 2017;42(3):E13.

[25] Bertelli JA, Ghizoni MF. Results of spinal accessory to suprascapular nerve transfer in 110 patients with complete palsy of the brachial plexus. J Neurosurg Spine. 2016;24(6):990–5.

[26] Terzis JK, Kostas I. Suprascapular nerve reconstruction in 118 cases of adult posttraumatic brachial plexus. Plast Reconstr Surg. 2006;117(2):613–29.

[27] Suzuki K, Doi K, Hattori Y, Pagsaligan JM. Long-term results of spinal accessory nerve transfer to the suprascapular nerve in upper-type paralysis of brachial plexus injury. J Reconstr Microsurg. 2007;23(6):295–9.

[28] Kierner AC, Burian M, Bentzien S, Gstoettner W. Intraoperative electromyography for identification of the trapezius muscle innervation: clinical proof of a new anatomical concept. Laryngoscope. 2002;112(10): 1853–6.

[29] Kierner AC, Zelenka I, Burian M. How do the cervical plexus and the spinal accessory nerve contribute to the innervation of the trapezius muscle? As seen from within using Sihler's stain. Arch Otolaryngol Head Neck Surg. 2001;127(10):1230–2.

[30] Colbert SH, Mackinnon SE. Nerve transfers for brachial plexus reconstruction. Hand Clin. 2008;24(4):341–61. v

[31] Souza FH, Bernardino SN, Filho HC, et al. Comparison between the anterior and posterior approach for transfer of the spinal accessory nerve to the suprascapular nerve in late traumatic brachial plexus injuries. Acta Neurochir. 2014;156(12):2345–9.

[32] Siqueira MG, Martins RS, Solla D, Faglioni W, Foroni L, Heise CO. Functional outcome of spinal accessory nerve transfer to the suprascapular nerve to restore shoulder function: results in upper and complete traumatic brachial plexus palsy in adults. Neurol India.

2019;67(Supplement):S77–81.

[33] Bhatia A, Shyam AK, Doshi P, Shah V. Nerve reconstruction: a cohort study of 93 cases of global brachial plexus palsy. Indian J Orthop. 2011;45(2):153–60.

[34] Leechavengvongs S, Malungpaishorpe K, Uerpairojkit C, Ng CY, Witoonchart K. Nerve transfers to restore shoulder function. Hand Clin. 2016;32(2):153–64.

[35] Cardenas-mejia A, O'boyle CP, Chen KT, Chuang DC. Evaluation of single-, double-, and triple-nerve transfers for shoulder abduction in 90 patients with supraclavicular brachial plexus injury. Plast Reconstr Surg. 2008;122(5):1470–8.

[36] Malessy MJ, Hoffmann CF, Thomeer RT. Initial report on the limited value of hypoglossal nerve transfer to treat brachial plexus root avulsions. J Neurosurg. 1999;91(4):601–4.

[37] Hu S, Chu B, Song J, Chen L. Anatomic study of the intercostal nerve transfer to the suprascapular nerve and a case report. J Hand Surg Eur Vol. 2014;39(2):194–8.

[38] Yian EH, Sodl JF, Dionysian E, Schneeberger AG. Anterior deltoid reeducation for irreparable rotator cuff tears revisited. J Shoulder Elb Surg. 2017;26(9):1562–5.

[39] Jerome JT, Rajmohan B. Axillary nerve neurotization with the anterior deltopectoral approach in brachial plexus injuries. Microsurgery. 2012;32(6):445–51.

[40] Lu J, Xu J, Xu W, et al. Combined nerve transfers for repair of the upper brachial plexus injuries through a posterior approach. Microsurgery. 2012;32(2):111–7.

[41] Ren GH, Li RG, Xiang DY, Yu B. Reconstruction of shoulder abduction by multiple nerve fascicle transfer through posterior approach. Injury. 2013;44(4):492–7.

[42] Leechavengvongs S, Teerawutthichaikit T, Witoonchart K, et al. Surgical anatomy of the axillary nerve branches to the deltoid muscle. Clin Anat. 2015;28(1):118–22.

[43] Bauer AS, Rabinovich RV, Waters PM. The anterior approach for transfer of radial nerve triceps fascicles to the axillary nerve. J Hand Surg Am. 2019;44(4):345. e1–6.

[44] Jerome JT. Long head of the triceps branch transfer to axillary nerve in C5, C6 brachial plexus injuries: anterior approach. Plast Reconstr Surg. 2011;128(3):740–1.

[45] Estrella EP, Favila AS. Nerve transfers for shoulder function for traumatic brachial plexus injuries. J Reconstr Microsurg. 2014;30(1):59–64.

[46] Ray WZ, Murphy RK, Santosa K, Johnson PJ, Mackinnon SE. Medial pectoral nerve to axillary nerve neurotization following traumatic brachial plexus injuries: indications and clinical outcomes. Hand (N Y). 2012;7(1):59–65.

[47] Samardzić M, Rasulić L, Grujičić D, Milicić B. Results of nerve transfers to the musculocutaneous and axillary

nerves. Neurosurgery. 2000;46(1):93–101.

[48] Terzis JK, Barmpitsioti A. Axillary nerve reconstruction in 176 posttraumatic plexopathy patients. Plast Reconstr Surg. 2010;125(1):233–47.

[49] Brophy RH, Wolfe SW. Planning brachial plexus surgery: treatment options and priorities. Hand Clin. 2005;21(1): 47–54.

[50] Shin AY, Spinner RJ, Steinmann SP, Bishop AT. Adult traumatic brachial plexus injuries. J Am Acad Orthop Surg. 2005;13(6):382–96.

[51] Oberlin C, Béal D, Leechavengvongs S, Salon A, Dauge MC, Sarcy JJ. Nerve transfer to biceps muscle using a part of ulnar nerve for C5–C6 avulsion of the brachial plexus: anatomical study and report of four cases. J Hand Surg Am. 1994;19(2):232–7.

[52] Oberlin C, Ameur NE, Teboul F, Beaulieu JY, Vacher C. Restoration of elbow flexion in brachial plexus injury by transfer of ulnar nerve fascicles to the nerve to the biceps muscle. Tech Hand Up Extrem Surg. 2002;6(2):86–90.

[53] Bulstra LF, Shin AY. Nerve transfers to restore elbow function. Hand Clin. 2016;32(2):165–74.

[54] Oberlin C, Durand S, Belheyar Z, Shafi M, David E, Asfazadourian H. Nerve transfers in brachial plexus palsies. Chir Main. 2009;28(1):1–9.

[55] Sungpet A, Suphachatwong C, Kawinwonggowit V, Patradul A. Transfer of a single fascicle from the ulnar nerve to the biceps muscle after avulsions of upper roots of the brachial plexus. J Hand Surg Br. 2000;25(4): 325–8.

[56] Coulet B, Boretto JG, Lazerges C, Chammas M. A comparison of intercostal and partial ulnar nerve transfers in restoring elbow flexion following upper brachial plexus injury (C5–C6+/–C7). J Hand Surg Am. 2010;35(8): 1297–303.

[57] Tung TH, Novak CB, Mackinnon SE. Nerve transfers to the biceps and brachialis branches to improve elbow flexion strength after brachial plexus injuries. J Neurosurg. 2003;98(2):313–8.

[58] Cho AB, Paulos RG, De Rresende MR, et al. Median nerve fascicle transfer versus ulnar nerve fascicle transfer to the biceps motor branch in C5–C6 and C5–C7 brachial plexus injuries: nonrandomized prospective study of 23 consecutive patients. Microsurgery. 2014;34(7):511–5.

[59] Mackinnon SE, Novak CB, Myckatyn TM, Tung TH. Results of reinnervation of the biceps and brachialis muscles with a double fascicular transfer for elbow flexion. J Hand Surg Am. 2005;30(5):978–85.

[60] Carlsen BT, Kircher MF, Spinner RJ, Bishop AT, Shin AY. Comparison of single versus double nerve transfers for elbow flexion after brachial plexus injury. Plast Reconstr Surg. 2011;127(1):269–76.

[61] Martins RS, Siqueira MG, Heise CO, Foroni L, Teixeira MJ. A prospective study comparing single and double fascicular transfer to restore elbow flexion after brachial plexus injury. Neurosurgery. 2013;72(5):709–14.

[62] Terzis JK, Kostopoulos VK. The surgical treatment of brachial plexus injuries in adults. Plast Reconstr Surg. 2007;119(4):73e–92e.

[63] Merrell GA, Barrie KA, Katz DL, Wolfe SW. Results of nerve transfer techniques for restoration of shoulder and elbow function in the context of a meta-analysis of the English literature. J Hand Surg Am. 2001;26(2):303–14.

[64] Songcharoen P, Wongtrakul S, Spinner RJ. Brachial plexus injuries in the adult. Nerve transfers: the Siriraj Hospital experience. Hand Clin. 2005;21(1):83–9.

[65] Siqueira MG, Martins RS. Phrenic nerve transfer in the restoration of elbow flexion in brachial plexus avulsion injuries: how effective and safe is it? Neurosurgery. 2009;65(4 Suppl):A125–31.

[66] Dong Z, Zhang CG, Gu YD. Surgical outcome of phrenic nerve transfer to the anterior division of the upper trunk in treating brachial plexus avulsion. J Neurosurg. 2010;112(2):383–5.

[67] Maldonado AA, Kircher MF, Spinner RJ, Bishop AT, Shin AY. Free functioning gracilis muscle transfer with and without simultaneous intercostal nerve transfer to musculocutaneous nerve for restoration of elbow flexion after traumatic adult brachial pan-plexus injury. J Hand Surg Am. 2017;42(4):293.e1–7.

[68] Terzis JK, Barmpitsioti A. Our experience with triceps nerve reconstruction in patients with brachial plexus injury. J Plast Reconstr Aesthet Surg. 2012;65(5):590–600.

[69] Bertelli J, Soldado F, Ghizoni MF, Rodríguez-baeza A. Transfer of a terminal motor branch nerve to the flexor carpi ulnaris for triceps reinnervation: anatomical study and clinical cases. J Hand Surg Am. 2015;40(11):2229–2235.e2.

[70] Oberlin C, Chino J, Belkheyar Z. Surgical treatment of brachial plexus posterior cord lesion: a combination of nerve and tendon transfers, about nine patients. Chir Main. 2013;32(3):141–6.

[71] Flores LP. Reanimation of elbow extension with medial pectoral nerve transfer in partial injuries to the brachial plexus. J Neurosurg. 2013;118(3):588–93.

[72] Zheng MX, Xu WD, Qiu YQ, Xu JG, Gu YD. Phrenic nerve transfer for elbow flexion and intercostal nerve transfer for elbow extension. J Hand Surg Am. 2010;35(8):1304–9.

[73] Goubier JN, Teboul F. Transfer of the intercostal nerves to the nerve of the long head of the triceps to recover elbow extension in brachial plexus palsy. Tech Hand Up Extrem Surg. 2007;11(2):139–41.

[74] Gao K, Lao J, Zhao X, Gu Y. Outcome after transfer of

intercostal nerves to the nerve of triceps long head in 25 adult patients with total brachial plexus root avulsion injury. J Neurosurg. 2013;118(3):606–10.

[75] Ray WZ, Mackinnon SE. Clinical outcomes following median to radial nerve transfers. J Hand Surg Am. 2011;36(2):201–8.

[76] García-lópez A, Navarro R, Martinez F, Rojas A. Nerve transfers from branches to the flexor carpi radialis and pronator teres to reconstruct the radial nerve. J Hand Surg Am. 2014;39(1):50–6.

[77] Bertelli JA, Ghizoni MF, Tacca CP. Results of wrist extension reconstruction in C5–8 brachial plexus palsy by transferring the pronator quadratus motor branch to the extensor carpi radialis brevis muscle. J Neurosurg. 2016;124(5):1442–9.

[78] Li Z, Reynolds M, Satteson E, Nazir O, Petit J, Smith BP. Double distal intraneural fascicular nerve transfers for lower brachial plexus injuries. J Hand Surg Am. 2016;41(4):e15–9.

[79] Bertelli JA. Transfer of the radial nerve branch to the extensor carpi radialis brevis to the anterior interosseous nerve to reconstruct thumb and finger flexion. J Hand Surg Am. 2015;40(2):323–328.e2.

[80] Ray WZ, Yarbrough CK, Yee A, Mackinnon SE. Clinical outcomes following brachialis to anterior interosseous nerve transfers. J Neurosurg. 2012;117(3):604–9.

[81] Terzis JK, Kokkalis ZT. Selective contralateral c7 transfer in posttraumatic brachial plexus injuries: a report of 56 cases. Plast Reconstr Surg. 2009;123(3):927–38.

[82] Liu Y, Yang X, Gao K, et al. Outcome of contralateral C7 transfers to different recipient nerves after global brachial plexus avulsion. Brain Behav. 2018;8(12):e01174.

[83] Battiston B, Lanzetta M. Reconstruction of high ulnar nerve lesions by distal double median to ulnar nerve transfer. J Hand Surg Am. 1999;24(6):1185–91.

[84] Tung TH, Barbour JR, Gontre G, Daliwal G, Mackinnon SE. Transfer of the extensor digiti minimi and extensor carpi ulnaris branches of the posterior interosseous nerve to restore intrinsic hand function: case report and anatomic study. J Hand Surg Am. 2013;38(1):98–103.

[85] Phillips BZ, Franco MJ, Yee A, Tung TH, Mackinnon SE, Fox IK. Direct radial to ulnar nerve transfer to restore intrinsic muscle function in combined proximal median and ulnar nerve injury: case report and surgical technique. J Hand Surg Am. 2014;39(7):1358–62.

[86] Jeng C, Myerson M. The uses of tendon transfers to correct paralytic deformity of the foot and ankle. Foot Ankle Clin. 2004;9(2):319–37.

[87] Mayer L. The physiological method of tendon transplants reviewed after forty years. Instr Course Lect. 1956;13:116–20.

[88] Sammer DM, Chung KC. Tendon transfers: part I. Principles of transfer and transfers for radial nerve palsy. Plast Reconstr Surg. 2009;123(5):169e–77e.

[89] Bunnell S. Surgery of the hand. Philadelphia: JB Lippincott; 1944. p. 295–300.

[90] Shin AY, Dao KD. Tendon transfers for thumb opposition. Atlas Hand Clin. 2002;7(1):1–17.

[91] Bunnell S. Opposition of the thumb. J Bone Joint Surg. 1938;22A:269.

[92] Goldner JL, Irwin CE. An analysis of paralytic thumb deformities. J Bone Joint Surg Am. 1950;32–A(3):627–39.

[93] Cooney WP, Linscheid RL, An KN. Opposition of the thumb: an anatomic and biomechanical study of tendon transfers. J Hand Surg Am. 1984;9(6):777–86.

[94] Burkhalter W, Christensen RC, Brown P. Extensor indicis proprius opponensplasty. J Bone Joint Surg Am. 1973;55(4):725–32.

[95] Anderson GA, Lee V, Sundararaj GD. Extensor indicis proprius opponensplasty. J Hand Surg Br. 1991;16(3):334–8.

[96] Brand PW. Tendon transfers for median and ulnar nerve paralysis. Orthop Clin North Am. 1970;1(2):447–54.

[97] Jones NF, Machado GR. Tendon transfers for radial, median, and ulnar nerve injuries: current surgical techniques. Clin Plast Surg. 2011;38(4):621–42.

[98] Bunnell S. Tendon transfers in the hand and forearm. Instr Course Lect. 1949;6:106–10.

[99] Brand P. Tendon grafting: illustrated by a new operation for intrinsic paralysis of the fingers. J Bone Joint Surg Br. 1961;43:444–53.

[100] Zancolli E. Tendon transfers. In: Structural and dynamic bases of hand surgery. 2nd ed. Philadelphia; JB Lippincott Co; 1979. p. 159–206.

[101] Brand PW. Clinical mechanics of the hand. St. Louis: CV Mosby; 1985. p. 127–65.

[102] Chuinard RG, Boyes JH, Stark HH, Ashworth CR. Tendon transfers for radial nerve palsy: use of superficialis tendons for digital extension. J Hand Surg Am. 1978;3(6):560–70.

[103] Jones A. Tendon fixation in unrecoverable musculo-spinal paralysis. J Orthop Surg. 1919;1:135–40.

[104] Raskin KB, Wilgis EF. Flexor carpi ulnaris transfer for radial nerve palsy: functional testing of long-term results. J Hand Surg Am. 1995;20(5):737–42.

[105] Boyes JH. Tendon transfers for radial palsy. Bull Hosp Jt Dis. 1960;21:97–105.

[106] Clark JM. Reconstruction of biceps brachii by pectoral muscle transplantation. Br J Surg. 1946;34(134):180.

[107] Carroll RE, Kleinman WB. Pectoralis major transplantation to restore elbow flexion to the paralytic limb. J Hand Surg Am. 1979;4(6):501–7.

[108] Mayer L, Green W. Experiences with the Steindler

flexorplasty at the elbow. J Bone Joint Surg Am. 1954;36–A(4):775–89.

[109] Haninec P, Szeder V. Reconstruction of elbow flexion by transposition of pedicled long head of triceps brachii muscle. Acta Chir Plast. 1999;41(3):82–6.

[110] Kawamura K, Yajima H, Tomita Y, Kobata Y, Shigematsu K, Takakura Y. Restoration of elbow function with pedicled latissimus dorsi myocutaneous flap transfer. J Shoulder Elb Surg. 2007;16(1):84–90.

[111] Botte MJ, Wood MB. Flexorplasty of the elbow. Clin Orthop Relat Res. 1989;245:110–6.

[112] Stern PJ, Carey JP. The latissimus dorsi flap for reconstruction of the brachium and shoulder. J Bone Joint Surg Am. 1988;70(4):526–35.

[113] Vekris MD, Beris AE, Lykissas MG, Korompilias AV, Vekris AD, Soucacos PN. Restoration of elbow function in severe brachial plexus paralysis via muscle transfers. Injury. 2008;39(Suppl 3):S15–22.

[114] Liu TK, Yang RS, Sun JS. Long-term results of the Steindler flexorplasty. Clin Orthop Relat Res. 1993;296:104–8.

[115] Chen WS. Restoration of elbow flexion by modified Steindler flexorplasty. Int Orthop. 2000;24(1):43–6.

[116] Hoang PH, Mills C, Burke FD. Triceps to biceps transfer for established brachial plexus palsy. J Bone Joint Surg Br. 1989;71(2):268–71.

John C. Dun　Scott M. Tintle　著

一、背景

功能性肌肉移植（functional muscle transfer，FMT）是将具有血管神经蒂的健康的肌肉转移到另一位置来完成一项或多项独立功能。功能性肌肉移植可以以血管神经蒂为轴进行旋转移位，或切取带血管神经蒂的肌肉进行远距离的功能性游离肌肉移植（free functional muscle transfer，FFMT）。该手术具有极高的复杂性，同时术后的治疗与康复也需要患者极大的耐心与付出。功能性肌肉移植适用于不能进行神经或肌腱移位的患者，如肢体严重损伤或严重臂丛神经损伤。

二、适应证

功能性肌肉移植的具体适应证包括伴有广泛软组织缺损的损伤、分娩性臂丛神经损伤、Volkmann 缺血性肌挛缩、电击伤、放射导致的臂丛神经病变[1]、慢性神经损伤、肿瘤切除或先天性神经肌肉缺陷[2-4]。FFMT 特别适合治疗合并有复合软组织缺损和明确功能缺陷的损伤性损伤[3]。相对禁忌证包括年龄 > 45 岁和过度肥胖。绝对禁忌证包括特定的合并症，如血管疾病、心脏病，或其他任何会增加血管吻合失

败风险的情况[4]。

肢体严重损伤合并软组织缺损是一种灾难性的损伤，很少有干预措施能带来积极的结果[3]。如果在急诊确认为单纯神经损伤而肌肉完整，神经直接修复、神经移植或神经移位是恢复运动终板神经支配的合理治疗选择[5]。然而，在损伤情况下，这些神经修复方法可能并不可行，这时功能性肌肉移植可以为患者提供一个可行的功能性保肢选择。

三、术前准备

对于肢体严重损伤，要获得软组织覆盖和恢复功能，往往需要采用具有明确程序步骤的分期重建。拟行功能性肌肉移植前必须清楚地划定目标。功能性肌肉移植通常用于替代丧失功能的特定肌肉群或恢复特定活动功能，最常见于屈肘功能重建。伸肘、臂外展、腕和手的屈伸功能重建也可采用功能性肌肉移植。为获得最大限度的肢体功能恢复，应首先明确功能重建的优先顺序，而后采取分阶段的方法进行重建。目前，关于臂丛神经损伤修复的文献也建议采用分期治疗的方法来实现最佳的功能恢复。Doi 所推荐的分期治疗方法是广为接受的治疗方案之一[6]。

最终，在功能最低的残缺肢体中，分期重建包括了 Doi 所概括的多达 6 个重建步骤[6]。第一，功能性肌肉移植受区的健康组织床是获得最优结果的必要条件。这可能需要对严重损伤的肢体进行连续多次清创。第二，一旦局部软组织条件稳定，可以稳定肩胛带。第三，采用游离股薄肌移植恢复屈肘功能，而同期伸指功能能否恢复取决于股薄肌移植后远端附着位置。第四，可能包括采用另一个股薄肌游离移植控制屈指活动[7]。第五，可以考虑手术辅助恢复肱三头肌神经支配[8]、融合腕关节以改善手指的活动范围（Addosooki），或将肋间神经移位到臂丛内侧束以恢复手的感觉[6]。

创面组织床准备好后可以考虑进行几项诊断性检查，这有助于成功施行功能性肌肉移植术。例如，可以进行 MRI 检查评估供区肌肉的活力。此外，可以考虑采用血管造影评估供区肌肉的血管分布[9]。为确保严重损伤的受区肢体有可供吻合的健康血管蒂，受区的血管造影是十分必要的。因为在创伤性肢体损伤中，血管损伤并不罕见，这可能危及可供游离皮瓣吻合的血管蒂。血管造影有助于显示血管的通畅性并推断周围组织的活力。例如，通过血管造影发现骨间前动脉通畅可能表明骨间前神经是健康的，这可以为功能性游离肌肉移植提供动力来源[9]。最后，对患者的选择是关键，因为越年轻、越积极的患者，越能增强神经再生，治疗也更有可能成功。此外，也需要强大的动力来支撑患者度过艰难的、治疗密集的术后时期。因此，当怀疑或曾经怀疑存在近段血管损伤时，如肩胛胸壁分离，对受区供血血管蒂的选择就必须十分谨慎。

四、功能性游离肌肉移植注意事项

（一）神经

在肢体严重损伤中，找到理想的神经来使游离移植的功能性肌肉获得神经再支配是非常困难的。必须进行全面的神经功能检查以确保功能性游离肌肉移植可以得到足够神经支配。此外，术前神经电生理检查可以为明确拟定的供体神经功能状态提供很有价值的信息。供体神经应该是纯运动神经，理想情况下，与拟定游离移植的功能性肌肉具有协同作用。如果可能的话，神经吻合最好尽可能地靠近游离移植的肌肉，而不要进行神经移植[3]。术中应用神经刺激器对供体神经进行刺激和评估是非常重要的。如果刺激过程中肌肉不收缩，则不应行功能性游离肌肉移植。这对于骨盆损伤后行游离股薄肌移植中的闭孔神经尤为重要[3]。如果患者遭受了严重的肢体损伤，无法进行完整的神经系统检查，副神经和第 3～5 肋间神经可能是功能性游离肌肉移植最可靠的动力神经[3]。其他国家也使用过健侧 C_7 移位术，但这项术式在美国并不常见[10, 11]。胸内侧神经联合神经移植可能是最后的选择。

（二）血管

功能性游离肌肉移植的血管蒂必须保留足够的长度以保证血管吻合处无张力。在损伤的情况下，找到一条健康的血管尤其困难。锁骨下动脉或腋动脉损伤在外伤性臂丛神经损伤中很常见（10%～25%）[13, 14]。然而，即使在这些情况下，胸肩峰动脉和胸背动脉仍是动脉吻合的可靠选择[15]。如前所述，术前影像学资料很容易通过磁共振血管造影（MRA）、计算机断层扫描血管造影（CTA），甚至常规血管造影来获得，应该常规进行这类检查。如果有必要，采取静脉移植有助于提供足够长度的血管蒂，以确保在远离损伤区域进行无张力吻合。如果血管口径匹配，且在没有受区供血血管时远端仍能保持足够的灌注，可以采用动脉端对端的方式吻合。然而，端侧吻合是有优势的，因为这种吻合方式不需要太关注吻合口处血管口径的问题，而且不会牺牲远端的血供。在肢体严重损伤合并血供受损的情况下，端侧吻合修复可能是唯一可行的选择。此外，静脉的吻合也很重要，因为静脉淤血和动脉血栓一样都可能导致功能性游离肌肉移植的并发症[16]。

（三）肌肉

游离肌肉移植应具有足够的力量、长度和收缩范围，以实现所需的功能。肌肉的横截面积与它能产生的力量大小成正比，而肌肉的收缩范围与肌纤维的长度相关[2]。进行移植时，必须有足够的肌腱或筋膜长度才能将肌肉固定在附近组织中。游离移植的肌肉对于供区来说必须是可以牺牲的，最好能改善受体区域的美观，不应导致供区肢体出现明显的功能损失[3]。

供区供移植的肌肉必须具有健康的血管神经蒂。最后，必须有功能良好的拮抗肌存在以平衡游离移植的肌肉。

一个典型的例子是，股薄肌是功能性游离肌肉移植最常用的供体[3]。股薄肌可用于重建肘关节屈曲功能，也可用于手指屈 / 伸功能的重建[3, 12, 17]。股薄肌可与长收肌[18]联合，甚至与对侧股薄肌联合移植可以改善肢体严重损伤的功能[6, 7]。在损伤中，其他常用于游离移植的肌肉包括背阔肌和腓肠肌。一些功能性游离肌肉移植具有相似的功能。例如，虽然股薄肌是屈肘功能重建最常用的游离移植肌肉[18]，但背阔肌[19]和股直肌[20]也已被成功应用。在一项回顾性研究中，比较了 37 例游离背阔肌和 28 例股薄肌游离移植对屈肘功能的恢复情况，笔者发现两种游离肌肉移植的结果没有差异[21]。

（四）肢体严重损伤的功能性游离肌肉移植：股薄肌

游离股薄肌移植具有多种用途，能为严重损伤肢体提供多种功能（表 11–1）。股薄肌

表 11–1　游离股薄肌移植的常见重建功能（移植后起止附着点、供体动脉、静脉和神经）

重建功能	起点 / 止点	动　脉	静　脉	神　经
屈肘功能	锁骨至尺骨	1. 胸肩峰动脉 2. 肱动脉	1. 肱静脉 2. 胸肩峰静脉	1. 肌皮神经 2. 腋神经 3. 脊髓副神经 4. 第 3、4 肋间神经或 + 第 5 肋间神经
伸肘功能	肩胛骨外侧缘至鹰嘴	1. 肱深动脉 2. 胸背动脉	1. 肱深静脉 2. 胸背静脉	1. 桡神经 2. 肋间神经 3. 脊髓副神经 + 神经移植
肩外展功能	肩峰和锁骨至肱骨近端	1. 胸肩峰动脉 2. 胸背动脉	1. 胸肩峰静脉 2. 头静脉 3. 胸背静脉	1. 肌皮神经 2. 腋神经
手指屈 / 伸功能	肱骨内 / 外上髁至 Pulvertaft 编织缝合于原屈 / 伸指肌腱	1. 桡动脉 2. 骨间前动脉	桡静脉	1. 骨间前神经（屈指） 2. 骨间后神经（伸指）

是理想的功能性游离肌肉移植的供体，因为它经常远离损伤区域而可以被切取，它有足够的力量和收缩距离，有长度和口径合适的血管蒂（Stevanovic）。股薄肌位于大腿内侧，内收肌群之后、股骨后侧肌群之前。该肌肉起于坐骨支与耻骨支，在胫骨近端内侧的鹅足表面有广泛止点。股薄肌受闭孔神经前支支配，并由旋股内侧动脉分支供血。它的功能是内收和屈曲髋关节，但这两个功能都主要是由其他肌肉群驱动的，这一点也使得股薄肌成为理想的肌肉供体。过去很难获得此区域的单纯皮瓣；然而，随着切取筋膜量的增加，除肌肉外，它的血供还足以维持一个十分可靠的皮瓣。

在切取股薄肌时，患者取仰卧位，受伤的上肢放在手术台上，对侧下肢呈"蛙式位"摆放。这种体位可以允许两个手术团队同时进行手术。皮肤标记沿坐骨耻骨支到胫骨近端内侧作一条线。沿着这条线，旋股内侧动脉的分支在坐骨耻骨支远端 8cm 处进入股薄肌。股薄肌与内收肌的区别在于股薄肌更靠后且肌肉的张力随着膝关节屈伸而改变。股薄肌有第二穿支，位于肌肉远端，一旦发现主要供血血管，就可以将其剪断。一旦找到营养血管，可沿股薄肌主要的近端血管蒂追踪至旋股内侧动脉，即可获得长度为 4~6cm 的血管蒂[22]。表面皮岛的轴线应在坐骨耻骨 – 鹅足连线后 2cm 处[3]。虽然功能性肌肉移植本身不需要切取皮岛，但在肢体严重损伤中，受区部位可能需要皮肤覆盖，此时可连同表面皮岛一起切取。增加肌肉周围筋膜的切取量将增加表面皮岛存活的可能，也能减少术后瘢痕增生和组织粘连，从而获得最佳的功能结果。需要注意的是，切取股薄肌前，在肌肉保持正常的静息张力状态下，以 5cm 的间隔标记肌肉，以便在插入到移植部位时可以通过标记恢复肌肉正常静息状态张力。

除了营养动脉的伴行静脉，切取位于皮岛内的大隐静脉前支进行吻合可增加静脉回流。通常情况下，首先对股薄肌远端进行分离，随后分离近端，最后分离血管神经蒂[3]。肌瓣切取后，显微镜下观察术野，通常先吻合动脉，随后行静脉吻合，最后将神经尽可能靠近移植的股薄肌进行缝合。一旦移植股薄肌建立血流灌注，就可以调整设定肌肉的张力。为了恢复肘关节屈曲功能，通常移植肌肉起点位于锁骨远端 1/3，止点位于尺骨近端。在肘关节伸展时，通过之前股薄肌 5cm 标记将肌肉拉至其初始静息长度进行其止点固定，然后屈曲肘关节减少肌肉张力。肌肉可以用铆钉、扎实的缝合或植入骨隧道进行固定以提供所需的功能。

术后按照标准游离组织移植的监测方法对患者进行监测，监测方法取决于手术医生个人偏好。预示移植失败的征象包括血管多普勒信号消失、皮肤颜色不佳、皮瓣温度下降、失去充盈，以及皮岛有出血性瘀点[4]。值得注意的是，单独监测皮瓣是不够的，因为肌肉对缺血的耐受性不如皮肤[2]。Dodakundi 及其同事报道了 3 例游离功能性股薄肌移植病例，其皮岛灌注存在，但肌肉失去活力。在这 3 个病例中，每一个病例都进行了急诊手术重新探查，发现所有病例均发生动脉血栓形成。即使重新进行了显微外科血管吻合，3 个病例中有 2 个病例表现为仅小面积的肌肉出现延迟的神经再支配，另一个病例则显示移植肌肉没有神经再支配[16]。作者认为，利用植入电极监测复合肌肉动作电位是评价肌皮瓣最准确的方法[16]，而有人则采用了可植入的多普勒探头[2]。有报道称，肌肉临界缺血时间最短可达 6h，从缺血到再次探查的时间对能否挽救皮瓣有较高的预测价值[23]。在肌肉发生缺血 2 小时后，即使完成肌肉再灌注，游离移植的功能性肌肉也可能不会有很好的功能[4]。此外，功能性游离肌肉移植的失败率高达 15%，其失败原因或由于血管淤血，动脉血栓形成，或肌肉无功能[24]。出于这些原因，建议在肌肉移植术后 48h 内，由可靠的手术团队成员每小时进行一次床边多普勒检查。

术后 48h 后，肌瓣可每 4 小时监测 1 次，直到患者 5 天后出院。出院后，患者的肘关节应固定在屈肘 90° 的位置，并固定 8 周。在肘关节固定时，应鼓励患者进行手指和手腕的活动训练。观察患者的自发性肌肉功能，如出现自发肌肉活动，此时应允许患者尝试屈肘运动。此外，肌电图对于确定肌肉神经再支配的状态比较有用。

（五）肢体严重损伤的功能性肌肉移植：背阔肌

背阔肌旋转移位对于存在大量软组织缺损及肘关节屈曲功能丧失的患者来说是一种稳健的选择。背阔肌旋转移位通过一次重建就既可以实现创面的充分覆盖，又可以提供动力而重建屈肘功能。背阔肌是一种理想的带蒂旋转皮瓣，因为它的肌肉量大且容易被移动。在大多数患者中，牺牲背阔肌不会引起明显的功能障碍。背阔肌有一个很长的血管神经营养蒂（胸背动脉及胸背神经），供区的缺损通常可以被覆盖，供区并发症较少。对于需要依靠上肢力量移动的轮椅患者，应考虑其他重建选择。背阔肌可以通过旋转移位来覆盖腹部、上肢或胸部创面[26]，也可提供动力用于重建肩外展、内收、外旋功能[27-29]和屈肘功能[30]。在一项回顾了 4 例进行阔肌旋转移位手术、平均软组织缺损 161cm² 的患者的研究中，Stevanovic 等报道所有 4 例患者都达到了 4 级肌力的屈肘力量，平均肘关节活动度为 126°[30]。其他的病例系列研究也报道了在肢体严重损伤伴软组织缺损的

情况下，60%~75% 接受背阔肌移位手术的患者屈肘力量达到 4 级肌力[31, 32]，平均屈伸范围为 100°[33-37]。

五、结果

由于现有文献都是由具有很大异质性的人群和病例组成的多个病例系列报道，很多技术都是描述性的，因此很难确定功能性肌肉移植的结果[38]。研究所描述中的结果评定方法也不尽相同[2, 3]。此外，临床医生的体格检查结果和功能性游离肌肉移植的组织学检查结果也无明显相关性。一项带血管神经肌肉瓣移植的组织学分析发现，只有 46% 达到 4 级肌力的移植肌肉是完全的神经支配。

在一项功能性游离肌肉移植的研究报道中，采用 3 条肋间神经与游离移植股薄肌缝合重建患者屈肘功能 2 年后，约 78% 的患者达到 4 级肌力[39]。随后，Barrie 及其同事使用游离股薄肌移植对 18 例患者进行单项功能重建（17 例屈肘功能，1 例屈指功能）和 9 例患者进行双项功能重建。单项功能重建组中 79% 的患者和双项功能重建组中 63% 的患者获得 4 级及 4 级以上的肌力。本研究中患者平均在术后 5 个月出现肌电图可识别的移植肌肉神经再支配，最终肘关节活动范围平均为 105°。在双项功能重建组中，作者还额外将股薄肌固定在腕伸肌上，由此可以在伸腕时通过肌腱固定效应间接激活手指的屈曲功能。作者的结论是，使用单一肌肉移植来恢复单一功能可以获得更可靠的结果。作者还认为手术后的粘连及低成功率与患者对物理治疗依从性差相关。同样地，在对 18 例分期双股薄肌游离移植联合分期腕关节融合的患者进行回顾性研究后发现，一旦腕关节融合，患者的上肢功能障碍评分（disabilities of the arm, shoulder and hand, DASH）得到了改善，

手指的活动度也得以增加[7]。尽管外科医生尝试使用单个功能性游离肌肉移植实现肢体严重损伤的多种功能重建，但术前设定目标尽量简单可能反而会获得最佳的结果。

在一项33例接受游离股薄肌移植恢复屈肘功能的研究中，Kay及其同事也报道了21例患者（21/33）获得4级的屈肘肌力。然而，尽管92%的分娩性臂丛神经损伤患者术后达到4级肌力，但仅31%创伤性损伤的成人能获得这种肌力4级的结果（Kay）。因此，对于肢体严重损伤，医生要与患者进行很好的沟通，即在几乎没有选择的时候，功能性游离肌肉移植提供了一种潜在可能的治疗方法，但并不能一定保证治疗成功。

六、并发症

功能性游离肌肉移植后最显著的急性并发症包括动脉血栓或静脉淤血（15%）[24]。除急性期并发症外，最常见的并发症是组织粘连和

术后僵硬[2, 3]。多达1/3的功能性游离股薄肌移植需要二次肌腱松解[6]。此外，即使是供区非关键的组织结构也会出现并发症。在回顾分析153例共切取459根肋间神经的患者后，研究发现15%的患者出现了术后并发症，并发症包括胸膜撕裂（9.1%）、伤口感染、胸腔积液、急性呼吸窘迫综合征和血肿。同侧肋骨骨折及切取三根肋间神经要比两根肋间神经有更高的并发症发生率[40]。

七、结论

在肢体严重损伤的情况下，可用于恢复肢体功能的重建方法选择极少。对于这些病例，功能性肌肉移植可以同时提供伤口的覆盖和重建肢体的功能。理想情况下，接受功能性肌肉移植的患者应该比较年轻且能够积极治疗，并了解治疗结果、治疗潜在的并发症和术后漫长的康复之路。

参考文献

[1] Gangurde BA, Doi K, Hattori Y, Sakamoto S. Free functioning muscle transfer in radiation-induced brachial plexopathy: case report. J Hand Surg W.B. Saunders. 2014;39(10):1967–70.

[2] Fischer JP, Elliott RM, Kozin SH, Levin LS. Free function muscle transfers for upper extremity reconstruction: a review of indications, techniques, and outcomes. J Hand Surg W.B. Saunders. 2013;38(12):2485–90.

[3] Seal A, Stevanovic M. Free functional muscle transfer for the upper extremity. Clin Plast Surg Elsevier. 2011;38(4):561–75.

[4] Stevanovic M, Sharpe F. Functional free muscle transfer for upper extremity reconstruction. Plast Reconstr Surg. 2014;134(2):257e–74e.

[5] Bishop AT. Functioning free-muscle transfer for brachial plexus injury. Hand Clin Elsevier. 2005;21(1):91–102.

[6] Doi K, Hattori Y, Yamazaki H, Wahegaonkar AL, Addosooki A, Watanabe M. Importance of early passive mobilization following double free gracilis muscle transfer. Plast Reconstr Surg. 2008;121(6):2037–45.

[7] Addosooki A, Doi K, Hattori Y, Wahegaonkar A. Role of wrist arthrodesis in patients receiving double free muscle transfers for reconstruction following complete brachial plexus paralysis. J Hand Surg W.B. Saunders. 2012 Feb 1;37(2):277–81.

[8] Bulstra LF, Rbia N, Kircher MF, Spinner RJ, Bishop AT, Shin AY. Spinal accessory nerve to triceps muscle transfer using long autologous nerve grafts for recovery of elbow extension in traumatic brachial plexus injuries. J Neurosurg Am Assoc Neurol Surg. 2017;75:1–7.

[9] Zuker RM, Manktelow RT. Functioning free muscle transfers. Hand Clin Elsevier. 2007 Feb 1;23(1):57–72.

[10] Chen L, Gu Y-D, Hu S-N, Xu J-G, Xu L, Fu Y. Contralateral C7 transfer for the treatment of brachial plexus root avulsions in children—a report of 12 cases. J Hand Surg W.B. Saunders. 2007 Jan 1;32(1):96–103.

[11] Gu YD, Zhang GM, Chen DS, YAN J-G, CHENG X-M, CHEN L. Seventh cervical nerve root transfer from the contralateral healthy side for treatment of brachial plexus root avulsion. J Hand Surg. SAGE Publications Sage UK: London, England. 2016;17(5):518–21.

[12] Kay S, Pinder R, Wiper J, Hart A, Jones F, Yates A. Microvascular free functioning gracilis transfer with nerve transfer to establish elbow flexion. British J Plast Surg Churchill Livingstone. 2010;63(7):1142–9.

[13] Gupta A, Jamshidi M, Rubin J. Traumatic first rib fracture: is angiography indicated? Review of 750 cases. Cardiovasc Surg. 1995 Sep;3:9–9.

[14] Sturm JT, Perry JF. Brachial plexus injuries from blunt trauma–a harbinger of vascular and thoracic injury. Ann Emerg Med. 1987 Apr;16(4):404–6.

[15] Hattori Y, Doi K, Sakamoto S, Satbhai NG. Complete avulsion of brachial plexus with associated vascular trauma. Plast Reconstr Surg. 2013 Dec;132(6):1504–12.

[16] Dodakundi C, Doi K, Hattori Y, Sakamoto S, Yonemura H, Fujihara Y. Postoperative monitoring in free muscle transfers for reconstruction in brachial plexus injuries. Tech Hand Up Extrem Surg. 2012 Mar 1;16(1):48–51.

[17] Terzis JK, Kostopoulos VK. Free muscle transfer in posttraumatic plexopathies part II: the elbow. Hand (N Y). Springer-Verlag. 2009;5(2):160–70.

[18] Chuang DCC, Strauch RJ, Wei F-C. Technical considerations in two-stage functioning free muscle transplantation reconstruction of both flexor and extensor functions of the forearm. Microsurg Wiley-Blackwell. 1994;15(5):338–43.

[19] Vekris MD, Beris AE, Lykissas MG, Korompilias AV, Vekris AD, Soucacos PN. Restoration of elbow function in severe brachial plexus paralysis via muscle transfers. Injury Elsevier. 2008 Sep 1;39(3):15–22.

[20] Wechselberger G, Hussl H, Strickner N, Pülzl P, Schoeller T. Restoration of elbow flexion after brachial plexus injury by free functional rectus femoris muscle transfer. Br J Plast Surg Churchill Livingstone. 2009;62(2):e1–5.

[21] Terzis JK, Barmpitsioti A. Secondary shoulder reconstruction in patients with brachial plexus injuries. Br J Plast Surg Churchill Livingstone. 2011;64(7):843–53.

[22] Barrie KA, Steinmann SP, Shin AY, Spinner RJ, Bishop AT. Gracilis free muscle transfer for restoration of function after complete brachial plexus avulsion. Am Assoc Neurol Surg. 2007;16(5):1–9. https://doi.org/10.3171/foc.2004.16.5.9.

[23] Mirzabeigi MN, Wang T, Kovach SJ, Taylor JA, Serletti JM, Wu LC. Free flap take-back following postoperative microvascular compromise: predicting salvage versus failure. Plast Reconstr Surg. 2012;130(3):579–89.

[24] Adams JE, Kircher MF, Spinner RJ, Orthop MTA. Complications and outcomes of functional free gracilis transfer in brachial plexus palsy. Acta Orthop Belg. 2009;75(1):8–13.

[25] Ma C-H, Tu Y-K, Wu C-H, Yen C-Y, Yu S-W, Kao F-C. Reconstruction of upper extremity large soft-tissue defects using pedicled latissimus dorsi muscle flaps – technique illustration and clinical outcomes. Injury Elsevier. 2008 Oct 1;39:67–74.

[26] Bostwick JI, Nahai F, Wallace JG, Vasconez LO. Sixty Latissimus Dorsi Flaps. Plast Reconstr Surg. 1979 Jan 1;63(1):31.

[27] Oh JH, Tilan J, Chen Y-J, Chung KC, McGarry MH, Lee TQ. Biomechanical effect of latissimus dorsi tendon transfer for irreparable massive cuff tear. J Shoulder Elbow Surg Mosby. 2013;22(2):150–7.

[28] Gündeş H, Buluç L, Çırpıcı Y, Şarlak AY. Loss of pectoral muscles: treatment with latissimus dorsi muscle rotational flap. J Shoulder Elbow Surg Elsevier. 2006 Sep 1;15(5):e13–5.

[29] Ghosh S, Singh VK, Jeyaseelan L, Sinisi M, Fox M. Isolated latissimus dorsi transfer to restore shoulder external rotation in adults with brachial plexus injury. Bone Joint J. 2013;95–B(5):660–3.

[30] Stevanovic MV, Cuéllar VG, Ghiassi A, Sharpe F. Single-stage reconstruction of elbow flexion associated with massive soft-tissue defect using the latissimus dorsi muscle bipolar rotational transfer. Plast Reconstr Surg Glob Open. 2016;4(9):e1066.

[31] Cambon-Binder A, Belkheyar Z, Durand S, Rantissi M, Oberlin C. Elbow flexion restoration using pedicled latissimus dorsi transfer in seven cases. Chir Main Elsevier Masson. 2012;31(6):324–30.

[32] Schoeller T, Wechselberger G, Hussl H, Huemer GM. Functional transposition of the latissimus dorsi muscle for biceps reconstruction after upper arm replantation. Br J Plast Surg Churchill Livingstone. 2007;60(7):755–9.

[33] Germann G, Steinau HU. Functional soft-tissue coverage in skeletonizing injuries of the upper extremity using the ipsilateral latissimus dorsi myocutaneous flap. Plast Reconstr Surg. 1995 Oct;96(5):1130–5.

[34] Hochberg J, Fortes da Silva FB. Latissimus dorsi myocutaneous flap to restore elbow flexion and axillary burn contracture: a report on two pediatric patients. J Pediatr Orthop. 1982;2(5):565–8.

[35] Mordick T, Britton EN, Brantigan C. Pedicled latissimus dorsi transfer for immediate soft-tissue coverage and elbow flexion. Plast Reconstr Surg. 1997;99(6):1742–4.

[36] O'Ceallaigh S, Ali KSAM, O'Connor TPF. Functional latissimus dorsi muscle transfer to restore elbow flexion in extensive electrical burns. Burns Elsevier. 2005;31(1):113–5.

[37] Stern PJ, Carey JP. The latissimus dorsi flap for reconstruction of the brachium and shoulder. J Bone Joint Surg Am. 1988;70(4):526–35.

[38] Nicoson MC, Franco MJ, Tung TH. Donor nerve sources in free functional gracilis muscle transfer for elbow flexion in adult brachial plexus injury. Microsurg Wiley-Blackwell. 2017;37(5):377–82.

[39] Chung DC, Carver N, Wei FC. Results of functioning free muscle transplantation for elbow flexion. J Hand Surg Am. 1996;21(6):1071–7.

[40] Kovachevich R, Kircher MF, Wood CM, Spinner RJ, Bishop AT, Shin AY. Complications of intercostal nerve transfer for brachial plexus reconstruction. J Hand Surg WB Saunders. 2010;35(12):1995–2000.

Manas Nigam　Ryan Katz　著

一、概述

上肢损伤患者所经历的情感和社会痛苦不应被忽视。除了身体功能障碍、畸形和残疾外，肢体损伤的受害者还经常出现心理疾病，如抑郁、焦虑和创伤后应激障碍（post-traumatic stress disorder，PTSD）。

许多患者经历着身份危机，因为他们需要应对和适应自己的病情和"新自我"，否则会一直深陷于"患者"这一角色。临床医生的工作之一就是要发现阻碍患者康复的潜在心理问题，否则整体手术结果可能会因此受到严重影响。

目前，很少有文献研究上肢严重损伤所造成的心理问题，以及其如何影响患者的治疗和康复。此外，现有的文献虽然多种多样，主题涵盖面广，但很少站在外科医生和损伤患者的视角进行研究。对于上肢严重损伤的患者，目前还没有治疗标准来判断哪些精神症状需要被测量或报道，而对于许多医务人员来说，对精神症状在治疗和康复中可能发挥的作用的理解还不够深刻。

至少 1/3 的手外伤患者会出现有症状的PTSD、抑郁或情绪障碍，这些症状在临床上最早可在受伤后 1 个月被发现。一些患者会同时患有多种疾病，尤其是 PTSD 和抑郁症[1]。上肢损伤可导致生活质量下降、身体畸形、沟通困难，甚至脱离社会。这些患者中有相当一部分（多达 1/3）会有自杀想法[1-11]。

为了探索这个在上肢损伤方面经常被忽视的领域，我们试图总结以下领域的现有文献，包括慢性疼痛、应对机制、自我效能、身份认知、抑郁、焦虑、PTSD，以及社会影响。

二、疼痛

疼痛是损伤不可避免的后果，可严重影响康复和痊愈。上肢疼痛的严重程度与受伤患者致残率直接相关，疼痛的存在对肢体损伤和治疗后的短期及长期结果都有负面影响[12-15]。

慢性疼痛已被证明与许多精神疾病相关，包括抑郁、焦虑和 PTSD，所有这些都会使损伤后康复的尝试变得更加复杂[16,17]。归根结底，疼痛是一个复杂的过程，对个体的康复和长期心理健康具有重大影响。通过移情，医生应尽其最大能力理解和预测到患者的疼痛体验，这本身对患者就有治疗作用。

（一）疼痛的理论

疼痛症状的理论框架一直是许多研究的主题[17]。目前的理论区分了痛觉（即对伤害性刺激、组织损伤或即将发生的组织损伤的自动检测和生理反应）和疼痛体验（即与损伤相关的不愉快情绪和感觉体验）[18]。同一损伤对不同患者所造成的疼痛程度可能会有很大差异。归根结底，疼痛是一种主观体验，即来自对身体损伤的反应，而这种损伤造成的后果又与其他变量如心理因素、患者的心理健康、应对技能和社会因素有关。现已提出了许多理论来解释不同患者面对疼痛时的多样反应。

Melzack 和 Wall 提出的"门控制理论"是将损伤感受与主观疼痛相结合的最早尝试之一，他们认为来自感觉神经的传入疼痛信号可以通过来自中枢神经系统的传出信号进行调节[19]。这些传出信号依赖于某些社会心理学变量，如焦虑或抑郁，能够放大或减弱传入信号，损伤、疼痛和患者的心理社会状态就这样被联系了起来。Melzack 后来提出了"疼痛的神经基质模型"，该模型将个体压力和压力调节系统的功能添加为主观疼痛的重要调节器和放大器[20]。

然而，最现代和最被接受的疼痛理论是"生物 – 心理 – 社会模型"，它挑战了传统的"生物医学模型"（该传统模型认为疾病和痛苦纯粹是特定病理生理学的一种功能），并替代性地认为生物、心理、社会、文化因素在调节疼痛信号的解释中都起着动态的综合作用[21]。本章探讨了这些因素与上肢损伤患者主观疼痛、康复和治疗结果之间的相互作用。

（二）急性和慢性疼痛

急性疼痛起病突然，并且可能贯穿于整个病程，而慢性疼痛则定义为持续或复发性疼痛，持续或超过 3~6 个月，或持续时间超过了损伤典型的和预期的愈合过程[17]。由于损伤的疼痛、与修复相关的疼痛，以及康复过程中预期的疼痛，往往约半数肢体损伤患者在出院时会经历中度至重度急性疼痛[22, 23]。

剧烈的急性疼痛已被证明是发展为慢性疼痛的一个风险因素，一项最新的综述估计，高达 86% 患有急性疼痛的肢体损伤患者，在受伤后 6 个月及以后发展为慢性疼痛[16, 24]。此外，另一项研究表明，77% 的患者在肢体损伤后被疼痛困扰长达 84 个月。这些研究突出了这些患者承受的长期疼痛和发展为慢性疼痛的高风险[25]。

上肢损伤后的慢性疼痛可严重限制患者身体功能和重新融入社会的能力，而且据报道，其是伤后导致残疾和失去生产力的风险因素[26, 27]。除了身体功能受限外，慢性疼痛还与许多精神疾病有关，包括抑郁、焦虑和 PTSD[28]。几位学者研究了肢体损伤患者疼痛与情感状况（如抑郁、焦虑）之间的关系。一项纵向研究报道，疼痛可以预测肢体损伤后 1 年内焦虑和抑郁的发展[29]。这几位学者也已经证明了疼痛和消极情绪症状在功能上的相关性；他们提出了一个模型，在该模型中，负面情感障碍（如疼痛和焦虑）的存在调节了疼痛对肢体功能的负面影响，后者在康复后期对残疾有更大的影响[30]。

疼痛、情感和功能之间的关联进一步强调了疼痛和精神状况应尽早被识别并纳入治疗计划，以使患者获得最佳治疗效果。慢性疼痛无论对个人还是对整个社会的负担都是沉重的。据估计，在美国，多达 1 亿人患有慢性疼痛，包括与肌肉骨骼疾病相关的疼痛，2010 年慢性疼痛的治疗成本为 5600 亿~6350 亿美元（考虑到医疗支出、缺勤天数、工时损失和工资降低）[31]。横向比较，每年慢性疼痛的治疗成本大于心脏病、癌症和糖尿病，甚至大于癌症和糖尿病的成本之和。在加拿大，慢性疼痛是劳动力人群致残的主要原因，据估计，60% 的慢性疼痛包括肢体损伤患者，最终将失去工作和收入，或不得不减少工作量[32]。

（三）慢性疼痛：发病机制和易感性

虽然急性疼痛是一个可逆的过程，但长期和未缓解的急性疼痛可能最终发展成不可逆的慢性疼痛。这可能是由于神经元结构、神经连接和功能发生了永久性变化。关于慢性疼痛发病机制的一种理论涉及炎症和神经元致敏[16]。有研究认为，继发于组织损伤的长期炎症可使外周受损伤的神经元对较低的电刺激和较高强度的损伤反应敏感（原发性痛觉过敏）。在没有持续的疼痛刺激或炎症反应的情况下，外周神经敏化可能是受损伤的正常反应，且这一过程是可逆的。但在受到强烈有害的外周刺激后，中枢神经发生敏化且似乎不可逆转。此时，未损伤部位传入的信号冲动也可能诱发疼痛感觉（继发性痛觉过敏），又或者非痛性外周感觉信号被改变而导致患者感觉疼痛（痛觉超敏）。

在利用胫骨骨折模拟疼痛的小鼠慢性疼痛模型中，可以看到肢体损伤后中枢神经系统明显发生解剖变化。有趣的是，胫骨骨折的老鼠的肢体对疼痛敏感，并出现记忆障碍和焦虑水平增加。这些变化与小鼠大脑结构包括杏仁核、海马和周围皮层的树突结构的改变有关[33]。这项研究的发现进一步突出了急性和慢性疼痛、情感症状和大脑功能之间的复杂关联。

最近的证据表明部分个体可能更易患慢性疼痛。从遗传学的角度来看，儿茶酚 -o- 甲基转移酶（COMT）基因、5- 羟色胺受体 2A（HTR2A）基因和溶质载体家族 6 成员 4（SLC6A4）基因与慢性疼痛的发生有关，从而证明该情况可能是遗传的[16]。由于上述三种基因也都与精神类疾病有关，因此得出此结论也并不奇怪，包括酒精滥用和阿片类药物成瘾与 COMT、HTR2A 与重度抑郁障碍和强迫症、焦虑和强迫症及 SLC6A4 之间的关联等[34]。功能性磁共振成像（fMRI）研究也为慢性疼痛易感性理论作出了贡献，最近的一项研究表明，慢性疼痛患者的情绪相关回路的功能连接水平高于那些没有慢性疼痛的患者。这表明，一些患者可能有因持续痛觉信息刺激而产生慢性疼痛的风险[35]。最终，长期的疼痛刺激暴露，结合遗传易感性和特殊的大脑回路，使急性疼痛转变为慢性疼痛。尽管这项研究还处于起步阶段，但未来的基因和功能性磁共振成像筛查也许能够识别肢体损伤后有可能发展为慢性疼痛的个体，以便在慢性疼痛发展之前采取适当的干预措施[35]。

（四）阿片类药物的长期使用

当前，在美国大部分地区，因阿片类药物滥用而死亡的人数现已超过了机动车事故所致死亡人数。死亡人数的增加与阿片类药物使用者、阿片类药物滥用者和处方数量的增加相对应[36, 37]。一项针对医疗补助患者的研究发现，在损伤患者中，被开了阿片类药物处方的患者持续性使用阿片类药物的可能性是未开处方患者的 1.4 倍。高达 60% 的损伤患者持续经历与手术相关的疼痛，且 10%～20% 使用过阿片类药物的损伤患者并未选择停药[38-41]。术后持续使用阿片类药物的危险因素包括病程早期出现明显疼痛、灾难性思想、焦虑、PTSD 和抑郁[42, 43]。

长期的阿片类药物滥用通常始于急性疼痛的治疗[44-47]。在所有医学专业中，外科医生是阿片类药物处方量最高的医生之一[44-50]。择期手外科手术后长期使用阿片类药物相关的原因包括关节炎、神经压迫、年轻患者、女性、大量的并发症、低收入、精神健康障碍，以及烟草依赖或滥用。有趣的是，与接受损伤相关手术的患者相比，接受择期手术的患者实际有更高的阿片类药物滥用率（尽管损伤患者平均每位患者的处方数量更高）[40]。

阿片类药物作用于影响患者动机状态的"奖

赏中心"[51]。阿片类药物可以让人感到镇痛作用、幸福感和对持续疼痛的忽视。阿片类药物（和其他成瘾性药物）被认为会主导神经系统，否则患者会倾向于满足如饥饿、口渴和性欲等欲望。从神经生物学的角度来看，仍然无法解释为什么只有部分接触阿片类药物的人会发展成为慢性阿片类药物使用者。

这是一个复杂的课题，有很多的研究正在进行，阿片类药物被认为会导致大脑腹侧被盖区的奖赏性多巴胺能神经元的放电增加。该区域刺激其他结构（如伏隔核、杏仁核和前额叶皮质），为本体提供情感支持。继而影响不同行为的感知回报。成瘾的成因有以下三种理论：①长期暴露于某种物质后无法重建体内平衡；②物质的显著性或欲望的变化，不论其效果如何；③药物依赖的异常学习和记忆机制的建立。

三、心理学概念

（一）应对机制

应对机制即个体对压力源（如疼痛）的反应，属于个人心理弹性范畴。应对策略可以是适应性的，即患者在管理疼痛和康复过程中扮演积极角色，也可以是非适应性的，即患者在治疗过程中采取悲观的心态和消极的态度，并将自己视为病态角色。适应性应对策略与乐观、外向和友好等性格特征相关。非适应性应对与神经质有关。两者都取决于患者承受的压力的严重程度，并受心理社会环境的影响[52]。

若患者有无处理创伤能力，会影响许多特定的可测量结果，包括疼痛严重程度和残疾[17]。一项研究已经明确，非适应性思维和不充分的应对策略影响了患者的个人康复目标以及他们对手外科医生提供的建议的认知，从而

导致整体残疾程度更高[53]。

在经受创伤后和开始康复之前，使用经证实的工具，如消极疼痛思维问卷（NPTQ），有助于寻找出缺乏应对策略的患者。这可以让治疗团队有机会为患者提供咨询和权衡治疗计划。

（二）自我效能

自我效能是指个体相信他们有能力成功地执行某一行为以达到某种结果的信念。个人自我效能水平的提高已被证明与疼痛耐受性的提高有关，包括疼痛强度的降低和疼痛障碍的减少[17]。自我效能感似乎也与肢体创伤患者的功能结果有关。一项研究检查了骨科损伤后身体功能和疼痛强度的预测变量，指出自我效能与身体功能显著相关[54]。因此，自我效能、疼痛耐受性和功能结果之间的关联，进一步强调了生物－心理－社会模型变量之间的复杂相互作用以及全面解决患者问题的必要性。

（三）身份认知

身份认知可以定义为一个人的自我构建或一个人如何感知和理解自己。创伤性上肢损伤不仅会影响患者肢体的功能和外观，还会影响患者的整个世界观。损伤会扭曲他们的身体生理身份和自我感知（身体意象）；这些心理影响可能是比功能障碍更大的痛苦来源，并可能对他们的个人生活产生深远影响，并通过易被忽视的方式使他们的康复变得更加复杂[55]。

虽然患者可能对肢体损伤后的整体医疗和外科手术治疗表示满意，但他们的精神需求却往往得不到满足，这会加剧他们的痛苦。一项针对在损伤事件发生数年后，对四肢重建或截肢患者的随访研究指出，尽管患者觉得他们的生活状态整体上可以归为"正常"，但实际在很大程度上，他们心理创伤未经治疗，这对他们的自我认知和恢复能力产生了负面影响[56]。

一些患者表示，他们新发生的残障使得无法与子女或孙子一起玩耍嬉戏，还让他们感觉自己比实际年龄大，好像对家人的爱也无法表达出来[56]。其他人指出，身体机能受损及其相关的身体和心理疲劳，使他们无法或不愿从事日常工作生活活动。对许多患者来说，这种丧失独立性和过多地依赖家庭成员提供帮助，是康复过程中最具挑战性的方面，他们会有一种从家庭的中流砥柱转而需要依赖别人的无助感。

其他研究证实了肢体损伤对自我感知的负面影响。2014 年 Chauvet 曾报道，与单肢截肢者相比，双肢截肢者的体型认知更容易产生扭曲，这表明受伤程度与增加的负面的自我认知相关[57]。后天损伤致畸的患者也显示出比先天性畸形患者更异常的体型认知，这可能是因为出生时有肢体缺陷的患者有更大的机会将这种解剖差异融入他们的体型认知中[58]。

由于这些患者所经历的心理痛苦，很明显，医疗人员必须在鉴别和解决损伤后身份和自我认知障碍方面发挥更大的作用。患者身份的转变以及由此产生的无助感可能会因最初治疗中的忽视而加剧。鉴于肢体损伤通常会危及生命，治疗团队因遵循"生命大于肢体"原则，即为了挽救患者的生命，可能会在极短的时间内部分或全部切断无法存活的肢体[59]。患者并不总是被充分通知了这种时间紧迫且重要的决定（即截肢与保肢），并且可能在损伤后的几小时内处于困惑、镇静或者昏迷的状态，因此无法准确处理治疗团队提供的信息[56]。这些患者可能会在手术后醒来，并对由此产生的畸形或缺损感到惊讶，并且可能会因为他们几乎或根本没有参与到对这样一个改变生活的决定而感到沮丧。

在任何可能的情况下，根据受伤的程度，治疗团队应尝试充分告知患者和提供建议，并让患者参与治疗决策。这可以减轻患者的疑惑，让其意识到即将失去肢体或发生畸形，从而有助于其适应性应对伤后的变化。

四、精神相关并发症

（一）抑郁症（情境型 / 严重型）

抑郁症可能是与上肢损伤引起的慢性疼痛相关的最常见的精神相关并发症。两个简单的问题可能可以进行有效的甄别，具体如下。

- 在过去的两周，您是否曾感到情绪低落、沮丧或绝望？
- 在过去的两周，您是否对做事情没有什么兴趣或乐趣？

DSM-V 指出，症状必须持续 2 周以上，与之前相比表现出功能改变，且必须在大部分功能方面表现出明显的能力下降。此外，这些症状无法用另一种精神障碍（如双相情感障碍），或某种原因或其他医疗条件的影响解释[60]。

在一项针对下肢截肢患者的研究中，34.7%的创伤性截肢患者和 51.4% 的手术截肢患者被诊断为抑郁症[61]。抑郁症的发生与患者年龄、教育水平、婚姻和经济状况、截肢后的时间，以及使用假体进行康复治疗有关[61]。另一项研究强调，伤后抑郁症的危险因素包括社会羞耻感、负面的身体形象、缺乏社会支持[17]。

先前存在的认知观念会影响患者是否发展为抑郁症。特别是灾难性思维和认知融合这两种认知观念，可以显著影响患者在创伤性事件后的长期心理健康[62]。灾难性思维是指人们倾向于用消极的想法来应对实际或预期的痛苦，而认知融合则发生在人们行为受到认知过度调节和影响的情况下，以至于其将想象当作真实来进行行动[62]。灾难性思维和认知融合都是影响疼痛反应和后续残疾发生的可变的心理因素的示例。与没有认知紊乱的个体相比，同时表现出灾难性思维和认知融合的个体疼痛强度最高。

由于这些认知紊乱是可以改变的，因此认知行为疗法（cognitive behavioral therapy，CBT）可能有助于识别出这些适应力差的患者。接纳和承诺疗法（acceptance and commitment therapy，ACT）以及量身定制的心理社会干预可能有助于缓解患者特定的认知紊乱，减少抑郁症状，从而提高慢性疼痛管理质量[62]。

（二）社会的影响

肢体损伤后的社会影响包括慢性疼痛对人际关系、就业和经济稳定的影响。手术和长期康复功能锻炼的伤员可能需要大量的休假时间。

这通常会导致收入减少，由此产生的医疗费用（加上基本开支及债务）加剧了经济负担[63]。损伤后患有精神病并发症的患者康复的经济成本更高。美国退伍军人事务部对下肢截肢者的分析发现，PTSD 的发生与精神病费用增加约 3.42 倍以及总药品费用增加超过 2 倍有关[64]。根据美国退伍军人事务部的说法，虽然截肢是产生假肢费用的主要因素，但 PTSD 导致假肢费用增加了 5.04 倍，因为这些人的康复时间延长，功能康复水平较低[64]。

对肢体损伤后重返工作岗位的早期预测因素进行的系统回顾显示，所有研究都很少考虑疼痛的影响[24]。然而，四肢严重损伤后 3 个月的疼痛强度被确定为 84 个月后重返工作的重要预测因子（相对比率（RRR）为 0.98，$P < 0.01$）[65]。在这项研究中（n=423），只有 42% 的受伤人员在 84 个月时重返工作岗位，而那些正在工作的人，有 25% 难以胜任工作。疼痛被认为是非致命性肢体损伤（n=168）后重返工作的一个重要决定因素（经性别调整的 RRR=0.47，P=0.008），其中 32% 的患者在损伤后 6 个月仍不能工作，56% 的患者可以重新开始调整后的工作[24]。这些数据进一步显示了急性和慢性疼痛之间的差异，并再次强调了慢性疼痛在延迟或限制恢复方面所起的巨大影响。

患有慢性疼痛的人有自我隔离的倾向，从工作和社会交往中逃避，从而导致更严重的障碍[66]。无法缓解的疼痛和社会功能丧失的恶性循环会导致情绪压力，并可能放大对疼痛和失落的感觉。认识到这种有害的正反馈机制是损伤患者迈向康复的第一步。

（三）焦虑

焦虑是一种与自主神经唤醒状态增强相关的忧虑或痛苦感[17]。恐惧和回避等行为是焦虑的特征。

美国精神障碍诊断统计手册第 5 版（DSM-V，2013）将广义上的焦虑症定义为对各种主题、生活事件和活动过度担忧（以与实际风险不成比例的方式），时间至少 6 个月。焦虑通常难以控制，可与身体或认知症状有关，影响患者在各种环境中的功能，且不能归因于不同的医疗、药物诱导或精神疾病[60]。

焦虑可导致疼痛感和（或）人身伤害预期的增加。焦虑症患者经常表现出行为改变以补偿预期刺激。

焦虑重要的生理学因素包括儿茶酚胺等激素的神经内分泌。这些激素增加心排血量并改变交感神经状态[17]。焦虑可以改变对疼痛的反应，并可能导致痛觉超敏和痛觉过敏的症状。

（四）创伤后应激障碍

PTSD 在很久之前就是一种精神病诊断，但直到 1980 年 DSM 第 3 次修订后才将其纳入。当患者经受了重大的生活压力源后，尽管患者尽力回避，但仍表现出侵入性记忆和事件提醒，则可能发展为 PTSD。对于上肢损伤患者来说，这种最初的压力源可能是突发的肢体残疾或对失去生命的恐惧。

PTSD 的症状包括反复出现的侵入性症状，可能包括视觉闪回、噩梦、焦虑、害怕再次受伤、对身体毁容的沮丧或厌恶、易怒、睡眠障碍、社交退缩或对类似刺激事件的回避[67]。

DSM-V（2013）指出，对于 6 岁以上的患者，当症状出现至少 1 个月且不能归因于其他原因或诊断时，才能适用于此诊断[60]。

鉴别诊断包括急性应激障碍和适应障碍。急性应激障碍（被认为是 PTSD 的前兆）也可能发生在损伤事件后，其特征与 PTSD 症状相同，但持续时间短于 PTSD（损伤后 3 天至 4 周）。当症状持续 1 个月或更长时间时，诊断从急性应激障碍变为 PTSD。

压力事件也会导致适应障碍，导致患者难以应对或将该事件接纳入自己的生活。症状通常在 1 个月内出现，持续时间不超过 6 个月。如果适应障碍症状持续时间超过 6 周，则应考虑其他诊断。

约 50% 的手外伤工人经历过某种程度的PTSD[68]。因工伤所致的患者中，上肢截肢者PTSD 发生率高于下肢截肢者，这可能是由于上肢损伤引起的身体缺陷更难隐藏[17]。

PTSD 的治疗很有挑战，首先就是要早期甄别。如果不能早期识别 PTSD 的症状，可能导致治疗延迟。从而导致不必要的长期情绪压力、经济损失，以及由此产生的后果[67]。

目前，PTSD 的治疗包括心理治疗（认知行为治疗）、药物治疗或两者联合。

（五）既往精神疾病

与那些没有经受过精神创伤的患者相比，有既往精神疾病的损伤患者及时出院率和重返工作岗位率更低[69, 70]。

虽然治疗团队在确定全面治疗计划时对既往精神病史的关注很重要，但是损伤后的心理损伤貌似比既往精神疾病更能预测远期的恢复和康复潜力[71]。

五、治疗策略

除了功能障碍和容貌受损，上肢的损伤还会导致心理压力。不同的患者会对这种压力有不同的应对。那些具有心理弹性和健康应对机制的患者比那些没有的患者更容易适应他们的损伤，并且有更大的可能性获得及时有效的康复。不幸的是，主治医生往往不了解患者的心理素质。因此，在就诊时或就诊前后，启动多学科上肢创伤团队并对患者过去以及当前精神状态进行精神病理学筛查是有用的。该团队应包括一名创伤 / 上肢外科医生、一名疼痛医学专家、一名心理学家或精神病医生、作业和物理治疗师、假肢专家和社会工作者。这个团队的每个成员都可以以不同的方式提供身体和心理上的安慰以及咨询，从而最大限度地减少早期的心理压力。

在团队成员中，心理学家（或精神病医生）在认识和管理精神病理学方面处于独特的地位。这一点至关重要，因为众所周知，早期心理压力越大，后期预后越差[71]。心理健康专业人员应具备抑郁症、急性应激障碍和 PTSD 的诊断和管理知识，并应与治疗师和假肢专家密切合作，设计一个康复计划，帮助患者在早期进行具有个人价值的活动，并传递患者自我价值感[72]。如果在康复过程中的任何时候发现抑郁情绪或不良应对机制，认知行为疗法可能会有益处[71, 73]。

随着时间的推移，对患者进行有计划的残疾、疼痛和心理困扰的系列评估，有助于重新发现问题，从而进行及时干预[73]。

六、结论

上肢损伤对患者的潜在心理影响与许多因素相关且都很重要。疼痛、抑郁、焦虑、PTSD和地位缺失只是上肢损伤后的一些可能结果，即许多患者不会很明确地对应某一种而是同时出现多种症状。对损伤的心理反应最终会破坏正常的生理过程，出现有害的反馈机制，从而在主观上强化给定刺激的疼痛，并发展为慢性疼痛。反之，会对患者的康复过程产生负面影响。

为提供更加全面和均衡的治疗，治疗团队首先需要了解损伤人群的精神疾病的负担，其次需要了解患者个体中发生精神疾患的可能性。只有这样，才能对这些问题进行例行评估并充分解决，从而消除对康复的不利影响。

这并非说上文讨论的挑战性的问题有明确的解决办法。相反，要解决这些问题，治疗可能比较耗时，甚至是治标不治本。但是，如果不进行治疗，又会影响患者身体的完全康复，这显然是医患都不想见到的。

上肢损伤的管理应该涉及多学科的协作，包括外科医生、物理和作业治疗师、护理人员和心理健康专业人员。

七、典型病例

病例 12-1　RH，男性，61 岁，惯用手右手因绞肉机致伤而被截肢（图 12-1）。这场意外导致手部多节段性损伤，并伴有多个腕骨的开放性脱位（图 12-2）。最初选择重建方案时，在对侧手臂上进行了两个手指的异位寄养（图 12-3）。在此期间，心理学家通过观察，对患者的心理弹性和应对策略能力进行了评估。在手术团队的指导下，患者最终选择接受截肢手术。在截肢之前，经过与假肢专家讨论，认

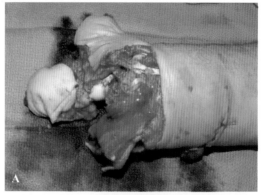

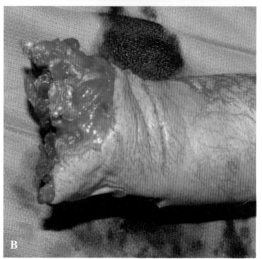

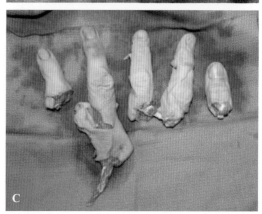

▲ 图 12-1　61 岁男性患者因绞肉机外伤而导致右手。可见多节段损伤，伴有软组织和骨骼的丢失

为保留远端尺桡关节对患者的术后需求有益。因此，截肢平面选择了腕部。

患者的软组织缺损采用游离股前外侧皮瓣修复（图 12-4）。术后，他的疼痛由一位疼痛医学专家进行治疗，他帮助患者从早期的阿

片类药物过渡到非阿片类药物。一名社会工作者协助患者进行居家便利设施改造，并帮助指导患者完成复杂的就医和保险流程。一位作业治疗师在初次手术和随后的一系列减积手术后帮助其最大限度地消除截肢残端的水肿。

患者最后安装了一个自身力源假肢，用于包括狩猎在内的大部分活动（图 12-5）。患者偶尔也会佩戴肌电假肢，尽管其觉得不如自身力源的假肢可靠（图 12-6）。

在康复期间，他定期接受一系列身心健康评估。他表现出很好的心理弹性和出色的应变能力，且未出现疼痛灾难化。尽管最初有轻度抑郁，最终他还是接受了自己残疾的事实。这种接受使他能够进行他认为令人满意、有个人价值和令自己愉快的活动。这种与生活的重新接触最大限度地降低了失去惯用手的潜在破坏性影响。

临床经验与教训

- 临床医生不应忽视损伤的心理影响，损伤极有可能导致慢性疼痛和长期康复。
- 组建一个能够筛查和治疗不可避免的心理创伤后遗症的多学科团队非常重要。
- 如果发现患者无法适应治疗策略，或被诊断有精神病理学疾患，早期干预治疗可以促进回归个人价值追求、重新融入社会、戒掉止痛药，以及进行有效的功能康复。
- 在患者康复的过程中，治疗团队有责任降低阿片类药物滥用的风险，并在适当情况下停用麻醉药。治疗团队中的疼痛医学专家是非常关键的一环。
- 医生应警惕可能发生的阻碍康复的装病问题和次生问题。一旦证实，医生应将所见进行客观记录，继续表现出同理心的同时，通知机构管理者或法律团队进行指导。

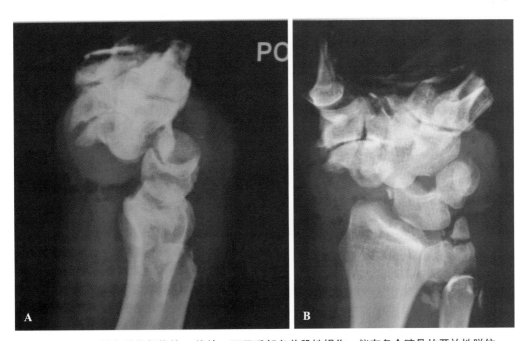

▲ 图 12-2　图为受伤部位的 X 线片，可见手部多节段性损伤，伴有多个腕骨的开放性脱位

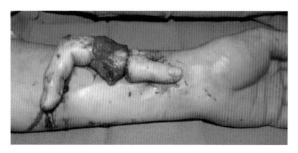

▲ 图 12-3 在患者对侧手臂上进行了两个手指的异位寄养。手术后，患者在住院的早期就进行了心理学评估

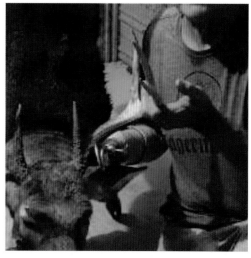

▲ 图 12-5 患者最终安装了一个身体驱动假肢，用于包括狩猎在内的大多数活动

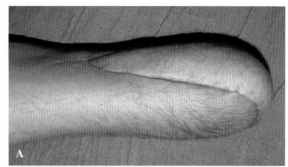

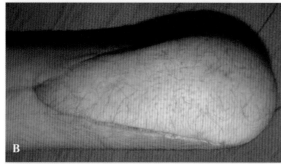

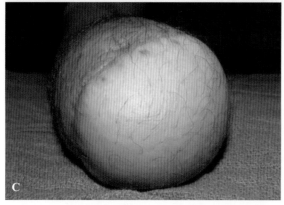

▲ 图 12-4 心理学家与患者一起回顾了其心理弹性和应变能力，这支持了共同决策过程。在精神科医生和外科团队的指导下，患者最终选择了保留远端桡尺关节的截肢手术。因此，截肢平面选择了腕部。他的软组织缺损用游离股前外侧皮瓣修复

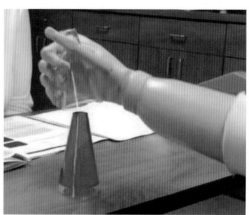

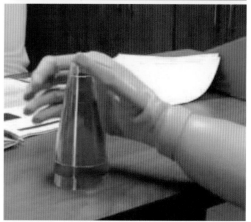

▲ 图 12-6 该名患者偶尔也会佩戴肌电假肢。在整个康复期间，他定期接受一系列身心健康评估。事实证明，他具有相当强的心理弹性，有很好的应对能力，没有灾难性的感觉。尽管最初有轻微的抑郁表现，但他开始接受自己的残疾。这种接受使他能够从事他认为令人满意和有个人价值的活动

参考文献

[1] Williams AE, Newman JT, Ozer K, Juarros A, Morgan SJ, Smith WR. Posttraumatic stress disorder and depression negatively impact general health status after hand injury. J Hand Surg Am. 2009;34(3):515–22. https://doi.org/10.1016/j.jhsa.2008.11.008.

[2] Starr AJ, Smith WR, Frawley WH, et al. Symptoms of posttraumatic stress disorder after orthopaedic trauma. J Bone Joint Surg Am. 2004;86–A(6):1115–21. http://www.ncbi.nlm.nih.gov/pubmed/15173282. Accessed 28 Apr 2018

[3] Sutherland AG, Hutchinson JD, Alexander DA. The orthopaedic surgeon and post-traumatic psychopathology. J Bone Joint Surg Br. 2000;82(4):486–8. http://www.ncbi.nlm.nih.gov/pubmed/10855867. Accessed 28 Apr 2018.

[4] Wiseman T, Foster K, Curtis K. Mental health following traumatic physical injury: an integrative literature review. Injury. 2013;44(11):1383–90. https://doi.org/10.1016/j.injury.2012.02.015.

[5] Kretschmer T, Ihle S, Antoniadis G, et al. Patient satisfaction and disability after brachial plexus surgery. Neurosurgery. 2009;65(suppl_4):A189–96. https://doi.org/10.1227/01.NEU.0000335646.31980.33.

[6] Gustafsson M, Amilon A, Ahlström G. Trauma-related distress and mood disorders in the early stage of an acute traumatic hand injury. J Hand Surg Br. 2003;28(4):332–8. http://www.ncbi.nlm.nih.gov/pubmed/12849944. Accessed 28 Apr 2018.

[7] Gustafsson M, Ahlström G. Emotional distress and coping in the early stage of recovery following acute traumatic hand injury: a questionnaire survey. Int J Nurs Stud. 2006;43(5):557–65. https://doi.org/10.1016/j.ijnurstu.2005.07.006.

[8] Franzblau L, Chung KC. Psychosocial outcomes and coping after complete avulsion traumatic brachial plexus injury. Disabil Rehabil. 2015;37(2):135–43. https://doi.org/10.3109/09638288.2014.911971.

[9] Novak CB, Anastakis DJ, Beaton DE, Mackinnon SE, Katz J. Biomedical and psychosocial factors associated with disability after peripheral nerve injury. J Bone Joint Surg Am. 2011;93(10):929–36. https://doi.org/10.2106/JBJS.J.00110.

[10] Shalev AY, Freedman S, Peri T, et al. Prospective study of posttraumatic stress disorder and depression following trauma. Am J Psychiatry. 1998;155(5):630–7. https://doi.org/10.1176/ajp.155.5.630.

[11] Opsteegh L, Reinders-Messelink HA, Groothoff JW, Postema K, Dijkstra PU, van der Sluis CK. Symptoms of acute posttraumatic stress disorder in patients with acute hand injuries. J Hand Surg Am. 2010;35(6):961–7. https://doi.org/10.1016/j.jhsa.2010.03.024.

[12] Himmelstein JS, Feuerstein M, Stanek EJ, et al. Work-related upper-extremity disorders and work disability: clinical and psychosocial presentation. J Occup Environ Med. 1995;37(11):1278–86. http://www.ncbi.nlm.nih.gov/sites/entrez?Db=pubmed&DbFrom=pubmed&Cmd=Link&LinkName=pub med_pubmed&LinkReadableName=RelatedArticles&IdsFromResult=8595497&ordinalpos=3&itool=EntrezSystem2.PEntrez.Pubmed.Pubmed_ResultsPanel.Pubmed_RVDocSum.

[13] Henderson M, Kidd BL, Pearson RM, White PD. Chronic upper limb pain: an exploration of the biopsychosocial model. J Rheumatol. 2005;32(1):118–22. http://www.ncbi.nlm.nih.gov/sites/entrez?Db=pubmed&DbFrom=pubmed&Cmd=Link&LinkName=pubmed_pubmed&LinkReadableName=RelatedArticles&IdsFromResult=15630736&ordinalpos=3&itool=EntrezSystem2.PEntrez.Pubmed.Pubmed_ResultsPanel.Pubmed_RVDocSum.

[14] Scott DJ, Arthurs ZM, Stannard A, Monroe HM, Clouse WD, Rasmussen TE. Patient-based outcomes and quality of life after salvageable wartime extremity vascular injury. Surg e171. 2014;59(1 SRC-BaiduScholar FG-0):173–9.

[15] Perkins ZB, Ath HD, Sharp G, Tai NR. De' Factors affecting outcome after traumatic limb amputation. Br 99 Suppl. 2012;1(SRC-B):75–86.

[16] Berube M, Choiniere M, Laflamme YG, Gelinas C. Acute to chronic pain transition in extremity trauma: A narrative review for future preventive interventions (part 1). Int Trauma Nurs. 2016;23(SRC):47–59.

[17] Koestler AJ. Psychological perspective on hand injury and pain. Ther quiz 211. 2010;23(2 SRC-BaiduScholar FG-0):199–210.

[18] Merskey H, Bogduk N. Task Force on Taxonomy of the International Association for the Study of Pain. Lesions of the ear, nose, and oral cavity. http://www.researchgate.net/publication/286141091_Task_Force_on_Taxonomy_of_the_International_Association_for_the_Study_of_Pain_Lesions_of_the_ear_nose_and_oral_cavityLK-link%7C http://www.researchgate.net/publication/286141091_Task_Force_on_Taxonomy_o.

[19] Melzack R, Wall PD. Pain mechanisms: a new theory. Science. 1965;150(3699):971–9. http://www.ncbi.nlm.nih.gov/sites/entrez?Db=pubmed&DbFro m=pubmed&Cmd=Link&LinkName=pubmed_pub med&LinkReadableName=RelatedArticles&IdsF romResult=5320816&

ordinalpos=3&itool=Entrez System2.PEntrez.Pubmed. Pubmed_ResultsPanel. Pubmed_RVDocSum.

[20] Melzack R. From the gate to the neuromatrix. Pain. Suppl 1999;6:S121–6. http://www.ncbi.nlm.nih. gov/sites/entrez?Db=pubmed&DbFrom=pubme d&Cmd=Link&LinkName=pubmed_pubmed& LinkReadableNam e=RelatedArticles&IdsFrom Result=10491980&ordinalp os=3&itool=EntrezS ystem2.PEntrez.Pubmed.Pubmed_ ResultsPanel. Pubmed_RVDocSum.

[21] Engel GL. The clinical application of the biopsychosocial model. J Med Philos. 1981;6(2):101–23. http://www. ncbi.nlm.nih.gov/sites/entrez?Db=pubm ed&DbFrom=p ubmed&Cmd=Link&LinkName=pub med_pubmed&L inkReadableName=RelatedArticles &IdsFromResult=7 264472&ordinalpos=3&itool=En trezSystem2.PEntrez. Pubmed.Pubmed_ResultsPanel. Pubmed_RVDocSum.

[22] Gerbershagen HJ, Aduckathil S, van Wijck AJ, Peelen LM, Kalkman CJ, Meissner W. Pain intensity on the first day after surgery: a prospective cohort study comparing 179 surgical procedures. Anesthesiology. 2013;118(4 SRC-BaiduScholar FG-0):934–44.

[23] Williamson OD, Epi GD, Gabbe BJ. Predictors of moderate or severe pain 6 months after orthopaedic injury: a prospective cohort study. Trauma. 2009;23(2 SRC-BaiduScholar FG-0):139–44.

[24] Clay FJ, Watson WL, Newstead SV, McClure RJ. A systematic review of early prognostic factors for persisting pain following acute orthopedic trauma. Pain Res Manag. 2012;17(1):35–44. http://www. ncbi.nlm. nih.gov/sites/entrez?Db=pubmed&DbFro m=pubmed& Cmd=Link&LinkName=pubmed_pub med&LinkReada bleName=RelatedArticles&IdsF romResult=22518366& ordinalpos=3&itool=Entre zSystem2.PEntrez.Pubmed. Pubmed_ResultsPanel. Pubmed_RVDocSum.

[25] Castillo RC, MacKenzie EJ, Wegener ST, Bosse MJ, Group LS. Prevalence of chronic pain seven years following limb threatening lower extremity trauma. Pain. 2006;124(3 SRC-BaiduScholar FG-0):321–9.

[26] Donnell ML, Varker T, Holmes AC. O' Disability after injury: the cumulative burden of physical and mental health. Psychiatry. 2013;74(2):e137–43.

[27] Stewart WF, Ricci JA, Chee E, Morganstein D, Lipton R. Lost productive time and cost due to common pain conditions in the US workforce. JAMA. 2003;290(18):2443–54.

[28] Shivarathre DG, Howard N, Krishna S, Cowan C, Platt SR. Psychological factors and personality traits associated with patients in chronic foot and ankle pain. Foot Ankle Int. 2014;35(11):1103–7.

[29] Castillo RC, Wegener ST, Heins SE, Haythornthwaite JA, Mackenzie EJ. Longitudinal relationships between anxiety, depression, and pain: results from a two-year cohort study of lower extremity trauma patients. Pain. 2013;154(12):2860–2866. https://www.sciencedirect. com/science/article/pii/S0304395913004740?casa_ toke n=znPxr0Kd4kQAAAAA:1Si8GkDWvgJMnxw gYPp5j MCmRgjOTfsmbqt06GAhsQs7i6yctUx2XLfhNc7pVb9i Pn1vtmEh.

[30] Wegener ST, Castillo RC, Haythornthwaite J, Mackenzie EJ, Bosse MJ, Group LS. Psychological distress mediates the effect of pain on function. Pain. 2011;152(6): 1349–57.

[31] Gaskin DJ, Richard P. The economic costs of pain in the United States. J Pain. 2012;13(8 SRC-BaiduScholar FG-0):715–24.

[32] Lynch ME. The need for a Canadian pain strategy. Pain Res Manag. 2011;16(2):77–80. http://www. ncbi.nlm. nih.gov/sites/entrez?Db=pubmed&DbFro m=pubmed& Cmd=Link&LinkName=pubmed_pub med&LinkReada bleName=RelatedArticles&IdsF romResult=21499581& ordinalpos=3&itool=Entre zSystem2.PEntrez.Pubmed. Pubmed_ResultsPanel. Pubmed_RVDocSum.

[33] Tajerian M, Leu D, Zou Y. Brain neuroplastic changes accompany anxiety and memory deficits in a model of complex regional pain syndrome. Anesthesiology. 2014;121(4):852–65.

[34] Genetics Home Reference. *httpsghrnlmnihgovAccessed Febr 13th.* 2018.

[35] Hashmi JA, Baliki MN, Huang L, Baria AT, Torbey S. Shape shifting pain: chronification of back pain shifts brain representation from nociceptive to emotional circuits. Brain. 2013;136(9):2751–68. http:// www. tandfonline.com/servlet/linkout?suffix=CIT001 4&amp.

[36] Mosher HJ, Krebs EE, Carrel M, Kaboli PJ, Weg MW, Vander LBC. Trends in prevalent and incident opioid receipt: an observational study in veterans health administration 2004–2012. J Gen Intern Med. 2015;30(5):597–604. https://doi.org/10.1007/ s11606– 014–3143–z.

[37] Sullivan MD, Howe CQ. Opioid therapy for chronic pain in the United States: promises and perils. Pain. 2013;154(Suppl 1):S94–100. https://doi. org/10.1016/ j.pain.2013.09.009.

[38] Alghnam S, Castillo R. Traumatic injuries and persistent opioid use in the USA: findings from a nationally representative survey. Inj Prev. 2017;23(2):87–92. https:// doi.org/10.1136/injuryprev-2016–042059.

[39] Holman JE, Stoddard GJ, Higgins TF. Rates of prescription opiate use before and after injury in patients with orthopaedic trauma and the risk factors for prolonged opiate use. J Bone Jt Surg Am Vol. 2013;95(12):1075–80. https://doi.org/10.2106/ JBJS. L.00619.

[40] Johnson SP, Chung KC, Zhong L, et al. Risk of

Prolonged Opioid Use Among Opioid-Naïve Patients Following Common Hand Surgery Procedures. J Hand Surg Am. 2016;41(10):947–957.e3. https://doi.org/10.1016/j.jhsa.2016.07.113.

[41] Rivara FP, Mackenzie EJ, Jurkovich GJ, Nathens AB, Wang J, Scharfstein DO. Prevalence of pain in patients 1 year after major trauma. Arch Surg. 2008;143(3):282. https://doi.org/10.1001/archsurg.2007.61.

[42] Helmerhorst GTT, Vranceanu A-M, Vrahas M, Smith M, Ring D. Risk factors for continued opioid use one to two months after surgery for musculoskeletal trauma. J Bone Joint Surg Am. 2014;96(6):495–9. https://doi.org/10.2106/JBJS.L.01406.

[43] Hooten WM, Brummett CM, Sullivan MD, et al. A conceptual framework for understanding unintended prolonged opioid use. Mayo Clin Proc. 2017;92(12):1822–30. https://doi.org/10.1016/j. mayocp. 2017.10.010.

[44] Dowell D, Haegerich TM, Chou R. CDC Guideline for Prescribing Opioids for Chronic Pain — United States, 2016. MMWR. Recommendations and Reports. doi:https://doi.org/10.15585/mmwr. rr6501e1er.

[45] Alam A, Gomes T, Zheng H, Mamdani MM, Juurlink DN, Bell CM. Long-term analgesic use after low-risk surgery: a retrospective cohort study. Arch Intern Med. 2012;172(5):425–30. https://doi.org/10.1001/archinternmed.2011.1827.

[46] Clarke H, Soneji N, Ko DT, Yun L, Wijeysundera DN. Rates and risk factors for prolonged opioid use after major surgery: population based cohort study. BMJ. 2014;348(feb11 3):g1251. https://doi. org/10.1136/bmj. g1251.

[47] Wilson JL, Poulin PA, Sikorski R, Nathan HJ, Taljaard M, Smyth C. Opioid use among same-day surgery patients: Prevalence, management and outcomes. Pain Res Manag. 2015;20(6):300–4. http://www.ncbi.nlm. nih. gov/pubmed/26357683. Accessed 29 Apr 2018

[48] Waljee JF, Zhong L, Hou H, Sears E, Brummett C, Chung KC. The use of opioid analgesics following common upper extremity surgical procedures. Plast Reconstr Surg. 2016;137(2):355e–64e. https://doi. org/10.1097/01. prs.0000475788.52446.7b.

[49] Wunsch H, Wijeysundera DN, Passarella MA, Neuman MD. Opioids prescribed after low-risk surgical procedures in the United States, 2004–2012. JAMA. 2016;315(15):1654. https://doi.org/10.1001/jama.2016.0130.

[50] Larochelle MR, Zhang F, Ross-Degnan D, Wharam JF. Trends in opioid prescribing and co-prescribing of sedative hypnotics for acute and chronic musculoskeletal pain: 2001–2010. Pharmacoepidemiol Drug Saf. 2015;24(8):885–92. https://doi.org/10.1002/ pds.3776.

[51] McMahon SB (Stephen B. Wall and Melzack's Textbook of Pain. Elsevier/Saunders; 2013. https:// www. barnesandnoble.com/w/wall-melzacks-textbook-of-pain-stephen-mcmahon/1112482687? ean=9780702053740. Accessed 29 Apr 2018.

[52] Carver CS, Connor-Smith J. Personality and coping. Annu Rev Psychol. 2010;61:679–704.

[53] Bekkers S, Becker SJ, Bossen JK, Mudgal CS, Ring D, Vranceanu AM. Relationships between pain misconceptions, disability, patients' goals and interpretation of information from hand therapists. Ther quiz 295. 2014;27(4 SRC-BaiduScholar FG-0):287–94.

[54] van Leeuwen WF, van Janssen SJ, Heng M, Ring D, Vranceanu AM, der Vliet QM. Does perceived injustice correlate with pain intensity and disability in orthopaedic trauma patients? Injury. 2016;47(6 SRC-BaiduScholar FG-0):1212–6.

[55] Grob M, Papadopulos NA, Zimmermann A, Biemer E, Kovacs L. The psychological impact of severe hand injury. J Hand Surg Eur Vol. 2008;33(3):358–62. https://journals.sagepub.com/doi/full/10.1177/1753193407087026?casa_token=blU1AZ9eJWwAAAAA%3AEFFRFWMg8UoBOJOaBZWCZMVkqRAzmq1uL9YbdemW-HEvmAMvcTGYMk8RrgM6qhUAPUev1LuENgk.

[56] Bernhoff K, Bjorck M, Larsson J, Jangland E. Patient Experiences of Life Years After Severe Civilian Lower Extremity Trauma With Vascular Injury. Eur Endovasc Surg. 2016;52(5 SRC-BaiduScholar FG-0):690–5.

[57] Jowsey-Gregoire SG, Kumnig M, Morelon E, Moreno E, Petruzzo P, Seulin C. The Chauvet meeting report: psychiatric and psychosocial evaluation and outcomes of upper extremity grafted patients. Transplantation. 2016;100(7):1453–9.

[58] Bradbury E. The psychological and social impact of disfigurement to the hand in children and adolescents. Dev Neurorehabil. 2007;10(2):143–8. http://www. ncbi. nlm.nih.gov/sites/entrez?Db=pubmed&DbFro m=pubme d&Cmd=Link&LinkName=pubmed_pub med&LinkRea dableName=RelatedArticles&IdsF romResult=17687987 &ordinalpos=3&itool=Entre zSystem2.PEntrez.Pubmed. Pubmed_ResultsPanel. Pubmed_RVDocSum.

[59] Rozycki GS, Tremblay LN, Feliciano DV, Mcclelland WB. Blunt vascular trauma in the extremity: diagnosis, management, and outcome. J Trauma. 2003;55(5):814–24. https://journals.lww.com/ jtrauma/pages/articleviewer.aspx?year=2003&iss ue=11000&a rticle=00003&type=Fulltext&casa_ token=tFsP-9v5l7wAAAAA:gsejycaxsUX1hDim 02r4dOrfYiQG yrckI2sdF3kuHCSK88X8WJyKoxj xZP_CalPYR1_ AIYsNxGbKqT7tiHpSIw.

[60] American Psychiatric Association. American Psychiatric

Association. DSM-5 Task Force. *Diagnostic and Statistical Manual of Mental Disorders : DSM-5*. American Psychiatric Association; 2013. https://www.appi.org/Diagnostic_and_Statistical_ Manual_of_Mental_Disorders_DSM-5_Fifth_ Edition. Accessed 28 Apr 2018.

[61] Cansever A, Uzun O, Yildiz C, Ates A, Atesalp AS. Depression in men with traumatic lower part amputation: a comparison to men with surgical lower part amputation. Mil Med. 2003;168(2):106–9. http:// www.ncbi.nlm.nih.gov/sites/entrez?Db=pubmed&D bFrom=pubmed&Cm d=Link&LinkName=pubmed_ pubmed&LinkReadabl eName=RelatedArticles&Id sFromResult=12636136& ordinalpos=3&itool=Entr ezSystem2.PEntrez.Pubmed. Pubmed_ResultsPanel. Pubmed_RVDocSum.

[62] Özkan S, Zale EL, Ring D, Vranceanu A-M. Associations between pain catastrophizing and cognitive fusion in relation to pain and upper extremity function among hand and upper extremity surgery patients. Ann Behav Med. 2017;51(4):547–54. https:// doi.org/10.1007/s12160–017–9877–1.

[63] Kendrick D, Vinogradova Y, Coupland C. Getting back to work after injury: the of Injury multicentre longitudinal study. Heal. 2012;12:584.

[64] Bhatnagar V, Richard E, Melcer T, Walker J, Galarneau M. Lower-limb amputation and effect of posttraumatic stress disorder on Department of Veterans Affairs outpatient cost trends. Res Dev. 2015;52(7 SRC-BaiduScholar FG-0):827–38.

[65] MacKenzie EJ, Bosse MJ, Kellam JF, et al. Early predictors of long-term work disability after major limb trauma. J Trauma. 2006;61(3):688–94. https://doi.org/10.1097/01.ta.0000195985.56153.68.

[66] Boersma K, Linton SJ. Expectancy, fear and pain in the prediction of chronic pain and disability: a prospective analysis. Eur J Pain. 2006;10(6):551. https:// doi.org/10.1016/j.ejpain.2005.08.004.

[67] Weis JM, Grunert BK, Christianson HF. Early versus delayed imaginal exposure for the treatment of posttraumatic stress disorder following accidental upper extremity injury. Hand. 2012;7(2):127–133. http://europepmc.org/articles/ PMC3351514LK-link%7C http://europepmc.org/ articles/PMC3351514SRC-BaiduScholarFG-0.

[68] Hennigar C, Saunders D, Efendov A. The injured workers survey: development and clinical use of a psychosocial screening tool for patients with hand injuries. J Hand Ther. 2001;14(2):122–7. http://www. ncbi.nlm.nih.gov/sites/entrez?Db=pubmed&DbFro m=pubmed&Cmd=Li nk&LinkName=pubmed_pub med&LinkReadableName =RelatedArticles&IdsF romResult=11382252&ordinalp os=3&itool=Entre zSystem2.PEntrez.Pubmed.Pubmed_ ResultsPanel. Pubmed_RVDocSum.

[69] Kennedy PJ, Young WM, Deva AK, Haertsch PA. Burns and amputations: a 24–year experience. J Burn Care Res Off Publi. 2006;27(2):183. https://academic.oup.com/jbcr/article-abstr act/27/2/183/4605366.

[70] Kempen GI, Sanderman R, Scaf-Klomp W, Ormel J. The role of depressive symptoms in recovery from injuries to the extremities in older persons. A Prospect study Int Psychiatry. 2003;18(1 SRC-BaiduScholar FG-0):14–22.

[71] Nota SPFT, Bot AGJ, Ring D, Kloen P. Disability and depression after orthopaedic trauma. Injury. 2015;46(2):207–12. https://doi.org/10.1016/j.injury.2014.06.012.

[72] Walsh MV, Armstrong TW, Poritz J, Elliott TR, Jackson WT, Ryan T. Resilience, pain interference, and upper limb loss: testing the mediating effects of positive emotion and activity restriction on distress. Arch Phys Med Rehabil. 2016;97(5):781–7. https:// doi.org/10.1016/j.apmr.2016.01.016.

[73] Galanakos SP, Bot AGJ, Zoubos AB, Soucacos PN. Psychological and social consequences after reconstruction of upper extremity trauma: methods of detection and management. J Reconstr Microsurg. 2014;30(3):193–206. https://doi.org/10.1 055/s-0033–1361838.

Lauren E. King 著

一、概述

在美国，创伤性损伤主要以上肢和下肢损伤为主，分别占 31.66% 和 40.09% [1]。康复是使一个人在受伤后能够回到他（她）以前的生活方式中的一个重要组成因素。手部理疗可谓是上肢康复当中极具艺术和科学的部分，即"将上肢结构的全面知识与手功能和活动相结合" [2]。在严重的上肢损伤后，其尤为重要。这需要治疗师来帮助指导患者以恢复其完成日常生活活动（activities of daily living，ADL）所需的运动能力、力量和灵活性等。

作业治疗师（occupational therapists，OT，也称职业理疗师）对患者有一个整体观，通过将有意义的活动纳入理疗计划并实施，而且在需要时对环境或环境中的物体实施"调整和修改" [3]。物理治疗师（physical therapists，PT，也称物理理疗师）旨在帮助患者"恢复、维持和促进最佳身体机能" [4]。这两种职业都利用治疗师的个人性格特点，即所谓的"治疗中运用自我"，与患者建立融洽的关系，从而建立起治疗者和患者之间全面的关系 [5]。反之，这又促进了患者的依从性，最终使愈合更快、更彻底，并使患者恢复独立生活，这是所有理疗的最终目标，特别对肢体严重损伤的患者来说更是这样。此外，更重要的是治疗师熟悉各种复杂的诊断，因为不同肢体损伤患者的实际情况各有不同。由于获得该称号所需的经验和知识基础，资格认证的手部治疗师（certified hand therapist，CHT）在治疗上肢损伤时是最合适的。OT 和 PT 都有资格获得 CHT 证书，但其至少需要有 3 年的手部理疗实践经验，以及至少有 4000 小时的手部理疗时间，且需通过国家资格考试。鉴于获得 CHT 需要以上诸多要求，因此获得这一证书的治疗师具备有足够的能力去治疗肢体损伤患者。

二、水肿控制

在损伤修复的炎症期，患者和治疗师即需合作开始理疗。这一阶段的目标是控制水肿和患者教育，这些都将成为理疗的基础。在手术团队允许的情况下，尽早控制水肿尤其重要，以优化伤口愈合，避免关节活动受限。如果四肢过度水肿，正常的伤口愈合就会受到抑制，从而阻碍整个愈合过程，这可能需要后续的手术治疗，如肌腱松解等。

当要进行损伤肢体的水肿控制时，在开始

理疗方案之前，几个重要问题需要注意，包括患者修复了什么结构，预计会有什么类型的伤口愈合（一期愈合、二期愈合、使用负压辅助闭合等），伤口床是否受到污染？所受的污染预计会成为潜在的问题吗？一旦治疗师了解预期结果，就可以开始控制水肿[6]。

水肿控制措施由许多不同的理疗干预措施组成，这些干预措施可以单独使用，也可以联合使用。其中包括肢体抬高、软组织抬高（使用KinesioTape）和压迫［使用ace包扎、Isotoner手套、Coban和（或）加压袖］（图13-1）。考虑到软组织比较脆弱，肢体抬高是控制水肿最保守的方法，应该作为早期护理的关键因素向患者强调。肢体抬高是在术后立即开始的，患者出院后应继续抬高肢体，并且持续数周。大多数严重到可以归类为"毁损伤"（mangled）的损伤，都可以保守地假设同时伴有淋巴管道受损；因此，肢体远端的最低程度的水肿都会对新修复的结构造成压力。这种过度的压力会产生滚雪球效应，增加受影响关节和肌腱启动运动所需的力量，进而影响功能。肢体抬高可

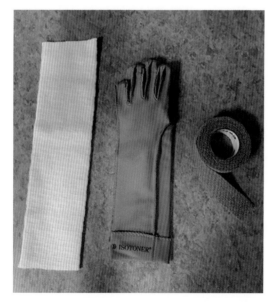

▲ 图 13-1　**Tubigrip 加压袖套、Isotoner 手套和 Coban 胶带（左起）**

以帮助避免这些主要并发症，也是患者参与自我护理的一个重要方面。

对于水肿的理疗，第二个应该考虑的干预措施是使用肌内效贴布。肌内效贴布（Kinesio Tape）是一种弹性贴布，它模仿皮肤的特性，可用于多种用途，其中就包括缓解肿胀[7]。这种特殊类型的贴布有波浪形的黏性背衬，允许水、汗水等穿透，使皮肤佩戴贴布时具有"透气性"。肌内效贴布，由于其多孔的性质，可以用于皮肤的任何完整区域而不会造成损害，即使该区域周围是受损的皮肤。贴布独特的可伸缩性使其可以精准地放置在伤口周围，而不需要考虑压力，还可以监测查看伤口情况，这是传统的环压装置所不具备的。肌内效贴布理论上提升了皮肤的外层，以"增加间质淋巴管"[8]，从而允许肢体中多余的水肿通过保持完好的淋巴管排出[9]。肌内效贴布可以被优先选用的另一个原因是患者的舒适感。贴布可以保持在原处长达5天[8]（监测任何刺激情况下），如果操作正确，可以无痛摘除。这对患者来说是件好事，因为他们很难把加压袖套穿戴在已经出现剧痛的肢体上。

在理疗中穿戴压力衣是一种行之有效的做法，但在使用之前必须得到医疗团队的批准，因为对于较为严重的肢体损伤，穿戴压力衣有一定的限制血流的风险[10]。一旦确认使用，加压作为一种控制水肿的手段有多种选择，包括ace包扎，Tubigrip袖套（一种管状袖筒），Coban胶带和Isotoner手套。选择哪一种手段取决于患者的具体情况，包括皮肤完整性、肿胀程度和肿胀部位等因素。当整个肢体都有肿胀时，应使用ace包扎，因为ace包扎可以通过调节压力来同时容纳较大尺寸的上臂和较小尺寸的前臂；当肢体的周长相对恒定或者只需要对肢体的一部分而不是整个肢体进行加压时，像Tubigrip这样的加压袖套可能是更好的选择。

由于包裹的尺寸［有 1 英寸和 2 英寸两种宽度可供选择（1 英寸 = 2.54cm）］，Coban 带最适用于手部和手指水肿。虽然可以同时在所有手指上使用，但由于 Coban 的半黏性，为了患者方便，一般仅在 1～2 个手指上使用，或在不相邻的手指上使用，以防止持续粘连。当整个手（包括手指）水肿时，Isotoner 手套是首选。患者更容易独立穿戴，并对所有单独的手指和容易水肿的手背施加相等的压力。

水肿持续时间从 1 天到 1 周，在整个理疗过程中需要不断地对其重新评估，以便进行适当的干预。过度的水肿如果得不到有效控制，将发出信号并引起全身炎症反应，从而可能导致过多的瘢痕组织形成[11]。因此控制水肿，对于防止瘢痕过度增殖至关重要。

三、瘢痕形成

新生瘢痕组织最早可以在受伤后 3～4 天，即伤口愈合的成纤维阶段开始形成[10-13]。这一阶段与伤口愈合的初始阶段重叠，在此期间，中性粒细胞和巨噬细胞既清理伤口部位，又生成新的细胞组织[11]。由于肢体损伤的特点，除了潜在的骨折、神经和肌腱损伤外，通常还会有相当大的软组织损伤。瘢痕组织以胶原的形式形成[11]，可以愈合除骨骼以外的所有这些结构。一旦伤口愈合的这一阶段开始，成纤维细胞和原胶原便开始形成瘢痕组织[14]，故这一阶段保持关节和软组织的活动度以及防止挛缩是理疗的重点。因此，在手术团队允许的情况下应尽早建立理疗方案 / 计划，以确保在关节僵硬之前开始理疗，这种早期理疗的理念很重要。瘢痕组织的管理在这个理疗项目中至关重要，因为它能够"加速上皮化和收缩的过程，并帮助控制胶原沉积"[11]，这对未来的关节活动和肌腱滑动有重大影响。

有几种技术可以处理已经形成的瘢痕组织，以及正在继续成熟的瘢痕组织。这些技术包括手动操作 / 按摩（有或没有 Dycem）、硅胶片、瘢痕模型（如 Elastomer、Otoform）、纸贴、肌内效贴布和其他形式（如超声波）（图 13-2 和图 13-3）。手动操作（也称为软组织重塑），包括交叉摩擦按摩，是瘢痕治疗的标准形式，应被纳入患者的日常生活以及家庭锻炼计划（home exercise program，HEP）的重要组成部分。操作 / 按摩应在多个平面进行，以确保所有能被注意到的受限制的筋膜方向都得到处理[15]。超声波可以提供浅表的和（或）深层的热量，使软组织为拉伸做好准备，当与主动拉伸结合使用时，可以预防和（或）治疗瘢痕粘连[16]。

治疗师在开发理疗技术时往往需要极富创意。Dycem 是一种防滑材料，由于其能够"抓住"皮肤而不会挤压皮肤，因此是松动粘连瘢痕组织的有效工具。这既可以在被动和主动活动范围（range of motion，ROM）中进行，也可以

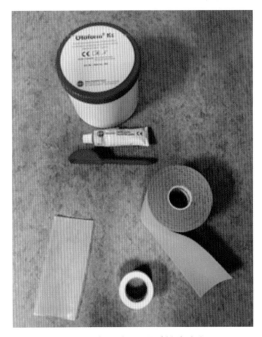

▲ 图 13-2　（从左至右，顺时针方向）Otoform 瘢痕模具，Kinesio 贴布、纸贴和硅胶片

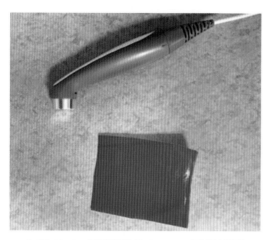

▲ 图 13-3　超声探头和 Dycem（防滑材料）

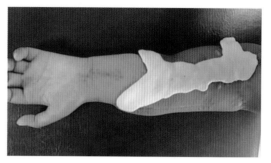

▲ 图 13-4　覆盖在游离皮瓣瘢痕上的 Otoform 模具

在肢体处于静止状态时进行。Dycem 为治疗师提供了一种更符合人体工程学的手部解决方案，既不需要太大的压力，也让患者感到舒适。

硅胶片是治疗瘢痕的另一种选择，可以与所提到的其他方法结合使用。一项研究认为，硅胶片纵向置于切口之上，可通过减张实现抑制增生性瘢痕生成的目的[17]。硅胶片还被认为可以保持瘢痕区域的湿润，而不会形成瘢痕，防止本已脆弱的组织干燥。然而，硅胶是如何真正影响胶原形成的，目前还不清楚[11]。硅胶片的典型佩戴时间为每天 12 小时，或夜间佩戴，持续 6~8 周；然而也有研究表明，长达 6 个月的佩戴仍可能是有益的[11]。硅胶片有轻微的黏附性，故通常需要通过其他方法保持在适当的位置。Tubigrip 袖可被用于覆盖在硅胶片上，因其具备弹性并可对瘢痕施加压力。一张硅胶片可以在整个佩戴时间内使用，且研究发现患者佩戴感觉十分舒适。

像 Otoform 和 Elastomer 这样的瘢痕模具是由两种材料（硅胶和催化剂）组成的化合物，当它们混合在一起时，可定制产生橡胶状、油灰状、类似患者瘢痕的形状（图 13-4）。模具可以穿在夹板下面，也可以用加压袖套固定在适当的位置。这种成型的化合物可以根据治疗师和患者的选择制作成厚或薄，因此在

与 Tubigrip 结合或穿在夹板下时，能够在切口上提供压力，而硅胶板已被证明几乎没有拉力[11]。当需要肢体加压时，例如有形成增生性瘢痕或瘢痕疙瘩倾向的患者，具有这种能力的瘢痕模具则需要被纳入考虑范围之内。瘢痕模具的另一个优点是，它可以被定制成任何需要的形状和大小，以覆盖伤口。

纸贴为一种廉价但临床有效的瘢痕处理工具。此法不但容易被患者独立使用且其成本较低，可以在矫形器 / 夹板下使用，亦可单独使用。这种胶带通常纵向放置在瘢痕上，可以持续佩戴，但为了卫生和皮肤完整性检查而去掉除外。另一种经常用于治疗瘢痕的贴布是肌内效贴布。虽然成本较高，但这种贴布在大多数大型商店都很容易买到。患者还可以学习使用动力胶带的技术，使居家佩戴变得有吸引力。患者被鼓励在保持卫生的情况下佩戴贴布，由于其寿命为 3~5 天，因此不需要频繁更换[8]。患者喜欢这种贴布还有一个原因是有多种颜色可供选择。肌内效贴布的一个缺点是，为了进行其他方式的瘢痕治疗，如超声波，需要将其移除，因此可能在理疗初期不作为首要选择，但随着治疗的发展可纳入使用考虑当中。

超声为理疗领域中应用十分广泛的一种工具。在其众多用途中，不仅可以影响瘢痕形成，还可以引导胶原蛋白定向增殖[13]。超声波在非加热环境下使用时，有助于伤口愈合并

"促进组织的生理变化" [13]，从而有助于组织修复 [13, 18]。作为上述方法的补充，它可以相对较早地被纳入理疗计划（值得注意的是，在初次处理肌腱修复时，由于超声具有潜在的延缓肌腱愈合的可能性，在受伤后 3 周后才应开始使用）。它可以在肢体静止时进行，也可以在患者进行一系列运动练习（取决于外科医生实施的任何限制）时积极使用，以帮助防止组织粘连。

瘢痕组织成熟是一个约在伤口开始愈合后 3 周时启动的生理过程，一般认为瘢痕完全成熟可能会持续数年时间 [11]。尽管这一时间窗口似乎很大，但理疗干预的最佳时间框架是在胶原沉积最容易受到操纵的最初阶段。瘢痕组织的活动性可以与使用前述方法所理疗的时间成正比，因此，强调要求患者参与家庭训练计划是很重要的。瘢痕管理只是患者应该参与的理疗的一部分。活动范围和关节活动度也是患者参与自身护理的两大重要关注点。

四、活动范围、方法和关节功能保留

活动范围（range of motion，ROM）是理疗中不可或缺的一部分，通常成为家庭锻炼计划的主要焦点。当活动范围理疗的启动被延迟时，伤口收缩可能会扩散（由于固定或不处理瘢痕），从而导致关节挛缩 [13]。通过在手术团队的允许下早期启动 ROM，关节挛缩是可以预防的。在治疗四肢损伤时，治疗师必须有丰富的经验，尤其是在启动 ROM 方面，因为过度激进的 ROM 会导致疼痛和肿胀加剧，进而增加理疗的工作量 [19]。

在涉及肌腱修复的研究中，研究者已经对早期被动运动与早期主动运动进行了详细讨论。当外科医生决定遵循何种路径时，需考虑以下几个因素，包括修复强度、肌腱大小、缝合线的类型和数量、肌腱损伤区域，以及患者的依从性 [16, 19-21]。推荐治疗通常包括基于上述因素的早期被动与早期主动运动方案的规范。但是，如果无法从医生处获得此信息，则治疗师必须遵从保守理疗，并采用早期的被动运动疗法 [21]。早期被动运动（early passive motion，EPM）方案之前一直是肌腱修复的标准护理方法，直到最近开始出现早期主动运动（early active motion，EAM）方案。EPM 和 EAM 的目标都是保持关节和肌腱的活动性并尽可能地减少瘢痕粘连 [19]。

通常，除了骨折和其他软组织损伤外，肌腱损伤 / 撕裂通常也存在于严重损伤的肢体中（包括上肢和下肢）。EPM 和 EAM 在促进肌腱滑动以防止粘连方面起着关键作用 [19]。在修复肌腱的术后方案（包括早期被动和主动）中，外科医生必须注意限制范围。例如，修复远端肱二头肌的 EPM 方案通常包括肘关节完全被动屈曲至 90° 及肘关节主动伸展，并逐渐增加，直到持续数周后可完全伸展。手部和（或）手腕的屈肌和伸肌修复应在放置定制的夹板 / 矫形器的条件下进行，以保护肌腱不受完全伸展的影响，并根据外科医生的指示启动 EPM 或 EAM 方案。这两个方案都应基于 ROM 的进展循序渐进地进行，在愈合过程中缓慢地拉伸肌腱 [19-21]。通过启动针对修复结构的 EPM，可以允许肌腱在伤口愈合的初始阶段发生滑动，从而使肌腱与周围软组织层之间难以形成任何粘连。同样的概念也适用于大规模的肩袖修复，即允许一定程度的功能性 ROM 用于理疗，然后逐渐增加，以达到完整的和（或）功能性的活动区域。EPM 不仅是预防肌腱粘连的关键因素，而且强调其操作频率也很重要。在上肢肌腱修复后住院期间，患者一天进行两次理疗并不少见。这种高频率也必须在出院后和整个门诊理疗过程中保持，以便拥有非粘连的功能性 ROM。

肌腱滑动是被动和主动运动方案的重要组成部分，如果按照治疗师推荐的频率进行，可以有效防止粘连[16, 18]（图 13-5）。关节阻挡运动是治疗师用来增加活动度和防止粘连的另一种工具[17]。肌腱滑动和阻挡运动都是用来诱导特定的肌肉被单独激活，特别是针对有问题的肌腱。一旦出现粘连，也可以尝试进行阻挡运动[16]，但由于用力过大有肌腱断裂的风险，因此必须在有经验的治疗师的监督下进行。肌腱滑动和关节阻挡运动的目的都是"延展粘连，以便更大程度地滑动"，而不是撕裂粘连，因为这会重新启动身体的"炎症过程"，导致更多的瘢痕组织[16]。由于对关节施加压力，故关节松动术一般在所有的骨骼、肌腱和韧带结构愈合

良好时使用，但在必要时，可以相当有效地增加僵硬关节的活动度[15, 22]。松动术分为有几个等级，从小幅度到大幅度不等。在决定进行哪一级理疗（Ⅰ级～Ⅴ级）时，治疗师必须考虑许多因素，包括末端感觉、僵硬程度、损伤和愈合过程的时间框架等[22]。基于这些因素，关节活动只能由上述有经验的治疗师进行，治疗师应非常熟悉所有需修复的结构和周围结构的解剖特征，以及特定身体部位的相关运动学[10]。

即使使用了早期 ROM 启动方案，瘢痕的形成和粘连有时也会非常严重，从而导致关节挛缩，限制患者的功能[19]。在这种情况下，外科医生可能会实施肌腱挛缩松解（如肩关节松解术和肌腱松解术），以移除瘢痕组织，改善关

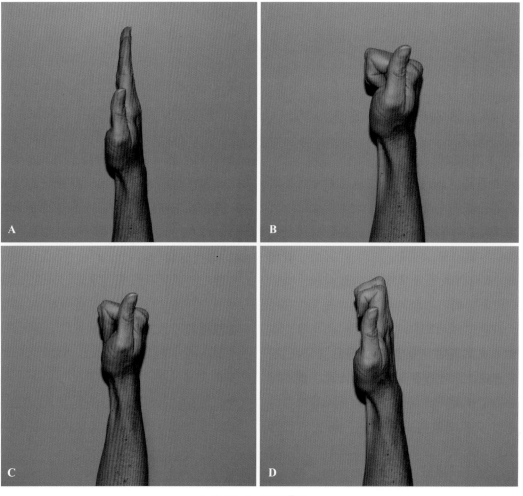

▲ 图 13-5　肌腱滑动

节的活动能力。由于铰链关节本身的性质，膝关节和肘关节松解是复杂损伤后最常见的手术方式。当肢体严重损伤时，使用肌腱松解术增加肌腱滑动是广泛软组织损伤后十分常用的方法[18]。理疗是关节囊切开术和肌腱松解术后护理的重中之重，且通常最好在外科医生进行手术前预约。在没有术后理疗的情况下，术中增加的 ROM（如手术干预的目的）会明显降低，这是身体针对最近的手术产生瘢痕组织的自然愈合反应。为了尽可能多地保留术后关节活动度，理疗应从术后第 1 天开始，目标频率是每周 5～7 天。我们还强烈鼓励患者在参加理疗的同时，每天进行 2～3 次居家锻炼。

五、夹板和矫形器

当有广泛的软组织损伤以及骨折和肌腱损伤时，夹板（矫形器）经常在理疗中起到一定的作用。这些夹板通常是静态的，在伤口愈合的早期提供保护和软组织休息，并可在患者出现关节僵硬和（或）肌腱 / 软组织挛缩时进一步使用动态夹板。例如，肘部松解术后，一种常见的理疗方法是使用前伸夹板 / 矫形器，使短缩的肌肉得到持续的低负荷拉伸，并在理疗过程和居家锻炼计划之间有一个经典的全时长穿戴时间表，以及在手术后的几周内每晚佩戴。在有游离皮瓣或转位肌皮瓣存在的情况下，患者可以佩戴一个定制的沿着皮瓣周围走行，且具有额外空间的保护性矫形器，从而保证不会对皮瓣施加任何压力（图 13-6 和图 13-7）。

如果患者在早期制动时出现外源性肌腱挛缩，为了使皮瓣有足够的时间整合，则有可能使用动力夹板来提供低负荷、长时间的牵拉[23]。图 13-8 展示了一种动态拇指外展夹板，用于纠正内收肌的挛缩。

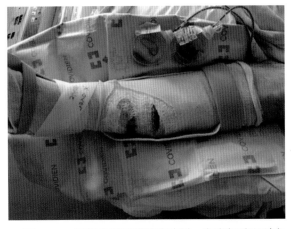

▲ 图 13-6　足部夹板环绕游离皮瓣，留有间隙以避免压迫皮瓣

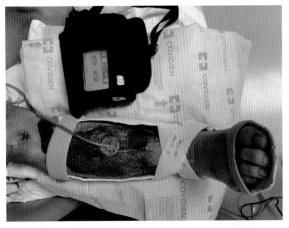

▲ 图 13-7　足部夹板在 VAC 周围成型并围绕着皮瓣周围包扎以避免压迫皮瓣

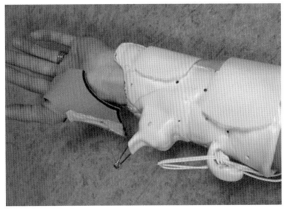

▲ 图 13-8　动力拇指外展夹板用于虎口的低负荷长时间伸展

严重损伤后，在术中对不能存活的部分肌肉和肌腱进行清创的情况并不少见，因此削弱了肌肉和（或）肌腱的功能。在肌腱转位后某些肌肉的活动也可能减弱。制作夹板的目的是为了制动某些关节，同时在 ROM 和拉伸的过程中只针对特定的肌肉进行运动。例如，当下图（图 13-9）患者的指深屈肌（flexor digitorum profundus，FDP）强度较弱时，就制作一个"运动夹板"分隔离 FDP 滑动，从而使掌指关节（metacarpal phalangeal，MCP）和近端指间（proximal interphalangeal，PIP）关节以及手腕固定不动，所以当屈肌腱试图活动时，所有的移位都会触发 FDP 滑动。

将夹板 / 矫形器纳入患者的理疗计划时，对夹板进行监测非常重要。具体来说，夹板必须在几天（或者也可能几周）内进行持续监测，以保证皮肤完整性。对于四肢损伤尤其如此，因损伤后皮肤较为脆弱，再加之伴随的神经损伤，患者极有可能无法感知皮肤受压，此种情况下，对于皮肤的视诊就尤为重要。另外对患者进行关于夹板佩戴和皮肤检查的教育，也应该是家庭锻炼计划的一部分。尤其当患者的肢体后续需要进行重建手术时，更应长时间对其夹板使用情况进行密切监测。当夹板 / 矫形器与 ROM、瘢痕处理、水肿控制和家庭锻炼程序一起使用时，通常可以

为患者带来单独使用其他方法所无法达到的效果。

六、患者与家庭教育

患者与治疗师之间的融洽关系是理疗基础的重要组成部分，也是取得良好结果所必需的。通常，患者和治疗师相处时间最长，即从几个月到一年或两年，这取决于损伤的严重程度和后续的重建手术。在这段时间内，治疗师必须教育患者拥有支配他们肢体的权利，才能获得成功的结果。重要的是，患者要"相信"理疗目标，从而更愿意参与理疗。理疗不是在患者离开诊所后就结束了，而应在患者在家里时继续进行，直到完成家庭锻炼计划后才结束。还可以鼓励家人通过在肢体上提供被动 ROM 锻炼和在情感上通过口头支持与提醒，来在家里对患者提供帮助。对于肢体严重损伤的患者，患者可能遭受经久的损伤，并且由于整体的医疗状况，患者可能不能在他们自己的理疗中发挥积极主动的作用。要使这些患者的理疗取得成功，必须让家人 / 朋友参与到理疗中来。

对肢体损伤患者教育的另一主要内容为感觉缺失。通常，在处理肢体的大范围损伤时，感觉功能会受到损害，或被直接损伤累及一条或多条神经，或是因持续性肿胀造成的神经压迫从而形成的间接损伤。在任何一种情况下，感觉受损都需要患者做出生活方式的改变，包括持续的视觉感知肢体的空间位置，以及每天的皮肤检查，以确保及时发现皮肤的任何缺陷（小到轻微的擦伤或纸切伤，大到严重的烧伤），这些情况都应被记录下来，并立即处理，以防止进一步的软组织损伤。

患者教育贯穿于理疗的整个过程，因为患者的需求随着其所获得的运动和力量而改变，

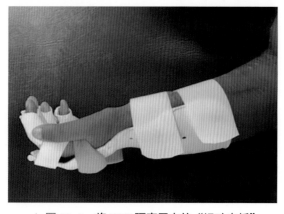

▲ 图 13-9　将 FDP 隔离开来的"运动夹板"

且在理疗过程中需要多次更新；然而家庭锻炼计划的两个主要方面应该是瘢痕处理和活动范围（ROM），这两个问题已经在前文进行了描述。通过彻底的患者教育，可以真正为患者描绘出一幅光明的图景，可以向患者传授理疗的重要性，以使受累肢体恢复到可能的最佳功能。患者教育还将有助于为将来的手术做准备，甚至可能免除手术（即防止关节挛缩，因此无须行关节囊切开或肌腱松解术）。

七、典型病例

病例 13-1　Sarah[*]，一位左手为惯用手的 17 岁女性，被卷入一次翻车车祸中，左上肢肢体严重损伤（几乎完全离断），受伤范围从肘关节延伸到手腕近端（图 13-10）。她的损伤包括完全失去前臂手腕和手指屈肌，前臂软组织严重脱套，开放性前臂双骨折（both-bone forearm fracture，BBFF）（伴尺骨严重粉碎性骨折），尺神经、尺动脉和骨间前血管神经横断。在 22 个

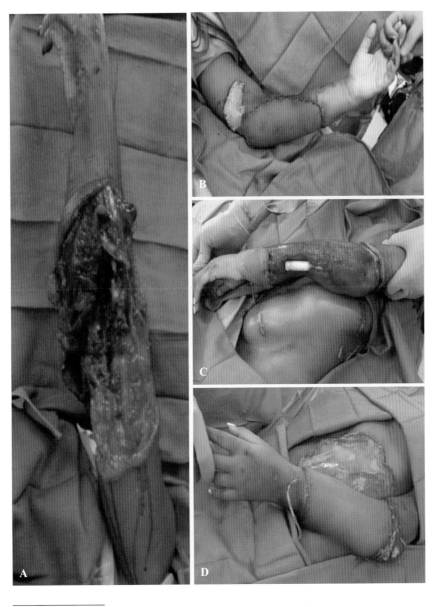

◀ 图 13-10　A. 由于翻车车祸所致的上肢严重损伤患者，在术前准备的照片；B. 肩胛游离皮瓣以及 BBFF 的 ORIF 术；C. 使用腹内软组织扩张器 6 周后；D. 分二期手术的胸腹双蒂皮瓣的临床应用

---

*. 名字为化名

月的时间里，她接受了19次修复手术和1次重建手术以保全肢体。修复手术包括修复尺神经、下肢静脉移植修复尺动脉和头静脉，BBFF开放复位内固定（open reduction with internal fixation，ORIF），多次冲洗和清创（irrigation and debridement，I&D），游离肩胛皮瓣（图13-10B）和用于覆盖前臂掌侧的多次中厚植皮，放置抗生素珠链，皮瓣栓塞后的切开取栓，以及ORIF翻修术。但后续游离皮瓣移植失败，Sarah和她的家人决定不再使用游离皮瓣。这导致Sarah接受了双蒂胸腹皮瓣术，她的前臂被插入皮瓣内，以允许前臂掌侧组织肉芽生长。在取皮瓣之前，她在腹部放置了软组织扩张器（图13-10C），以充分拉伸皮肤，这样皮肤一旦切开，就会有足够的皮肤来覆盖前臂的大面积缺损。胸腹皮瓣分成两个阶段，以确保在整体断蒂之前皮瓣已长入前臂组织（图13-10D）。一旦皮瓣完全断蒂，且皮瓣已长入前臂，感染被控制（通过多次I&D和抗生素珠链），则可以开始讨论如何恢复由于最初的损伤导致的腕/指屈肌缺损而丧失的肢体功能了。

在作出是保全手臂还是截肢的决定时，涉及很多因素，这将在第16章中讨论。就Sarah的情况而言，这些因素包括她的年龄、伤前的功能状态（包括总体健康状况），以及她到达创伤中心时的损伤程度和严重程度等。对她来说，最重要的是决定使用肩胛皮瓣和随后的胸腹筋膜皮瓣进行软组织覆盖，而非全厚或中厚皮片移植（full-thickness skin graft，FTSG；splint-thickness skin graft，STSG）。这一决定是在她护理的早期阶段作出的，但为后续可能的功能性肌腱转位术奠定了基础，肌腱转位使得她的手腕和手指可以主动屈曲。在受伤之前，Sarah是一名活跃的青年，参加过啦啦队锦标赛，过着非常丰富的生活。事实证明，为她的优势手提供未来恢复功能的可能将对她的生活质量产生重大影响。骨科医生结合这一情况和后续的治疗方法，综合考虑选择了皮瓣用于软组织覆盖，尤其是使用这种皮瓣比使用FTSG或STSG会形成更少的瘢痕粘连。在伤口愈合过程中减少瘢痕粘连将允许更好的肌腱和软组织活动性，并为成功的屈肌转位术奠定必要的基础。受伤的最初9个半月后，Sarah接受了左桡侧腕长伸肌（extensor carpi radialis longus，ECRL）移至示指（index finger，IF）、中指（long finger，LF）、环指（ring finger，RF），以及小指（small finger，SF）的指浅屈肌腱（flexor digitorum superficialis，FDS）的肌腱转位术。外科医生决定将ECRL仅仅转位到FDS，一方面是由于符合条件的供体肌腱有限，另一方面是由于外科医生知道她的最终结果不可能完全恢复主动的复合握力和运动能力，只会有功能性的粗略握力来协助活动，如手持杯子或其他轻物体，以协助基本的日常生活活动（ADL）。

在Sarah术后几天的住院治疗期间开始进行作业治疗（occupational therapy，OT），包括对未受影响的关节（肩部和指关节）进行关节活动度（ROM）和水肿控制（使用抬高和ace包扎，此时不可使用加压袖套）。如上所述，所有未受累关节的恢复运动是至关重要的，以防止僵硬可能导致的关节挛缩。她对左上肢（left upper extremity，LUE）的限制是不负重（non-weight bearing，NWB）和不使力。患者和家属都接受了有关肩关节和指关节的安全操作的ROM的教育，并鼓励他们在没有进行OT的时候监督Sarah进行这些活动。这是一种让她适应新肢体的方式，让她在整个恢复过程中除了始终关注关节活动的需要外，还能积极参与到漫长的恢复之路中来。在众多操作中，OT的首要任务是保持所有关节的柔韧性，因此其主要内容由ROM（外科医生指定的主动的、主动辅助的和被动的ROM）组成。由于腕和手屈肌的缺失，只能进行被动活动范围（passive range of motion，PROM）锻炼；当然，在肩胛皮瓣和骨性固定完成后，肘部和前臂的主动和主动辅助活动范围（active range of motions，AROM；active-assisted range of motions，AAROM）锻炼也得到了实现。在术后 3～4 个月内，OT 将逐步开始肘关节屈曲计划，通过每周增加 15° 肘关节屈曲角度以使肘关节可达到 45° 屈曲，从而慢慢恢复肘关节的完全活动度。一旦 Sarah 接受了腹部筋膜皮瓣术，肩部、肘部和前臂不再有 ROM 的空间，因为它们是通过皮瓣连接的，但手指（虽然靠近腹部）仍然是未与皮瓣连接，因此在皮瓣未断蒂的情况下所有手指仍可以持续进行 PROM 锻炼。此时仍然要限制手部的力量和负重。此时，OT 还致力于实现自我护理的目标，即 Sarah 只利用非优势手的右上肢进行穿衣、洗澡和喂食等活动。在她住院的 1 个月和 19 次手术期间，这方面的理疗一直这样持续进行。腹壁皮瓣断开后，肩部、肘部、前臂和手腕的 ROM 锻炼即恢复（图 13-11）。Sarah 从医院出院后在门诊继续 OT。理疗和瘢痕处理是在第二阶段皮瓣分割后约 3 周时开始的，包括超声、手法按摩和硅胶片，此外，还有持续的 ROM 锻炼、肌腱滑动（由于失去"指屈肌"因此采用被动锻炼方式）和水肿控制。

尽管从一开始就将 ROM 纳入 OT 计划，

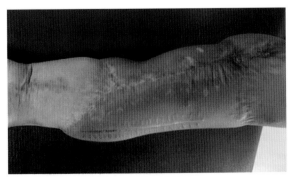

▲ 图 13-11　左上肢胸腹双蒂皮瓣二期断蒂后

并在门诊理疗中持续关注 ROM，Sarah 的手指和肘部还是开始出现"由于持续性水肿而导致的屈曲挛缩，和由于软组织损伤和水肿的程度以及可能未遵循家庭锻炼计划而导致的瘢痕粘连"的早期迹象。静态渐进式夹板开始用于夜间持续的手指伸展，而动态肘部伸展夹板则用于白天的持续伸肘，同时还有加压手套用于解决水肿，这些都被加入到她的 OT 理疗中来。拉伸左上肢的可用肌群被作为对抗瘢痕粘连的一种手段，但不包括手腕和手指的主动屈曲活动，其效果十分有限。重点仍然是在临床和居家 OT 治疗期间尽可能多地进行 ROM（PROM、AAROM 和 AROM）锻炼。为了继续保留后续进行"屈肌腱转位"的可能性，保持所有手指关节的柔韧性是非常重要的；但是，最终的肌腱转位还是需要在 6 个多月以后进行。Sarah 接着做了几次手术来治疗尺骨骨髓炎，随后移除了内固定，并在肌腱转位术之前进行了 ORIF 翻修术。在这段时间里，使用了骨刺激器，理疗目标是继续解决肿胀、ROM 不足、瘢痕粘连，以及左上肢整体功能性下降等问题。

在她最初受伤 1 年半后，Sarah 接受了她的左上肢屈肌腱转位（ECRL 转到 IF、LF、RF 和 SF 的 FDS），并放置了一块定制的背侧锁定夹板。夹板使她的腕关节保持 10° 的伸展，掌指关节（MP）和近端指间关节（PIP）都保持 30° 屈曲，一直到术后 5 周半时取下，为后续 OT 作准备。此时，理疗按照以下顺序开始进行，即手腕保持 40° 伸展，手指被动屈曲和主动伸展，持续到术后 2 周半时开始尝试主动手指屈曲。在手指屈曲期间，Sarah 要同时通过维持腕部伸展来激活转位的屈肌腱。术后 6 周开始力量训练，持续平台负重（platform weight-bearing，PFWB）训练直到术后 12 周，12 周后开始进行耐受性负重（weight-bearing as tolerated，WBAT）训练。

　　由于交通问题，Sarah 不能像预定的那样频繁地参加 OT 治疗（连续 12 周，每周 2～3 次），因此在她 2 个月后的随访中，发现治疗结果并不理想。她没有表现出通过 FDS 主动进行拉力训练，MP 和 PIP 只有 10°～15° 的运动弧度，拇指 IP 仅 15° 的主动伸展弧度，尽管这个 ROM 比她之前的已略有增加。Sarah 在这时选择了转入临床进行 OT 治疗，以便更频繁地就诊。在瘢痕理疗（图 13-4）和分离转位 FDS 的"运动夹板"（图 13-12A 和 B）二者的帮助下，Sarah 能够主动地活动转位肌腱并执行粗略的抓取功能（图 13-13）。由于日程安排的限制，她此时从门诊出院，因需完成大学课程，故此期间难以参加 OT。到目前为止，她对自己的引导理疗的进展感到满意，并将继续自己的工作，将左手功能性地重新融入她的日常生活中。

八、临床经验与教训

（一）理疗经验

- 为了提高患者居家锻炼计划的依从性，应记录或拍摄患者在理疗诊所进行锻炼的照片，以便患者在家中予以参考，按照正确的技术进行锻炼。

- 在理疗所有的上肢严重损伤时，应始终将 ROM 与拇 – 示指的运动结合起来，即使手本身没有软组织损伤的情况也是如此。因为一旦拇指和其他手指的使用率减少，就很容易发生内收挛缩，内收挛缩一旦发生，即使所有的结构都修复 / 愈合，手的功能性使用也会受到严重限制。

- 当进行手腕和手指的复合拉伸时，通常很难有足够的手来帮助固定患者的所有需要固定的部位（如保持手腕伸展位而所有的手指都卷曲成屈曲状态）。在这种情况下，可以制作一种"运动夹板"，让手指尽可能伸展，这样治疗师的手就可以只集中固定住手腕。

- 当对细小的瘢痕粘连进行手法瘢痕按摩时，为了在较小的空间获得更好的"抓握"，可以使用铅笔橡皮擦来"抓住"皮肤。它对患者来说很舒适，效果很好，性价比高，而且居家也很容易完成。

（二）理疗教训

- 如果在家的锻炼计划过于复杂或过长，患者最终往往会拒绝进行任何锻炼。

- 如果瘢痕组织管理和水肿控制没有在早期就开始，或者不给予足够的重视，可能会对未来的功能能力产生巨大的影响。

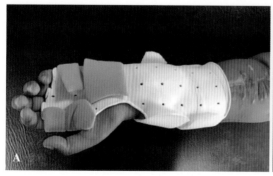
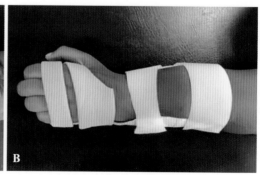

▲ 图 13–12　A. FDS 运动夹板（掌侧面）；B. FDS 运动夹板（背侧面）

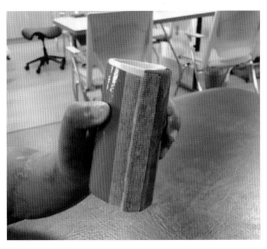

▲ 图 13-13 使用转位到示指、中指、环指、小指 **FDS** 的 **ECRL** 进行功能性抓取

九、结论

　　理疗通常是治疗团队针对肢体严重损伤的患者的治疗计划中，最后的组成部分之一。在接受治疗师治疗之前，患者已经历了损伤、住院、手术及外科护理等一系列事件。虽然理疗在以上诸多治疗之后进行，但这并不意味着它不重要。患者在遭受严重损伤后的目标是尽可能恢复正常生活，这也是理疗的终极目标。在患者的积极参与下，建立符合现实的目标，那么即使最终结果不会与损伤前完全相同，但患者最终可以通过功能化的肢体，也可以重新获得一个有意义的、丰富的人生。

参 考 文 献

[1] Facs.org. (2016). National Trauma Data Bank 2016 Annual Report. [online] Available at: https://www. facs. org/~media/files/quality%20programs/trauma/ ntdb/ ntdb%20annual%20report%202016.a.shx.

[2] Htcc.org. (2017). Hand Therapy Certification Commission –Definition of Hand Therapy. [online] Available at: https:// www.htcc.org/ consumer-information/the-cht-credential/ definition-of-hand-therapy.

[3] Occupational therapy practice framework: domain and process (3rd Edition). Am J Occup Ther. 2014; 68(Supplement_1):S1–S48.

[4] Apta.org. (2017). The physical therapist scope of practice. [online] Available at: http://www.apta.org/ ScopeOfPractice/. Accessed 30 Aug 2017.

[5] TheFreeDictionary.com. (2009). Therapeutic use of self. [online] Available at: http://medical-dictionary. thefreedictionary.com/therapeutic+use+of+self. Accessed 20 Jun 2017.

[6] Pettengill K. Therapist's management of the complex injury. In: Skirven TM, Osterman AL, Fedorczyk JM, Amadio PC, editors. Rehabilitation of the hand and upper extremity. 6th ed. Philadelphia: Elsevier Mosby; 2011. p. 1238–51.

[7] Miller J (2017). How does kinesiology tape reduce swelling?. [online] Physioworks.com.au. Available at: http://physioworks.com.au/FAQRetrieve. aspx?ID=38758. Accessed 30 Aug 2017.

[8] Wolkenberg A, McDuffie M, Terrazas J, Salisbury C, editors. KT1: fundamental concepts of the Kinesio taping method, vol. 25. Albuquerque: Kinesio IP, LLC; 2011. p. 34.

[9] Kase K, Wallis J, Kase T. Clinical therapeutic applications of the Kinesio taping method; 2003. p. 80.

[10] Ezerins SA, Harm CJ, Kempton SJ, Salyapongse AN. Rehabilitation following replantation in the upper extremity. In: Salyapongse AN, et al, editors. Extremity replantation: a comprehensive clinical guide. New York: Springer Science+Business; 2015. p. 191–206.

[11] von der Heyde R, Evans R. Wound classification and management. In: Skirven TM, Osterman AL, Fedorczyk JM, Amadio PC, editors. Rehabilitation of the hand and upper extremity. 6th ed. Philadelphia: Elsevier Mosby;pp; 2011. p. 219–32.

[12] Hardy M. The biology of healing: connective tissue. In: Surgery and rehabilitation of the hand with emphasis on the elbow. Philadelphia: Hand Rehabilitation Foundation; 2008. p. 377–80.

[13] Bracciano AG, Constantine G, McPhee SD. Physical agent modalities credentialing course: for the occupational therapy practitioner. Franklin: PAMPA, LLC; 2007. p. 50, 53,75, 78–81.

[14] McVeigh K, Herman M. Wound healing. In: American Society of Hand Therapists, editor. Test prep for the CHT exam. 3rd ed. USA: ASHT; 2012. p. 65–89.

[15] Davila SA. Therapist's management of fractures and dislocations of the elbow. In: Skirven TM, Osterman AL,

Fedorczyk JM, Amadio PC, editors. Rehabilitation of the hand and upper extremity. 6th ed. Philadelphia: Elsevier Mosby;pp; 2011. p. 1061–74.

[16] Pettengill K, Van Strien G. Postoperative management of flexor tendon injuries. In: Skirven TM, Osterman AL, Fedorczyk JM, Amadio PC, editors. Rehabilitation of the hand and upper extremity. 6th ed. Philadelphia: Elsevier Mosby; 2011. p. 457–78.

[17] Reiffel RS. Prevention of hypertrophic scars by long term paper tape application. Plast Reconstr Surg. 1995;96:1715–8.

[18] Sturm SM, Oxley SB, Van Zant RS. Rehabilitation of a patient following hand replantation after near-complete distal forearm amputation. J Hand Ther. 2014;27(3): 217–24.

[19] Evans RB. Managing the injured tendon: current concepts. J Hand Ther. 2012;25(2):173–90.

[20] von der Heyde R. Flexor tendon rehabilitation. In: ASHT comprehensive hand therapy review course. USA: ASHT; 2013.

[21] Taras JS, Martyak GG, Steelman PJ. Primary care of flexor tendon injuries. In: Skirven TM, Osterman AL, Fedorczyk JM, Amadio PC, editors. Rehabilitation of the hand and upper extremity. 6th ed. Philadelphia: Elsevier Mosby; 2011. p. 445–56.

[22] Fedorczyk F. Manual therapy in the management of upper extremity musculoskeletal disorders. In: Skirven TM, Osterman AL, Fedorczyk JM, Amadio PC, editors. Rehabilitation of the hand and upper extremity. 6th ed. Philadelphia: Elsevier Mosby; 2011. p. 1539–47.

[23] Veltman ES, Doornberg JN, Eygendaal D, van den Bekerom MPJ. Static progressive versus dynamic splinting for posttraumatic elbow stiffness: a systematic review of 232 patients. Arch Orthop Trauma Surg. 2015; 135:613–7.

Renan C. Castillo　Anna McGinnis　**著**

一、规范使用阿片类药物的必要性

（一）伤后疼痛管理不佳的结果（图 14-1）

骨科损伤患者术后疼痛控制不佳常导致住院天数增加、反复住院治疗、心理疾病、肢体功能恢复延迟，以及难以重返工作岗位等一系列问题。在一项有关骨科患者的长期随访研究中发现，在恢复早期，刀高的疼痛强度常提示患者后期可能出现慢行疼痛、功能恢复不佳、医疗评价满意度低，以及物理治疗效果差等情况。有效控制术后疼痛非常重要，但目前对于骨科损伤患者的疼痛管理仍未获得足够关注，常导致疼痛控制不足。研究表明，患者在急诊治疗过程当中常常会经历中至重度的疼痛，且术后疼痛控制也严重不足。

相当多的证据表明，控制不佳的术后疼痛是慢性疼痛、心理问题和身体残障的重要发生因素，这在骨科患者当中尤甚。在部队里，越来越多的军人在高能量爆炸中存活，但却经历着长期慢性疼痛和创伤后应激障碍的困扰（post-traumatic stress disorder，PTSD）[1]，故疼痛的

有效控制在军队中也亟待关注与解决。与此同时，糟糕的术后疼痛管理对各种严重程度的骨科损伤都有实质性的负面影响，在军用和民用环境中，单纯和闭合性骨折仍然是骨折损伤的主要类型。即使轻微的疼痛强度降低也可使患者受益巨大。一项研究显示，当术后疼痛程度的标准差减少一半时，则可显著降低 PTSD 的风险[2]。围术期的多模式疼痛管理可降低疼痛强度，降低阿片类药物的使用，改善肢体功能和降低医疗资源的浪费。

疼痛是骨科损伤的常见症状，如前所述，疼痛控制不佳常与身体残障、延迟重返工作岗位、心理困扰、患者满意度低，以及未能参加物理治疗息息相关[3-5]。尽管对于术后疼痛控制不佳的负面后果已经逐步获得了人们的重视，但住院患者的疼痛管理仍未得到有效执行[6, 7]。研究显示 50%～70% 的患者在急诊治疗经历着中至重度疼痛，且术后疼痛缓解不足[8, 9]。不充分的疼痛控制常导致以下负面结果：①导致交感神经兴奋性增高，进而引起易感个体心动过速和心肌缺血的发生；②造成患者术后活动受限，影响术后康复运动，增加了静脉血栓发生风险[10]；③疼痛管理不佳也延长了康复时

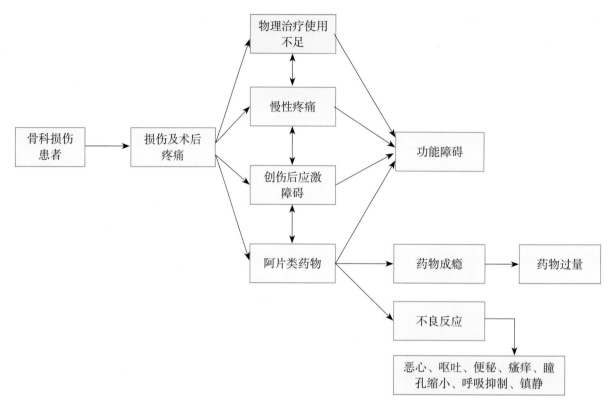

▲ 图 14-1　疼痛和阿片类药物使用在损伤康复中作用的概念框架

间，增加住院时间和医疗费用支出；④有报道显示 30%～50% 的未经有效控制的急性术后疼痛最终发展为慢性疼痛，严重降低患者生活质量 [11, 12]。目前，越来越多的人认识到，急性疼痛事件常与持续疼痛有关，并可能发展为慢性疼痛 [13]。更重要的是，即使是低水平的持续性疼痛也会导致功能下降 [14-16]。多项研究显示，各种损伤后康复早期的疼痛与随后的心理困扰（特别是抑郁症和 PTSD）之间存在很强的、潜在的病因联系 [2, 17]。一项研究显示当住院时疼痛强度增加半个标准差时，患者出院后 8 个月患 PTSD 的概率增加 7 倍 [2]。在下肢评估项目研究中（LEAP）发现，在严重肢体损伤的早期恢复阶段发生的疼痛被认为是伤后 5～10 年内长期慢性疼痛的最重要单一预测因素 [18]。这些发现与中枢敏化模型一致，即急性疼痛通过分子、细胞和解剖层面的疼痛信号变化引起慢性疼痛，进而导致在没有疼痛刺激的情况

下，仍可出现疼痛信号的传播 [19]。有趣的是，与 LEAP 研究相比，军事损伤截肢 / 保肢研究（METALS）的初步结果显示，在伊拉克和阿富汗受伤的美国军人，其疼痛和疼痛相关残障发生率更高。

（二）阿片类药物滥用

阿片类药物常在全身麻醉和局部麻醉时作为麻醉剂的一部分进行常规使用，此外还常用做术后的最初镇痛处理。阿片类药物可导致恶心、呕吐、便秘、瘙痒、瞳孔缩小、镇静和呼吸抑制等不良反应。所有的阿片类药物都会产生呼吸抑制，这与使用剂量、患者合并症，以及与其他药物之间的相互作用有关。在围术期使用期间，针对患者恶心、呕吐症状，可通过 5- 羟色胺摄取抑制药、糖皮质激素、促进胃动力的药物和多巴胺拮抗药等多种药物进行治疗。针对便秘则可通过大便软化药，瘙痒则用抗组

胺药物进行治疗，这些治疗药物也都有其自己的相关不良反应。除了避免过量应用阿片类药物和协同药物的情况下，对于瞳孔缩小、镇静和呼吸抑制几乎无能为力。而当其使用过量时，可使用纳洛酮来拮抗，但这也会逆转其止痛作用。

此外，阿片类药物还可引起药物耐受和痛觉过敏。其成瘾性很高，极易发生药物滥用。依据 2015 年一项来自全美的调查显示，12.5%（1148 万）的美国成年人存在阿片类药物滥用的情况，这一调查结果充分说明了目前阿片类药物滥用的严重性[20]。要解决这一问题，不能仅通过减少阿片类药物的使用处方，更应该寻找替代的止痛方法来有效控制患者疼痛。因此需要更多的研究立足于围术期疼痛管理方案、多模式方法，特别是跨学科合作方法，为患者有效治疗方案的选择提供证据基础。此外，阿片类

药物的使用问题通常不会单独出现，其常与抑郁症等精神类疾病相伴，此种情况应予以重视并纳入标准治疗[21]。因此，我们需要建立多模式的疼痛管理方案，以对患者的疼痛进行有效管理，从而避免不必要的阿片类药物的使用。

二、疼痛管理可选用方法

（一）药物围术期疼痛管理

在目前的医疗实践工作当中，除阿片类药物以外，还有众多替代药物可用于疼痛患者的治疗。虽然其中一部分药物已被证明在疼痛控制当中比其他药物更有效，但我们仍列出了更广泛的围术期可供选用的镇痛药物，和它们的潜在风险、适用状态以及与阿片类药物的关系（表 14-1）。

表 14-1　骨科损伤患者的疼痛干预方法治疗时机

	术　前	术　中	术　后	出　院	急性期 （0~6 周）	急性期后 （6 周以上）
术前教育	√					
针灸	√	√	√			
音乐疗法		√	√			
多模式镇痛		√	√			
止痛药物		√	√	√	√	√
治疗犬			√			
物理治疗			√		√	√
助醒剂			√	√	√	
转运干预				√		
专科转诊				√		
出院后电话随访					√	
专科医生预约					√	√
综合疼痛康复计划						√
调整阿片类药物用量						√

1. 多模式镇痛

多模式镇痛因其可有效规避阿片类药物使用的高风险和不良反应，而越来越得到广泛的应用。所描述的每种方法都用于不同的研究，如全髋关节置换术（THA）、全膝关节置换术（TKA）或脊柱手术这类择期骨科手术的围术期疼痛管理。但同样适用于损伤患者的围术期镇痛。一种常用的多模式镇痛方案为在关节周围进行注射（PAI），即注射包括麻醉剂、镇痛药、类固醇和抗生素在内的"鸡尾酒"药物以镇痛，其具有低成本、低风险及高效镇痛的优点。其有效性一直存在疑问，但在亚利桑那州进行的一项研究中，医务人员对全髋膝关节置换术患者分别进行了周围神经阻滞（PNB）和PAI的镇痛处理，但之后的研究发现两种治疗方案对患者的总体疼痛评分的影响并无差异[22]。有研究证实，PAI要比标准的THA术后疼痛管理工具即患者自控镇痛泵（PCA）更有效[23]。此外，与接受PCA治疗的患者相比，进行PAI疼痛管理的患者术后对医院的满意度更高，且在整个治疗当中麻醉药物的使用量也更低[23]。Ranawat中心专门从事TKA和THA等骨科手术，并致力于减少围术期疼痛，目前该中心也将PAI作为多模式镇痛方案的选择，以期将围术期疼痛减至最低且减少麻醉药物使用[24]。多模式镇痛的目的是在不损害患者健康的情况下，尽量避免使用麻醉药品，而这一点在以上这些研究中似乎已经得到了实现。

另一种进行多模式镇痛的方法为外周神经阻滞（PNB），即在神经附近注射麻醉剂来麻醉神经并阻滞疼痛。在Mayo诊所进行的一项研究显示，与进行阿片类药物为中心镇痛方案相比，进行全关节区域阻滞麻醉的患者，在停止静脉注射阿片类药物的同时，患者报告疼痛缓解、不良反应、康复和减少阿片类药物的使用方面有所改善[25]。当然，在该研究中，两组患者之间已存在其他多种因素干扰结果，但PNB可能确实发挥了积极作用，并继续在其他研究中使用。此外，PNB虽然可以高效镇痛，但其一定程度上延缓了肢体早期活动康复的时间，进而增加了住院时间[22]。

一项研究对PAI、股神经阻滞，一种特殊的PNB以及PCA用于TKA恢复的镇痛治疗进行了比较，发现这些治疗方法的疼痛评分并无差异[23]。当仅比较PNB和PAI治疗THA和TKA的疼痛时，在疼痛评分上也未发现差异，这表明两者的镇痛效果相似，但考虑到PAI使用风险和成本更低，故推荐其作为首选，当然此论断依然需要更广泛的研究予以支持[22]。

2. 围术期镇痛药物选择

非甾体抗炎药（NSAID）如酮咯酸（Toradol）和抗惊厥药如普瑞巴林（Lyrica）被发现可显著改善围术期术后疼痛。然而，鉴于骨不连、伤口愈合障碍及出血等风险增加的相关报道，多模式疼痛处理尚未在骨科当中获得广泛应用。

非甾体抗炎药被广泛应用，最常见的是作为多模式镇痛方案的组成部分应用，其常用来治疗骨科损伤伴随的疼痛和肿胀以及围术期的疼痛管理。虽然相关综述因为方法学、研究规模、研究人群、干预性质和结局选择等众多因素而导致结果差距较大，但毫无疑问，目前的数据已证明此类药物可有效控制包括骨科损伤等诸多外科手术及损伤导致的疼痛，同时可有效减少阿片类药物的使用[26]。此外，由于对肾损伤，胃肠道刺激和血小板抑制的潜在不良反应限制了酮咯酸的应用剂量和时间，与骨科更直接相关的是，在动物模型中，一般情况下，非甾体抗炎药尤其是酮咯酸会损害成骨[27, 28]。同样，一项针对酮咯酸的动物研究显示肌肉和韧带损伤后，长期使用该药物后会对愈合组织强度造成影响[29, 30]。在一项脊柱融合的临床研究显示，当使用酮咯酸进行总剂量为240mg时间为 48h 的镇痛处理并不会对脊柱融合率造成影响，但更长时间的治疗，即使使用较低的剂量，也有可能对其造成不良影响[31, 32]。然而，在幼鼠骨折模型中，各种 COX 拮抗药并不影响胫骨长期愈合，这与接受脊柱侧弯手术的年轻患者中的类似观察结局相似[33, 34]。最近一项针对 13 个随机试验的 Meta 分析也证实了前期的发现，即围术期酮咯酸有效地减少了疼痛和阿片类药物的使用。此外，相比每天给予 30mg，研究结果更支持每天 16mg 的使用量[35]。更重要的是，一项针对 27 项研究的 Meta 分析表明，在多模式镇痛方案中应用酮咯酸并未发现明显的出血症状[36]。

加巴喷丁是一种抗惊厥药物，已被 FDA 批准用于治疗带状疱疹后神经痛，并推荐作为治疗神经病理性疼痛的一线药物。其另外一种新的类似物普瑞巴林也被证明在慢性疼痛治疗当中显著有效，经 FDA 批准被用于损伤后神经痛、疼痛性糖尿病神经病变和纤维肌痛[37]。在过去 10 年中，22 项随机对照试验研究了加巴喷丁在超过 1900 多例患者术后疼痛管理中的潜在益处，8 项研究也探索了普瑞巴林在约 700 例手术患者中的效果。Meta 分析和评述型综述得出结论，与安慰剂相比，加巴喷丁和普瑞巴林可提供更好的术后镇痛效果[38]。此外，二者在术后 24h 内可减少 20%～62% 的阿片类药物或 25～30mg 吗啡的用量。然而，这些研究当中也包含了少数术后随访（最多 7 天）的非骨科手术患者。另外，仅有一半研究通过运动来评估疼痛，仅 7 项关于加巴喷丁的研究随访达到 1～3 个月，只有 2 项针对普瑞巴林的随机对照实验纳入了接受择期手术的患者。最近的 2 项纳入了 33 项临床试验的 Meta 分析再次证明，加巴喷丁类药物对降低术后慢性和急性疼痛的发生率有效[39, 40]。此外，尽管先前的文献报道显示普瑞巴林的最低剂量变化很大，在

300～1200mg /d[41]，但最新的一项纳入 12 个围术期使用该药的随机试验的 Meta 分析发现，每日 225～300mg 为其最低有效剂量[42]。有趣的是，2 项针对择期踝关节手术和全膝关节置换术的小型随机试验当中，研究者发现在围术期使用普瑞巴林没有效果，但尚无更多的证据予以支持[43]。最近一项纳入了 17 个随机试验的回顾性研究发现，虽然普瑞巴林有着良好的镇痛效果，但也有着明显的不良反应，尽管没有严重的临床后果[44]。而近期一些针对骨科择期手术的随机试验也获得了相似的结果。一项针对腰椎间盘切除术等小型随机试验显示，在围术期使用类似加巴喷丁类药物的患者，疼痛和功能预后均获得较大改善[45]。

对乙酰氨基酚可作为阿片类药物的替代物，通过静脉注射以治疗术后疼痛。其作为一种止痛药在术后使用，可在降低阿片类药物使用的同时，有效控制骨科患者的术后疼痛[46]。

辣椒素是一种天然的 TRPV-1 激动剂，可通过乳膏局部涂擦或静脉注射用于控制局部或术后疼痛。这两种使用途径均可提供另一种形式的止痛效果以减少阿片类药物的使用[47]。一项针对全膝关节置换术后患者疼痛控制的研究发现，使用辣椒素进行治疗的患者，其术后阿片类药物使用更少，且膝关节活动范围更好[48]。

抗抑郁药物，特别是三环类、5– 羟色胺和去甲肾上腺素再摄取抑制药类抗抑郁药物已被证明其成分有镇痛效果，在低于抗抑郁剂量时便可发挥镇痛作用[49, 50]。且此类药物在发挥镇痛作用时，并不会对情绪造成特别影响，然而其作用机制尚不清楚。但鉴于其延迟效应，故暂未被用作急性疼痛的治疗，但可作为慢性疼痛患者进行非阿片类药物治疗的选择之一[51]。

3. 其他医疗干预措施

脊髓电刺激（SCS）作为慢性疼痛的一种有效控制方式，其通过将电极植入脊柱椎管

内进而阻断神经信号传递到大脑进行疼痛控制[52]。此法虽是侵入性方法，需要进行电极植入，且不能用于损伤等急性疼痛的控制，但其提供了一种通过神经刺激来进行疼痛控制的独特思路，同时也有助于定位急性疼痛区域的神经支配来源，如背根神经节[53]。脉冲射频消融原理即类似SCS，针对背根神经节，阻断神经中的疼痛信号通往大脑的通路来控制疼痛[54, 55]。

骨外科医生比基础治疗医生❶更善于将这类患者转入康复科治疗，骨科损伤患者在骨科治疗之后，转入康复科进行物理治疗对患者大有好处。因此，拥有运动医学专业知识的物理治疗师更善于识别哪些患者可通过物理治疗来缓解疼痛和恢复功能[55]。此外，有证据表明，对于需要进行物理治疗的患者，当其未得到足够物理治疗时，其疼痛和功能恢复情况明显低于得到充分物理治疗的患者，这证明了物理治疗在骨科创伤患者疼痛控制方面扮演重要角色[53]。

传统疼痛治疗的另外一种方法是使用"助醒剂"（wakefulness aid），与其名字相反，此类药物实际上能够帮助患者获得更好的睡眠。当患者由于损伤或药物作用而处于久坐或半睡状态时，使用助醒剂使他们在白天感觉更清醒，进而晚上获得更好的睡眠。因久坐不动或是睡眠不足会引起疼痛，睡眠不足是导致疼痛的独立因素，因此帮助患者获得整夜睡眠为疼痛控制的重要组成部分[56, 57]。

传统的围术期疼痛管理方案，虽可帮助患者进行疼痛控制，但其并非总是安全有效。因此，在传统治疗方法之外，寻找其他可以彻底有效控制疼痛，适应证广泛且无严重不良反应的疼痛控制方案极具意义。而综合跨学科疼痛管理结合传统和替代疼痛治疗方案，可最大限度减轻疼痛并使患者风险降至最低，值得临床推广。

（二）综合跨学科疼痛护理

目前针对疼痛控制的各种替代方法不断涌现，以下将其中一些风险较低且效果明显并得到一定应用的方法予以总结，但多数方法主要仅被轶事证据所支持，故尚需获得更多证据支持。

疼痛是生理和心理双重作用下的结果，但目前大多数的治疗却仅关注于生理医学的治疗。综合的疼痛治疗有必要增加心理学知识进而整合导致疼痛的社会心理学因素，因此需在医生中，特别是物理治疗师中强调疼痛心理学，在继续教育当中增加这一知识的培训，并为其创建具体的APA认证以增加内科医生的学习动力[58, 59]。如果医生对疼痛心理学有更好的了解，其就可帮助患者想出更有效的疼痛控制策略，而不是将疼痛灾难化，以致患者疼痛感觉更加强烈[60]。一项研究通过文献汇总分析发现，慢性疼痛常与精神障碍并存，但遭受疼痛的患者却常常未得到充分的精神治疗，此部分患者若得到有效的心理治疗，将可显著控制其疼痛[61]。

当患者经历外科手术之前，可能并不了解术后将面临的所有并发症。而让患者为手术做准备的方法之一是让其与其他类似患者一起接受术前教育，这有助于缓解对手术的焦虑，设定手术及康复的合理期望，并强调制订出院计划的重要性[22, 24, 25]。另一方法则是组成由患者、住院医护团队和基础治疗医生参与的综合小组，在患者出院后继续对其进行出院－转院综合干预。一项来自马萨诸塞州萨默维尔医院的研

---

❶ 译者注：类似美国首诊医生，负责对非重症患者进行初诊并分流

究采取了此方法，结果显示，干预组与同期和历史对照相比，随访率和建议的康复完成率均有所增加。而在这项研究当中，干预包含以下 4 个方面，即填写出院表格；将表格通过邮件发往患者的基础治疗医生；基础治疗医生办公室护士予以电话回访；基础治疗医生对出院计划进行审核[62]。干预的范围较为宽泛，以加强患者对出院后管理重要性的认识，同时有效避免相关措施遗漏。

针灸可通过刺激某些穴位进而缓解相应部位的疼痛。德国一项研究显示，与对照组相比，接受耳部穴位针灸治疗的 THA 患者的吡咯酰胺使用量更少[63]。另一研究结果与其相似，研究者发现关节置换术患者在接受针灸治疗后，其疼痛可降至需要静脉麻醉的阈值以下，使术后疼痛得到有效控制[64]。这两项研究均认为，针灸在有效减轻疼痛的同时，还可以减少麻醉药品的使用，进而降低了麻醉药品相关不良反应发生率。

在瑞典，音乐已被探索为另一种形式的辅助疼痛管理手段。接受门诊手术的患者无论是在术中抑或术后立即听音乐（仍处于无意识状态），其术后 2h 的疼痛评分均显著降低[65]。虽然目前没有足够证据证明患者在手术过程中被播放音乐完全没有风险，但音乐治疗确实能够减少患者术后疼痛。

在术后 3 天的物理治疗前，全膝关节或髋关节置换后 15min 的治疗犬暴露，可导致疼痛评分降低[66]。此种疼痛控制方案背后的具体作用机制尚不清楚，但猜测其可能与神经内分泌相关，通过分泌相关活性物质予以有效降低疼痛，同时也可能因减轻患者焦虑和抑郁症状密切相关。

此外，按摩也是一种可以减轻患者疼痛的非药物疗法。一项研究统计分析住院患者按摩前后的疼痛评分后发现，按摩可显著降低患者

VAS 疼痛评分，大多数患者在按摩后 1～4h 内感受到了止痛效果[67]。

另外一种控制疼痛心理因素的方法为催眠，该方法虽能获得效果但伴随着一定风险。目前针对该方法的作用机制尚不明确，但其却能控制急性和慢性疼痛。此外，个体对催眠的反应有很大差异，故仍需深入研究其作用机制以及能增加个体对催眠的反应的因素，以期该法可常规作为疼痛控制的一部分[68]。

正念冥想是另外一种疼痛治疗的心理疗法，其已被证明可降低实验诱导和慢性疼痛患者对疼痛的敏感性[69, 70]。虽然冥想并不是一项新的疼痛控制方法，但目前其还未获得广泛研究，因此未被纳入基于证据基础的疼痛治疗方法中。一项研究发现冥想可通过影响前扣带回皮层、前岛叶、眶额皮层和丘脑等多个大脑区域减轻疼痛[71]。但目前仍需更多的研究来支持这一证据，并深入探索疼痛的心理性因素。

综合疼痛康复计划是通过各种治疗技术来治疗慢性疼痛患者，其中的一些相关措施也可用于损伤患者出院后的疼痛控制。Mayo 诊所开展了一项研究，旨在探索在强化门诊综合疼痛康复计划中，疼痛灾难化与疼痛治疗结果之间的关系[72]。在患者出入院时进行问卷调查，对问卷数据进行分析后发现，患者疼痛灾难化与抑郁情绪、生活质量下降、生活受到干扰和更高的疼痛程度等不良因素正相关。此研究在为综合疼痛康复计划改善疼痛灾难化提供支持的同时，也存在一定局限性，如其不能对该计划当中的各个关键因素（认知行为治疗、教育、自我管理、情绪管理、放松训练、作业治疗和物理治疗）进行单独分析以确定哪个因素在改善疼痛灾难化当中发挥决定性作用。此外，亦未进行长期的评估来确定疼痛康复的持久影响。

医用大麻在一些国家的合法化，使其成为了阿片类药物的潜在替代品[73]。目前对于大麻

镇痛的研究较少，主要集中在其对癌性疼痛的缓解作用，因此其被归为列表 14-1 中的药物。最近亦有一些证据显示，医用大麻政策可能与减少阿片类药物的过量使用相关。但这种效应是否存在直接的因果关系，目前还并不清楚。无论是大麻素单独或与 COX-2 抑制药联合使用，均可产生类似阿片类药物的作用，进而缓解疼痛。但其仍需在更多人群如骨科损伤等多种情况中进行更多研究，以更准确地评估医用大麻的镇痛特性[74]。

卡痛（kratom）作为一种富有争议性的药物，来自一种原产于东南亚的树木，最早其一直被作为治疗腹泻、疼痛、高血压和咳嗽的一种草药，还被用于治疗慢性疼痛和作为阿片类戒断症状控制的辅助药物，但目前缺乏针对其进行的药理研究内容[75]。目前卡痛在美国虽还不是一种非法药物，但已有包括澳大利亚在内的多个国家对其进行了管制。卡痛通过与阿片类受体结合来缓解疼痛，有阿片类效应，因此其在治疗阿片类戒断症状时很受欢迎，这也导致了对其可能被滥用的担忧[76]。目前美国 FDA和 NIDA 对其滥用和成瘾潜力做了大量讨论，

但在得到相关结论之前，还需对其药代动力学进行更深入的研究[77]。

综合全面的跨学科疼痛护理治疗可以为广大患者，特别是创伤性骨科损伤患者，提供更好的疼痛管理治疗希望。为了更好地理解替代疼痛管理方法及其与传统治疗方法的相互作用，需要对不同人群进行更多的研究，以期建立基础证据并增加相关知识。

三、结论

阿片类药物滥用在美国肆虐，数据显示在2016 年 7 月至 2017 年 9 月，美国 45 个州过量剂量增加 30%[78]。为了在有效控制疼痛的同时，减少阿片类药物使用，亟待开发各种替代方法，这需要投入更多资金人力进行全面的基础研究。最近骨科创伤协会肌肉骨骼疼痛工作小组发布了《急性肌肉骨骼损伤疼痛管理的临床实践指南》。该指南提出以下方法进行疼痛管理：①合理使用阿片类药物；②采用多模式镇痛方法；③区域麻醉；④心理和社会干预减少焦虑；⑤物理治疗（冰敷、抬高、经皮电刺激）。

参 考 文 献

[1] Clark ME, Bair MJ, Buckenmajer CC 3rd, Gironda RJ, Walker RL. Pain and combat injuries in soldiers returning from Operations Enduring Freedom and Iraqi Freedom: implications for research and practice. J Rehabil Res Dev. 2007;44(2):179–94.

[2] Norman SB, Stein MB, Dimsdale JE, Hoyt DB. Pain in the aftermath of trauma is a risk factor for post-traumatic stress disorder. Psychol Med. 2008;38(4):533–42.

[3] Bosse MJ, MacKenzie EJ, Kellam JF, Burgess AR, Webb LX, Swiontkowski MF, Sanders RW, Jones AL, McAndrew MP, Patterson BM, McCarthy ML, Travison TG, Castillo RC. An analysis of outcomes of reconstruction or amputation after leg-threatening injuries. N Engl J Med. 2002;347(24): 1924–31.

[4] O'Toole RV, Castillo RC, Pollak AN, MacKenzie EJ, Bosse MJ, LEAP Study Group. Determinants of patient satisfaction after severe lower-extremity injuries. J Bone Joint Surg Am. 2008;90(6):1206–11.

[5] Castillo RC, MacKenzie EJ, Webb LX, Bosse M, Avery J, LEAP Study Group. Use and perceived need of physical therapy following severe lower-extremity trauma. Arch Phys Med Rehabil. 2005;86(9):1722–8.

[6] Sherwood GD, McNeill JA, Starck PL, Disnard G. Changing acute pain management outcomes in surgical patients. AORN J. 2003;77(2):374. 377–380, 384–390

[7] Warfield CA, Kahn CH. Acute pain management. Programs in U.S. hospitals and experiences and attitudes among U.S. adults. Anesthesiology. 1995;83(5):1090–4.

[8] Apfelbaum JL, Chen C, Mehta SS, Gan TJ. Postoperative

pain experience: results from a national survey suggest postoperative pain continues to be undermanaged. Anesth Analg. 2003;97(2):534–40.

[9] Pavlin DJ, Chen C, Penaloza DA, Polissar NL, Buckley FP. Pain as a factor complicating recovery and discharge after ambulatory surgery. Anesth Analg. 2002;95(3):627–34.

[10] Tang R, Evans H, Chaput A, Kim C. Multimodal analgesia for hip arthroplasty. Orthop Clin North Am. 2009;40(3):377–87.

[11] Gottschalk A, Raja SN. Severing the link between acute and chronic pain: the anesthesiologist's role in preventive medicine. Anesthesiology. 2004;101(5):1063–5.

[12] Kehlet H, Jensen TS, Woolf CJ. Persistent postsurgical pain: risk factors and prevention. Lancet. 2006;367(9522):1618–25.

[13] Perkins FM, Kehlet H. Chronic pain as an outcome of surgery. A review of predictive factors. Anesthesiology. 2000;93(4):1123–33.

[14] Haythornthwaite JA, Raja SN, Fisher B, Frank SM, Brendler CB, Shir Y. Pain and quality of life following radical retropubic prostatectomy. J Urol. 1998;160(5):1761–4.

[15] Bay-Nielsen M, Perkins FM, Kehlet H, Danish Hernia Database. Pain and functional impairment 1 year after inguinal herniorrhaphy: a nationwide questionnaire study. Ann Surg. 2001;233(1):1–7.

[16] Ochroch EA, Mardini IA, Gottschalk A. What is the role of NSAIDs in pre-emptive analgesia? Drugs. 2003;63(24):2709–23.

[17] Von Korff M, Simon G. The relationship between pain and depression. Br J Psychiatry. 1996;30:101–8.

[18] Castillo RC, MacKenzie EJ, Wegener ST, Bosse MJ, LEAP Study Group. Prevalence of chronic pain seven years following limb threatening lower extremity trauma. Pain. 2006;124(3):321–9.

[19] Woolf CJ, Salter MW. Neuronal plasticity: increasing the gain in pain. Science. 2000;288(5472):1765–9.

[20] Han B, Compton WM, Blanco C, et al. Prescription opioid use, misuse, and use disorders in U.S. adults: 2015 national survey on drug use and health. Ann Intern Med. 2017;167(5):293–301.

[21] Srivastava AB, Gold MS. Beyond supply: how we must tackle the opioid epidemic. Mayo Clin Proc. 2018;93(3):269.

[22] Spangehl MJ, Clarke HD, Hentz JG, Misra L, Blocher JL, Seamans DP. Periarticular injections and femoral & sciatic blocks provide similar pain relief after TKA: a randomized clinical trial. Clin Orthop Relat Res. 2015;473(1):45–53.

[23] Parvataneni HK, Shah VP, Howard H, Cole N, Ranawat AS, Ranawat CS. Controlling pain after total hip and knee arthroplasty using a multimodal protocol with local periarticular injections. J Arthroplast. 2007;22(6):33–8.

[24] Maheshwari AV, Blum YC, Shekhar L, Ranawat AS, Ranawat CS. Multimodal pain management after total hip and knee arthroplasty at the ranawat orthopaedic center. Clin Orthop Relat Res. 2009;467(6):1418–23.

[25] Hebl JR, Dilger JA, Byer DE, et al. A pre-emptive multimodal pathway featuring peripheral nerve block improves perioperative outcomes after major orthopedic surgery. Reg Anesth Pain Med. 2008;33(6):510–7.

[26] Montane E, Vallano A, Aguilera C, Vidal X, Laporte JR. Analgesics for pain after traumatic or orthopaedic surgery: what is the evidence – a systematic review. Eur J Clin Pharmacol. 2006 Nov;62(11):971–88.

[27] O'Keefe RJ, Tiyapatanaputi P, Xie C, Li TF, Clark C, Zuscik MJ, Chen D, Drissi H, Schwarz E, Zhang X. COX-2 has a critical role during incorporation of structural bone allografts. Ann N Y Acad Sci. 2006;1068:532–42.

[28] Gerstenfeld LC, Al-Ghawas M, Alkhiary YM, Cullinane DM, Krall EA, Fitch JL, Webb EG, Thiede MA, Einhorn TA. Selective and nonselective cyclooxygenase-2 inhibitors and experimental fracture-healing. Reversibility of effects after short-term treatment. J Bone Joint Surg Am. 2007;89(1):114–25.

[29] Prisk V, Huard J. Muscle injuries and repair: the role of prostaglandins and inflammation. Histol Histopathol. 2003;18(4):1243–56.

[30] Radi ZA, Khan NK. Effects of cyclooxygenase inhibition on bone, tendon, and ligament healing. Inflamm Res. 2005;54(9):358–66.

[31] Pradhan BB, Tatsumi RL, Gallina J, Kuhns CA, Wang JC, Dawson EG. Ketorolac and spinal fusion: does the perioperative use of ketorolac really inhibit spinal fusion? Spine (Phila Pa 1976). 2008;33(19):2079–82.

[32] Glassman SD, Rose SM, Dimar JR, Puno RM, Campbell MJ, Johnson JR. The effect of postoperative nonsteroidal anti-inflammatory drug administration on spinal fusion. Spine (Phila Pa 1976). 1998;23(7):834–8.

[33] Sucato DJ, Lovejoy JF, Agrawal S, Elerson E, Nelson T, McClung A. Postoperative ketorolac does not predispose to pseudoarthrosis following posterior spinal fusion and instrumentation for adolescent idiopathic scoliosis. Spine (Phila Pa 1976). 2008;33(10):1119–24.

[34] Mullis BH, Copland ST, Weinhold PS, Miclau T, Lester GE, Bos GD. Effect of COX-2 inhibitors and non-steroidal anti-inflammatory drugs on a mouse fracture model. Injury. 2006;37(9):827–37.

[35] De Oliveira GS Jr, Agarwal D, Benzon HT. Perioperative single dose ketorolac to prevent postoperative pain: a meta-analysis of randomized trials. Anesth Analg. 2012;114(2):424–33.

199

[36] Gobble RM, Hoang HL, Kachniarz B, Orgill DP. Ketorolac does not increase perioperative bleeding: a meta-analysis of randomized controlled trials. Plast Reconstr Surg. 2014;133(3):741–55.

[37] Dworkin RH, O'Connor AB, Backonja M, Farrar JT, Finnerup NB, Jensen TS, Kalso EA, Loeser JD, Miaskowski C, Nurmikko TJ, Portenoy RK, Rice ASC, Stacey BR, Treede RD, Turk DC, Wallace MS. Pharmacologic management of neuropathic pain: evidence-based recommendations. Pain. 2007; 132(3):237–51.

[38] Moore RA, Straube S, Wiffen PJ, Derry S, McQuay HJ. Pregabalin for acute and chronic pain in adults. Cochrane Database Syst Rev. 2009;(3):CD007076.

[39] Clarke H, Bonin RP, Orser BA, Englesakis M, Wijeysundera DN, Katz J. The prevention of chronic postsurgical pain using gabapentin and pregabalin: a combined systematic review and meta-analysis. Anesth Analg. 2012;115(2):428–42.

[40] Tiippana EM, Hamunen K, Kontinen VK, Kalso E. Do surgical patients benefit from perioperative gabapentin/pregabalin? A systematic review of efficacy and safety. Anesth Analg. 2007;104(6):1545–56.

[41] Engelman E, Cateloy F. Efficacy and safety of perioperative pregabalin for post-operative pain: a meta-analysis of randomized-controlled trials. Acta Anaesthesiol Scand. 2011;55(8):927–43.

[42] Yadeau JT, Paroli L, Kahn RL, Jules-Elyscc KM, Lasala VR, Liu SS, Lin E, Powell K, Buschiazzo VL, Wukovits B, Roberts MM, Levine DS. Addition of pregabalin to multimodal analgesic therapy following ankle surgery: a randomized double-blind, placebo-controlled trial. Reg Anesth Pain Med. 2012;37(3):302–7.

[43] YaDeau JT, Lin Y, Mayman DJ, Goytizolo EA, Alexiades MM, Padgett DE, Kahn RL, Jules-Elysee KM, Ranawat AS, Bhagat DD, Fields KG, Goon AK, Curren J, Westrich GH. Pregabalin and pain after total knee arthroplasty: a double-blind, randomized, placebo-controlled, multidose trial†. Oxford Journals, Medicine & Health, Br J Anaesth. 2015;115(2):285–93.

[44] Remerand F, Couvret C, Baud A, Laffon M, Fusciardi J. Benefits and safety of perioperative pregabalin: a systematic review. Database of Abstracts of Reviews of Effects (DARE): Quality-assessed Reviews [Internet]. Review published: 2011.

[45] Khurana G, Jindal P, Sharma JP, Bansal KK. Postoperative pain and long-term functional outcome after administration of gabapentin and pregabalin in patients undergoing spinal surgery. Spine (Phila Pa 1976). 2014;39(6):E363–8.

[46] Sinatra RS, Jahr JS, Reynolds LW, Viscusi ER, Groudine SB, Payen-Champenois C. Efficacy and safety of single and repeated administration of 1 gram intravenous acetaminophen injection (paracetamol) for pain management after major orthopedic surgery. Anesthesiology. 2005;102(4):822–31.

[47] Vadivelu N, Mitra S, Narayan D. Recent advances in postoperative pain management. Yale J Biol Med. 2010;83:11–25.

[48] Hartrick CT, Pestano C, Carlson N, Hartrick S. Capsaicin instillation for postoperative pain following total knee arthroplasty: a preliminary report of a randomized, double-blind, parallel-group, placebo-controlled, multicentre trial. Clin Drug Investig. 2011;31(12): 877–82.

[49] Cohen SP, Abdi S. New developments in the use of tricyclic anti-depressants for the management of pain. Curr Opin Anaesthesiol. 2001;14:505–11.

[50] Fishbain D. Evidence-based data on pain relief with antidepressants. Ann Med. 2000;32(5):305–16.

[51] Mico JA, Ardid D, Berrocoso E, Eschalier A. Antidepressants and pain. Trends Pharmacol Sci. 2006;27(7):348–54.

[52] Kumar K, Abbas M, Rizvi S. The use of spinal cord stimulation in pain management. Pain Manag. 2012;2(2):1–10.

[53] Fields RD. New culprits in chronic pain. Sci Am. 2009;301(5):50–7.

[54] Bogduk N. Pulsed radiofrequency. Pain Med. 2006; 7(5):396.

[55] Castillo RC, MacKenzie EJ, Archer KR, Bosse MJ, Webb LX. Evidence of beneficial effect of physical therapy after lower-extremity trauma. Arch Phys Med Rehabil. 2008;89:1873–9.

[56] Alsaadi SM, McAuley JH, Hush JM, et al. Poor sleep quality is strongly associated with subsequent pain intensity in patients with acute low back pain. Arthritis Rheum. 2014;66(5):1388–94.

[57] Finan PH, Goodin BR, Smith MT. The association of sleep and pain: an update and a path forward. J Pain. 2013;14(12):1539–52.

[58] Darnall BD, Scheman J, Davin S, et al. Pain psychology: a global needs assessment and national call to action. Pain Med. 2016;17:250–63.

[59] Ogle KS, McElroy L, Mavis B. No relief in sight: postgraduate training in pain management. Am J Hosp Palliat Care. 2008;25(4):292–7.

[60] Archer KR, Abraham CM, Obremskey WT. Psychosocial factors predict pain and physical health after lower extremity trauma. Clin Orthop Relat Res. 2015;473:3519–26.

[61] Howe CQ, Sullivan MD. The missing "P" in pain management: how the current opioid epidemic highlights the need for psychiatric services in chronic pain. Gen

Hosp Psychiatry. 2014;36:99–104.

[62] Balaban RB, Weissman JS, Samuel PA, Woolhandler S. Redefining and redesigning hospital discharge to enhance patient care: a randomized controlled study. J Gen Intern Med. 2008;23(8):1228–33.

[63] Usichenko TI, Dinse M, Hermsen M, Witstruck T, Pavlovic D, Lehmann C. Auricular acupuncture for pain relief after total hip arthroplasty – a randomized controlled study. Pain. 2005;114(3):320–7.

[64] Crespin DJ, Griffin KH, Johnson JR, et al. Acupuncture provides short-term pain relief for patients in a total joint replacement program. Pain Med. 2015;16(6):1195–203.

[65] Nilsson U, Rawal N, Unosson M. A comparison of intra-operative or postoperative exposure to music – a controlled trial of the effects on postoperative pain. Anesthesia. 2003;58(7):699–703.

[66] Harper CM, Dong Y, Thornhill TS, et al. Can therapy dogs improve pain and satisfaction after total joint arthroplasty? A randomized controlled trial. Clin Orthop Relat Res. 2015;473(1):372–9.

[67] Adams R, White B, Beckett C. The effects of massage therapy on pain management in the acute care setting. Int J Ther Massage Bodywork. 2010;3(1):4–11.

[68] Jensen MP, Patterson DR. Hypnotic approaches for chronic pain management: clinical implications of recent research findings. Am Psychol. 2014;69(2):167–77.

[69] Zeidan F, Gordon NS, Merchant J, Goolkasian P. The effects of brief mindfulness meditation training on experimentally induced pain. Pain. 2010;11(3):199–209.

[70] Gardner-Nix J, Backman S, Barbati J, Grummitt J. Evaluating distance education of a mindfulness-based meditation programme for chronic pain management. J Telemed Telecare. 2008;14:88–92.

[71] Zeidan F, Martucci KT, Kraft RA, Gordon NS, McHaffie JG, Coghill RC. Brain mechanisms supporting the modulation of pain by mindfulness meditation. J Neurosci. 2011;31(14):5540–8.

[72] Craner JR, Sperry JA, Evans MM. The relationship between pain catastrophizing and outcomes of a 3–week comprehensive pain rehabilitation program. Pain Med. 2016;17(11):2026–35.

[73] Choo EK, Feldstein SW, Lovejoy TI. Opioids out, cannabis in negotiating the unknowns in patient care for chronic pain. JAMA. 2016;316(17):1763.

[74] Temple LM. Medical marijuana and pain management. Dis Mon. 2016;62:346–52.

[75] Pizarro-Osilla C. Introducing...kratom. J Emerg Nurs. 2017;43:373–4.

[76] Ward J, Rosenbaum C, Hernon C, McCurdy CR, Boyer EW. Herbal medicines for the management of opioid addiction: safe and effective alternatives to conventional pharmacotherapy? CNS Drugs. 2011;25(12):999.

[77] NIDA. Kratom. National Institute on Drug Abuse website. https://www.drugabuse.gov/publications/drugfacts/kratom. 2 July 2018. Accessed 9 Aug 2018.

[78] Vivolo-Kantor AM, Seth P, Gladden RM, Mattson CL, Baldwin GT, Kite-Powell A, Coletta MS. Vital signs: trends in emergency department visits for suspected opioid overdoses – United States, July 2016–September 2017. MMWR. 2018;67(9):279–85.

Michael J. Bosse　Chris Langhammer　著

一、下肢

随着肢体损伤治疗的发展，骨科医师救治下肢高能量损伤（high-energy lower extremity trauma，HELET）的能力也得到了明显的提升（图 15-1）。对损伤部位进行积极、充分和反复清创的观念，在保护组织的同时迅速地稳定骨折，结合使用第三代抗生素，以及选择先进的骨缺损重建技术，加上不断发展、日趋可靠的显微外科游离组织移植技术，使得大部分 HELET 病例的保肢治疗变得"可行"。目前，我们似乎正在进入这样一个阶段，即保肢治疗的唯一绝对禁忌可能是无法获得或维持肢体灌注的情形。随着新的治疗策略不断出现，治疗方案的推荐也依赖于持续进行的对比研究来加以更新。

除了健康患者发生的单纯性 HELET 之外，还有一些特殊的患者状况需要治疗决策。对于处于病危状态的损伤患者，在多器官功能衰竭或合并严重头部损伤或完全脊髓损伤的情况下，通常不适合进行积极的保肢治疗。反之，只要还有保肢的可能性，那些因过度肥胖无法安装假肢或无法长期使用假肢的患者，一般不建议截肢。

在 2002 年之前，大多数与 HELET 治疗决策和预后相关的证据都是轶事证据，或者是一些小型回顾性病例报道，缺乏最新的患者报告结局评价。高年资医师临床实践经验的偏倚、未经证实的"保肢评分"、足底感觉缺失支持截肢的观念等因素常常会影响截肢的治疗决策。在病情允许以及患者同意采用先进的外科技术时，可以选择保肢治疗。随着外科技术的发展，过去认为要被截肢的病例，现在也可以选择走上复杂而漫长的肢体重建的道路。一面是保肢经验的不断丰富，一面是令人失望的远期结果不断增加，一场关于 HELET 保肢的"可行性与可取性"的争论开始了。伴随下肢假肢的不断改进，包括重量轻、接受腔适合性改善、舒适性提高、能量回馈组件的应用，让人们觉得截肢者是可以被"赋能"的，并且可能比付出艰苦卓绝的努力换来的保肢有更好的结果。人们担心，与那些早期截肢的患者相比，因保肢技术可行性提高而积极地让 HELET 损伤的患者进入保肢途径，可能不利于其长期疗效，正是这一担忧促使在 20 世纪 90 年代初制订了"下肢评估项目"（lower extremity assessment project，LEAP）[1]。

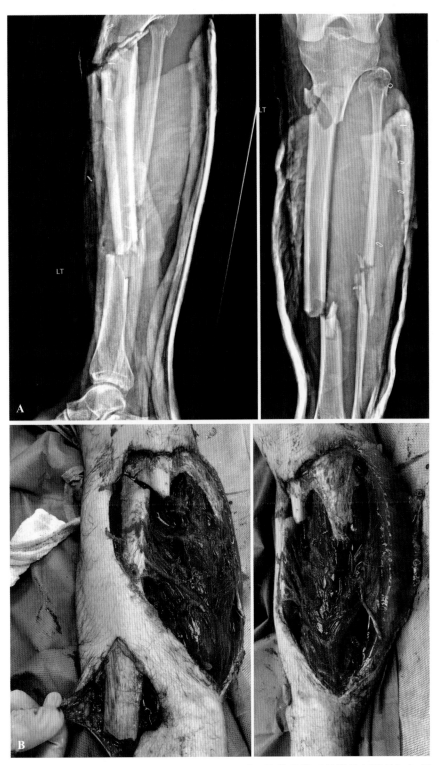

▲ 图 15-1　A. 原始 X 线片；B. Gustilo ⅢB 型胫骨节段性开放性骨折的软组织损伤外观，伴有大面积软组织脱套伤、肌肉挤压伤和严重污染

（一）LEAP 研究：结果

LEAP 发现，与研究假设相反，在术后 2 年和 7 年，肢体重建患者与截肢患者的治疗结果相当。两组患者都有不同程度残障，即 40% 的患者严重残疾。每组只有一半的患者返回工作岗位。两组患者均表现出长期的心理社会功能障碍（42%），这可能与未被识别和未被治疗的创伤后应激障碍（PTSD）有关。

所选 HELET 的功能预后不受骨折和（或）软组织损伤的严重程度或存在合并损伤的影响。表 15-1 中列出了无论采取何种治疗均会预后不良的预测因素。该研究的结论是，可以告知有截肢高风险的 HELET 损伤患者，保肢重建的结果通常与截肢的结果相当，且肢体重建还存在较高的并发症、额外手术和重新住院的风险[3]。然而，在 2 年后，受假肢费用的影响，截肢者的护理费用远远高于肢体重建患者的护理费用。截肢患者的预期终生费用是肢体重建患者的 3 倍[4]。Busse 等在 2007 年报道了一项关于 HELET 保肢与早期截肢观察研究的 Meta 分析，其强调需要进行研究来优化早期肢体检伤分类与决策，进而避免保肢失败[5]。

表 15-1 预后不佳相关的因素

- 因重大并发症再次住院治疗
- 未接受过高等教育
- 家庭收入低于联邦政府的贫困线
- 非白色人种
- 没有保险或者没有医疗补助
- 社会支持网络薄弱
- 自我效能低
- 吸烟
- 陷入损伤赔偿的法律纠纷

为了更好地指导 HELET 患者保肢和截肢的治疗决策，多个研究组致力于开发损伤评分系统，即"保肢评分"。这些评分系统根据被认为会影响肢体预后的组织和患者方面的因素对损伤的严重程度进行分级。肢体损伤严

重程度评分（mangled extremity salvage score, MESS）自 1990 年被提出后，随即被美国采用[6]。MESS 评分对两个肢体损伤领域（骨骼/软组织损伤和肢体缺血）以及两个生理领域（休克和患者年龄）进行赋值评分（表 15-2）。截肢的阈值为 7 分。所选的评分领域与患者生理状态或储备无关，似乎过于随意。29 岁的 0 分和 31 岁的 1 分有什么区别吗？类似的，收缩压短暂的低于 90mmHg，评分会再加 1 分。假设一个 51 岁的患者（2 分），污染的ⅢA 型开放性胫骨骨折（4 分），脉搏减弱但灌注正常（1 分）和一过性收缩压＜90mmHg（1 分），评分总分为 8 分，高于 MESS 评分截肢阈值，实际上这种损伤很少截肢。

LEAP 的研究设计将 5 个保肢评分的所有组成部分都嵌入到最初的患者数据采集中。对这 5 个保肢评分的分析表明任何一个评分都缺乏很好的临床效用，因为这些评分敏感性低，并不支持其作为截肢的预测因素[7]。最近的一项血管损伤研究证实了 LEAP 的结论[8]。一项对保肢评分预测保肢功能结果能力的分析发现，这些评分并不能确定保肢后患者的最终结果[9]。

足底感觉缺失曾被视为决定截肢的一个重要影响因素，并作为一个关键组成被纳入到许多保肢评分中。Swiontkowski 等研究了影响 LEAP 研究中 HELET 患者截肢或重建决定的因素，发现软组织损伤的严重程度和足底感觉缺失是推动决定的关键因素[10]。LEAP 研究发现，当患者受伤时，足底感觉缺失并不会对接受保肢治疗的患者预后产生不利影响，建议足底感觉不应成为评估保肢决定的一个组成部分[11]。超过一半的足底感觉缺失患者在 2 年内恢复了知觉。此外，骨科医生也治疗了许多其他导致足底感觉丧失的疾病，如完全和不完全的脊髓损伤和周围神经病变，除非发生足部溃

表15-2　肢体损伤评分系统

	HFS-1982	MESI-1985	PSI-1987	MESS-1990	LSI-1991	NISSA-1994	GHOISS-2006	OTA-OFC-2010
人口统计学		40~50岁-1 50~60岁-2 60~70岁-3 基础疾病-1 休克-2		<30岁-0 50岁-1 >50岁-2		<30岁-0 50岁-1 >50岁-2	>65岁-2	
全身状况（休克）		ISS 0~25岁-1 ISS 25~50岁-2 ISS >50岁-3		血压正常-0 有反应-1 反应延迟-2		血压正常-0 有反应-1 反应延迟-2	ISS>25-2 休克状态-2	
时间	<6h-0 <12h-1 >12h-3	>6h+1	<6h-1 <12h-2 >12h-3	<6h-0 >6h-2	<6h-0 <9h-1 <12h-2 <15h-3 >15h-4	<6h-0 >6h-2	清创>12h-2	
污染/其他	无-0 单一异物-1 多个异物-1 严重污染-10 单一细菌-2 多种微生物-3 混合菌群-4 切断-20 碾压-30						农业/工业污染-2	表皮污染-2 潜在深层污染-3
骨骼	A型-1 B型-2 C型-3 骨缺损<2cm-1 骨缺损>2cm-2	简单-1 游离骨块-2 粉碎-3 骨缺损>6cm-4 关节内-5 关节内骨缺损-6	轻度-1 中度-2 重度-3	低-1 中-2 高-3 极高-4	闭合或Gustilo 1-0 Gustilo 2-1 Gustilo 3-2	低能量 （螺旋形/斜形）-1 中等（横形）-2 高（粉碎性）-3 极高（碎片）-4	简单-1 螺旋形/斜形-1 碎块/粉碎-3 骨缺损<4cm-4 骨缺损>4cm-5	无骨缺损-1 少量骨缺损-2 节段骨缺损-3
皮肤	无-0 直径<1/4-1 >3/4-4 <1/2-2 <3/4-3	锐器伤-1 碾压伤/烧伤-2 撕脱伤-3			一期修复-0 二期闭合-1	Gustilo 1-0 Gustilo 2-1 Gustilo 3A-2 Gustilo 3B-3	无皮肤缺损-1 无皮肤缺损+骨外露-2 皮肤缺损-3 骨折处皮肤缺损-4	能拉拢-1 不能拉拢-2 大面积脱套-3

（续表）

	HFS-1982	MESI-1985	PSI-1987	MESS-1990	LSI-1991	NISSA-1994	GHOISS-2006	OTA-OFC-2010
肌肉	无-0 直径<1/4-1 >3/4-4 <1/2-2 <3/4-3		轻度-1 中度-2 重度-3		单个间室-0 多间室-1 碾压-2		部分损伤-1 可修复性损伤-2 不可修复/部分间室-3 不可修复/整间室-4 2个以上间室缺失-5	损伤小，功能完好-1 肌肉肌腱功能部分丢失-2 坏死/肌肉-肌腱断裂-3
神经	感觉灵敏（足底/手掌）-0 无知觉（足底/手掌）-8 手指/足趾能活动-0 手指/足趾不能活动-8	挫伤-1 横断-2 撕脱-3			连续-0 部分主干神经离断-1 所有的主干神经离断-2	有知觉-1 小范围感觉不敏感-2 较大区域感觉不敏感-3 所有区域无知觉-4		
血管	无-0 未修复-10 4h内修复-15 >4h修复-20 >8h修复-25	仅静脉-1 离断-1 血栓形成-2 撕裂-3	腘动脉以上-1 腘动脉-2 腘动脉以下-3	正常-0 轻度（脉搏减弱）-1 中度（局部缺血改变/感觉异常）-2 重度（冰冷/麻木）-3	挫伤-0 无脉搏（多根血管）-1 无血流（所有血管）-2（若静脉无回流，+1）	无变化-0 脉搏减弱-1 需多普勒探及-2 无脉搏/末梢冰冷-3		无损伤-1 动脉损伤，局部-2 无缺血-2 动脉损伤伴局部缺血-3
截肢评分	≥11	≥20	≥8	≥7	≥6	≥11	≥14	≥10

痂和感染等主要并发症，否则截肢并不是治疗这些疾病的首选方法。如果因足底感觉缺失而对 HELET 损伤采取不同治疗，这是不合理的。

（二）解读 LEAP 结果以及 "LEAP 未提及的内容"

由于前瞻性随机对照试验被认为不符合伦理，LEAP 被设计为一项纵向观察研究。在收治患者量大的学院型一级创伤中心中，经验丰富的骨科医生采用最新的决策策略，包括保肢评分，足底感觉缺失，以及如果选择保肢他们关于预期最终治疗方法的个人经验 / 常识，和他们的手术技术来权衡治疗决策的可行性和可取性。在 LEAP 研究患者入组时，如果外科医生担心重建工作风险太大或预期其预后比经胫骨截肢更糟糕，他们通常会建议进行截肢。

遗憾的是，LEAP 研究的结果在陈述时没有充分的限定条件。虽然 LEAP 的结论 "可以建议肢体有截肢高风险的患者，在 2 年内重建的结果通常与截肢的结果相当" 是正确的，但它是需要一定的限定条件。这并不意味着所有具备保肢可能性的 HELET 损伤都应进行肢体重建。一个表述更好的结论可能是，有能力保肢（是可行性）且预期功能水平达到或优于经

胫骨截肢（这是可取性）的严重 HELET 患者应被建议进行肢体重建。

（三）LEAP 观察结果和 "经验教训"

从 LEAP 研究的设计、实施和分析中，我们得到了一些重要的观察结果和经验。虽然该研究确实获取了提供给截肢患者的假肢的设计和成本，也认识到截肢预后很可能受到与装置的对齐、适合性和舒适度有关的因素的影响。但目前还没有标准化的 "最佳实践窗口" 获取或说明这些关键的假肢辅助因素。目前，为了更好地理解截肢对功能结果的影响，人们正在努力对假肢的适合度、对齐度和舒适度进行标准化评估。截肢后的功能和性能效果究竟如何，是受限于残肢的应力和残肢的不足，还是会由于组织 – 假体界面不匹配而进一步降低？因此，与假肢有关的不良结果需要加以解释，以便更好地了解肢体损伤保肢与截肢研究，并修改关键的假肢相关因素。

HELET 损伤患者预后的比较研究仍然受阻于过于宽泛的损伤分型系统。图 15-2 显示采用 Gustilo/Anderson 骨折分型来指导病例选择和对结果分层分析是进行预判分析时的困难。两例患者均为 Ⅲ B 型损伤。一位患者（图 15-2B）有明显的软组织缺损，包括皮肤和容积性肌肉

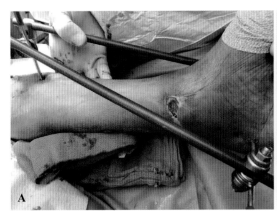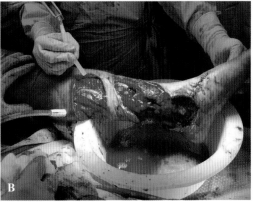

▲ 图 15-2　**A. 患者 Gustilo ⅢB 型损伤伴有小的骨和肌肉缺损，需要小范围组织覆盖；B. Gustilo ⅢB** 型损伤中的极端病例代表，合并有明显的骨与肌肉缺损以及严重的伤口污染

丢失、节段性骨丢失和严重的伤口污染。一位患者（图 15-2A）仅在骨折部位胫前有一处小缺损，仅需进行局部组织移位，且无骨丢失、污染极少和没有明显肌肉损伤。两名患者都是Ⅲ B 型，但图 15-2B 的患者明显损伤更严重，感染、骨不连和可能截肢的风险更高。

AO/OTA 骨折分型的方法非常成熟，常用于确定骨损伤类型的关键差异。LEAP 研究人员把所有肢体损伤的关键因素纳入到他们的数据收集策略中，但他们也认识到需要一个统一的开放性骨折软组织损伤分类系统，从而可以更好地分层研究相关软组织损伤的关键部分。LEAP 研究人员请求 OTA 考虑指派一个工作小组来研究和解决分类的不足。OTA 开放性骨折分型于 2010 年公布。新的分类系统被设计来解决两个关键的需求，即为临床医疗和研究提供更好的肢体损伤严重程度分级和最大限度方便交流沟通 [12]。重大肢体损伤和康复研究联盟（the major extremity trauma and rehabilitation research consortium，METRC）（metrc.org）已经将骨科创伤协会开放性骨折分型（orthopaedic trauma association-open fracture classification，OTA-OFC）用于他们所有的开放性骨折研究中。

从 LEAP 研究中获得的另一个重要经验是将高端体能测试纳入最终结果评估的重要性。LEAP 研究将自选步行速度作为主要的体能结果判别指标。在最后的分析中，LEAP 认识到，为了评估 HELET 损伤后的高端和低端功能，可能需要进行一系列的测试，以便从那些从事剧烈活动的患者中识别出只负责日常生活活动的患者。在目前的 METRC 研究中，患者的体能和整体活动情况都会被客观地评价，包括敏捷性、肌力 / 力量、速度和姿势稳定性 [13]（表 15-3）。该系列测试由物理治疗师和骨科医生组成的专家小组选定，要求测试必须能够在典型的门诊办公室环境中进行。

表 15-3 下肢高能量损伤（HELET）体能测试组合

敏捷性	四方格跨步试验 Illinois 敏捷性测验
肌力 / 力量	坐立试验 定时爬楼试验
速度	自选步行速度 10 米往返跑
姿势稳定性	单腿站立试验

从 LEAP 研究中得到的最后一个最重要的经验是，需要资源和更多的研究来关注可影响结果的因素。外科医生能做的是尽量减少大的并发症（如感染和骨不连），也可以引导患者戒烟。患者能否获得心理问题（创伤后应激障碍和自我否定）的识别和治疗的资源，也取决于患者的社会保障情况和自身的经济状况。

（四）LEAP 的影响

在 2002 年 LEAP 研究发表之前，单一或联合因素，包括外科医生的经验和培训、部位偏差、足底感觉、保肢评分、软组织损伤的严重程度，以及患者的辅助因素和要求，都被作为影响保肢 – 截肢决定的主要因素。没有可靠的循证医学证据基于治疗结果提供指导。随着 LEAP 结果的发布，外科医生首次能够采用大型前瞻性多中心研究的结果，作为制订治疗策略和"告知患者"的依据。遗憾的是，许多外科医生将 LEAP 的研究结果解释为患者截肢或保肢的结果没有差异，认为如果可行的话，就应该采取保肢。而不了解这项研究的背景，也未能意识到在研究招募期间，大型一级创伤中心的经验丰富的外科医生依据上述因素作出治疗决策，可能导致付出更艰难的努力来极力保留严重受损的肢体，这些造成了新一轮的治疗决策挑战（图 15-1）。这些外科医生在与患者进行"共同决策"的讨论时，脱离适当的背景而采用 LEAP 研究的结果，可能会使患者确信挽救无望的肢体会给他们带来与截肢相当的结果（图 15-3），这根本不准确。

更确切地说，LEAP 结论应该是，如果预期的保肢肢体功能结果不比截肢的最佳功能结果更差，那么追求保肢是可取的。

（五）LEAP 之后的 HELET 损伤研究

全球反恐战争伤员的救治（casualty care from the global war on terrorism，GWOT）对外科团队保肢选择和肢体重建的能力提出了挑战。美国国防部骨科团队提供了特殊损伤的记录和结果数据，其中重点关注了当前救治策略中的

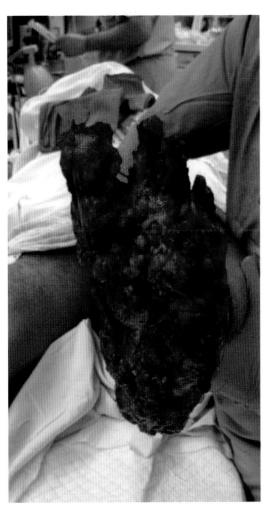

▲ 图 15-3　一个未被纳入 LEAP 保肢队列的示例患者的临床照片，这位患者"选择保肢治疗"，从踝到足趾全足完全脱套

差距，也强调了研究者对 LEAP 资料结果可能存在误读。2013 年发表了四肢战创伤截肢 / 保肢（the military extremity trauma amputation/limb salvage，METALS）的研究结果[14]。这是一项回顾性研究，共纳入了 324 名需要进行截肢或复杂肢体重建手术的下肢战创伤军人。在校正了许多协变量因素后，截肢患者在所有领域的骨骼肌功能评定简表（short musculoskeletal functional assessment，SMFA）评分优于肢体重建的患者。然而，对这些研究结果的解释需要谨慎一些，因为这是一项回顾性研究，应答率只有 59%。损伤机制（通常是爆炸伤）与 LEAP 研究有很大不同，而且患者更年轻、更健康，并且损伤后能获得更好的资源。截肢者可以获得最好的假肢，并且比保肢患者获得明显更多的康复训练。值得注意的是，几乎一半的患者都是远端胫骨、踝关节和（或）足部损伤，这可能是由徒步战创伤或简易爆炸装置（improvised explosive device，IED）爆炸造成的。截肢组结果的改善可能与救治方式的改变有关，也有可能与 LEAP 研究结果的应用有关，因为该研究鼓励尽一切努力挽救 HELET 患者的肢体，这使得许多严重损伤的患者没有选择截肢。

为了明确足部和踝关节损伤结果，对 LEAP 研究中纳入的 174 名严重足部损伤患者进行了单独评估，以确定足踝损伤对患者预后的影响。研究发现，足踝严重损伤中需要游离组织移植覆盖伤口和（或）需要踝关节融合的患者明显比经胫骨截肢患者的预后差。这些数据表明，需要进一步的研究来明确严重软组织和踝关节损伤的区域损伤影响[15]。

多个中心同时报道了对严重胫骨远端和足踝损伤的军人患者的治疗结果，所有这些结果都表明，许多患者的保肢治疗可能过于激进。

Dickens 等报道了 89 名患者共 102 例跟骨开放性骨折的研究。43 例肢体（42%）被截

肢（35% 为延期截肢）[16]。爆炸伤、足底伤口位置、伤口面积大和严重骨折是最终截肢的预测因素。与那些仍在保肢的患者相比，截肢的患者疼痛和活动水平有所改善。英国军方报道了他们对 114 例严重后足损伤患者（134 个部位骨折）的治疗结果。随访 5 年后，他们发现后足重建的患者的治疗结局不如延迟截肢的患者[17]。Ramasamy 等也报道了足踝部 IED 爆炸伤的类似不良结局[18]。Penn-Barwell 等向外科医生提出了严重后足损伤重建中的"可以"和"应该"的挑战[19]。

在 2009 年，美国国防部认识到有必要进行大型前瞻性临床研究来指导或细化未来肢体损伤治疗的发展，于是资助了重大肢体损伤和康复研究联盟（METRC）（metrc.org）。METRC的一项主要研究集中在胫骨远端和后足的损伤，试图提供更好的数据来帮助手术团队和患者做出复杂的治疗决策[13]。采用肌肉骨骼评分简表（SMFA）对保肢和截肢患者 18 个月后的肢体功能进行评估。这项研究的数据在 2020 年发表。

（六）辅助治疗改善保肢患者的预后

下肢保肢患者面临的挑战包括踝足部脆弱的组织覆盖、大面积肌肉缺失、神经损伤、踝关节融合或损伤后关节炎。许多患者可以使用标准的足矫形器或踝足矫形器。人们已经认识到需要将现代截肢假体的技术与保肢患者的支具固定需求相结合[20, 21]。Brooke 陆军医疗中心的 Intrepid 中心专门为肢体损伤患者开发了一种定制动态可免负荷碳纤维踝足矫形器（IDEO）（图 15-4）。这种支具固定可以与高强度的以跑步训练为中心的康复项目相结合，结果表明这种设备比较令人满意，可以改善功能[22]。

（七）持续的挑战

HELET 患者的治疗对外科和康复团队都提出了持续的挑战。远期的成功似乎与对患者最

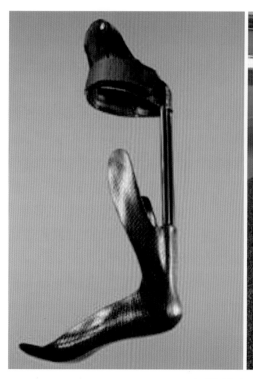
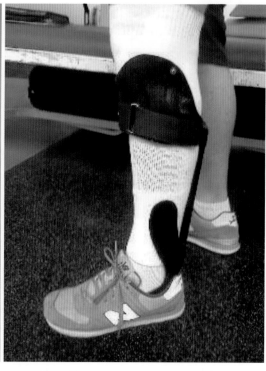

▲ 图 15-4　**IDEO 矫形器**

初检伤分类时分到保肢或截肢治疗有关。完善保肢的"禁忌证"，并制订合适的方案来引导患者，使他们参与共同决策干预，而不仅仅是简单的回应，"医生，救救我的腿吧"，这一点是至关重要的。对于图 15-3 所示的损伤患者，我们应该告诉患者什么，或者为患者做什么？

在真正对截肢与保肢的结果无所偏倚，且乐见基于患者的需要和期望提供重建或截肢的情况下，可以让整形外科医生、康复团队、假肢技师、经历截肢和保肢的患者顾问为患者提供关于治疗选择的意见和培训。在不认为重建的结果至少与截肢最佳结果一样好的情况下，仍可采用著者在 LEAP 研究招募时使用的方法，即提出自己的意见并要求患者强烈考虑截肢，但著者也经常建议患者去获得其他人的意见。著者还会让相关的康复师和经历截肢的患者顾问参与进来，在需要选择的医疗救治中强调的真正"共同决策"过程可能并不是治疗损伤患者的最佳方法。还需要做更多的工作来完善患者的参与过程。

HELET 损伤的治疗和保肢的决策仍然是一个动态过程。对足踝部严重损伤患者的治疗尤其需要更好的指导。IDEO 支架的开发可能是对 GWOT 患者治疗的标志性贡献，也改变了保肢后残余下肢功能障碍患者的远期结局。这项技术需要迅速转化到平民损伤患者身上，并进行前瞻性的有效性比较研究，以清晰界定其临床影响。

二、上肢

遗憾的是，与下肢相比，在为上肢早期截肢与保肢提供指导方面取得的具体进展较少。原因在很大程度上是由于这些损伤类型的发生率不同，HELET 损伤比上肢毁损性损伤发生率更高。最近利用美国国家创伤数据库对美国民众进行的研究表明，只有 18% 的大肢体截肢发生在上肢（每 100 000 例损伤住院患者中约有 180 例下肢截肢，而上肢截肢只有 40 例）[23, 24]，而最近的军事研究数据表明，上肢截肢率在大肢体截肢中仅占 14%[25]。由于发病率增加了 6 倍，对导致下肢截肢的损伤模式的分析，在很大程度上为最常用的肢体损伤分级系统的发展和特征提供了依据。研究中 HELET 患者的可用性和对其损伤特征描述的改进促进了作为金标准的前瞻性纵向观察研究的完成，如 LEAP 和 METALS，以指导治疗决策，但上肢的类似研究比较缺乏。

（一）上肢损伤分型

在过去，由于难以对损伤模式进行预后意义上的分类，保肢的治疗决策一直很模糊。目前已经设计出了多种损伤严重程度评分，包括汉诺威骨折量表（Hanover fracture scale, HFS）[26]、肢体损伤综合征指数（mangled extremity syndrome index, MESI）[27]、预期保肢指数（predictive salvage index, PSI）[28]、AO 分型[29]、肢体损伤严重程度评分（mangled extremity severity score, MESS）[30]、肢体挽救指数（limb salvage index, LSI）[31]、NISSA 评分（the nerve injury, ischemia, soft-tissue injury, skeletal injury, shock, and age of patient score, NISSSA）[32]、GHOISS 评分（the Ganga hospital injury severity score, GHOISS）[33] 和 OTA-OFC 分型[34]，以上评分在表 15-2 中进行了简要描述，如果想了解每种评分的进展，本文还提供了相关参考文献。对每个量表进行深入的评价[35, 36] 不在本章讨论的范围之内。

这些评分系统应用于上肢的一个关键障碍是，它们主要是由基于下肢损伤的数据库上开发和验证得来的。由于各种生理性原因，上肢对重建的耐受性比下肢好，主要是由于软组织损伤的可恢复性较高和感染的发生率较低。因此，从混合性数据库和下肢数据库开发出的评分标准对上肢的适用性很差。此外，许多评分系统是在20~30年前开发的，而损伤治疗和重建技术的进展已经改变了可挽救性损伤的定义[37]。

例如，早期的评估显示MESS评分（使用最广泛的评分系统）在预测上肢和下肢成功保肢方面很有用[38, 39]。然而，随后在LEAP数据集中对这些评分进行验证，结果显示这些评分的特异性和敏感性低得令人难以接受[40]，最近对上肢损伤救治人群的MESS评分进行复核显示，评分超过推荐损伤阈值的肢体现在经常可以被成功保肢[41-46]。这使人们对使用定量评分预测上肢截肢的做法产生了质疑。

最后，重要的是要考虑开发这些评分的方法，即通过回顾性图表分析，以截肢的最终表现作为临床终点。因此，这些评分的架构是为了回答"这些肢体中的哪些接受了截肢"的问题。当对一组患者进行前瞻性地研究时，这却意味着它们在回答"这些肢体中哪些会被截肢"这一问题。由于这些评分的制订没有纳入成本或疗效判定指标，因此必须再次强调，它们都无法回答"这些肢体中的哪一个应该接受截肢"的问题。

其他针对上肢的文献主要围绕着"手部毁损伤"，其中包括各种各样的手部损伤模式。基于组织系统的评分方法类似于大肢体损伤评分系统，这种评分系统将骨骼系统、软组织、血管和神经作为独立的因素，专门为上肢和手部损伤而开发。"tic-tac-toe"损伤分级系统将基于组织系统的方法与基于部位的方法相结合，从而说明手的桡侧、尺侧柱、手掌侧和背侧结构的不同功能对上肢功能的影响[47]。应特别注意手部损伤严重程度评分系统，该系统还包括部位特异性的皮肤、骨骼、运动和感觉系统因

素[48]，并已被证明与包括重返工作岗位在内的功能结果有持久的相关性[49-52]。后续用于包括前臂和手腕的损伤分型在内的修订型量表也被开发出来[49]。虽然这些针对上肢的分类系统未能获得临床应用，但这些分类系统关注到上肢和下肢之间的一个基本差异，即解剖位置对功能的重要性，就这点而言它们具有启发意义，而在将基于下肢的损伤量表应用于上肢时，这种差异被忽略了。

（二）与截肢相比，保肢的获益

有关上肢"保肢与截肢"讨论的文献是基于上肢大肢体再植的回顾性病例系列，这些病例必然存在非标准化的损伤描述，而且是从这类患者中不成比例地选择性提取的一些非常极端的损伤类型。从历史上看，这些文献绝大多数支持重建（在这种情况下是再植）而不是截肢。早在1980年，大型病例系列就证明了上下肢创伤性离断后再植的可行性，并支持一些非常超前的理念，如发展区域医疗中心，以及上肢再植优于下肢的原因主要是上肢假体相对于下肢假体，肢体的功能恢复能力差[53]。20年后的1998年，再植与翻修截肢/假体患者的匹配队列研究表明，使用量化功能结果比较，上肢保肢比截肢更有优势[54]。再过20年后的2016年，一项多机构的回顾性研究表明，采用患者报道结局比对，前臂水平的再植具有明显优势[55]。选择这些例子是因为评定治疗结果的工具经历了从"可行性"到"功能性"，再到"偏好性"的变化，反映了全球骨科文献的类似趋势。鉴于文献中报道结果的多样性，一项当前的关于上肢大肢体损伤的再植与假肢治疗的系统性综述未能对两种治疗方式进行直接比较，但强调了再植后患者有比较高的总体满意度和良好/优秀的结果，以及上肢截肢者在使用假体方面持续所面临的障碍，并且两种治疗方式

的结果在更近端的损伤水平上都变得更糟[56]。

然而，最近基于 METALS 研究小组的研究表明，在一个前瞻性收集的军事队列中，相对于截肢，严重的上肢损伤并不是必须要进行再植。虽然上肢截肢是造成严重残疾的原因之一[57]，但它可能与其他阻碍康复的可变心理因素同时存在，而且整体残疾可能不会通过保肢而大幅减少[58]。

（三）上肢保肢的初级成本与次级成本

如果考虑到包括精神损失和时间投入在内的次级成本，尝试保肢治疗的成本可能被低估了。在手部毁损重建中，二次手术很常见，包括重建骨和软组织结构，且在等待软组织稳定时可能会延迟 3~6 个月，并可能在漫长的重建工作中连续多次手术[59, 60]。更多的近端肢体保肢可能需要更大规模的延迟重建，包括功能性游离肌肉移植、肌腱转位和骨不连手术，使患者增加了发生晚期并发症的风险，并要求从最初受伤后 6 个月或更长的时间开始投入大量时间进行康复治疗[61]。这种反复出现的残疾发生在患者可能正在从最初的损伤中重新调整的时候，并且以其他与重返正常生活相关的过程为代价。

此外，在尽力尝试保肢的情况下，要考虑的可能出现的结果，不仅包括早期截肢和成功的保肢，还应包括在保肢失败后的延迟截肢。在最近的一项研究中，多达 35% 的病例可能在住院期间经历至少一次手术保肢尝试后采取了二期的上肢截肢[62]。在这项研究中，那些早期保肢失败的患者，往往是损伤范围广泛的年轻群体，对于这类患者，尽管保肢有很高的失败率，但鉴于上述关于再植优越性的许多原因，仍有可能尝试保肢。在军人中进行的一项研究表明，在上肢截肢患者中，约 3% 需要进行二期残端的再截肢（受伤后 90 天以后）[63]。

考虑到与保肢相关的持续付出所带来的损失，新的证据建议早期截肢可能优于延期截肢。虽然一个英国军人队列在保肢失败后接受延期膝下截肢的功能改善水平与早期截肢队列相当[64]，但类似的美国军人队列在延迟截肢后其不满意度和残疾率持续上升[65]。同样，上肢延迟截肢也不一定能改善功能，这可能与截肢前的功能障碍时间较长有关[63]。因此，正确和早期识别最终将进入延迟截肢的肢体，并充分告知患者后尽早截肢可能会使患者临床获益。

（四）基于价值的决策

临床医生不得不从不完善的数据中找出最适合患者的治疗方法。当我们越来越认识到许多医疗系统所面临的资源限制以及二次治疗费用对患者及其家庭的影响时，根据"基于价值"的决策来考虑保肢与早期截肢的问题，有助于提供一个有意义的框架来评估治疗方案。价值通常被描述为相对于干预的成本，对干预所带来的好处的衡量。进行这种计算的复杂性来自于收益和成本如何理解的细微差别。

与下肢保肢相比，我们相对确定地推荐进行上肢保肢是被过去的两个观点所驱动，即保肢成本较低，因为上肢的生理机能使其尝试保肢更容易成功；截肢的成本高，部分原因是假肢不能充分补偿损失的上肢功能。这两个假设在很大程度上仍然是正确的。传统上，复杂上肢损伤保肢的总体成功率为 80%~90%[42, 43, 46, 66]，明显高于下肢保肢的成功率，当两者被纳入同一研究时，其成功率高于下肢[45, 53]。同样，上肢的假肢使用率只有 50%~60%[67-69]，而下肢则高达 80%~90%[70]。

（五）未来方向

上肢严重损伤是一种罕见的损伤，对其进行前瞻性研究仍将具有极大的挑战性。在理解危及肢体的上肢损伤方面，我们仍可以取得有意义的进展，以帮助患者和医生理解关于尝试保肢的预期投资回报。明确保肢的价值意味着：①更能够理解保肢对于社会和患者的意义；②提高我们对实施保肢治疗的医疗成本的理解，③开发新技术以补充现有的丰富的手段，以帮助有危及肢体的损伤或上肢截肢的患者。

（六）探索成本与收益

结果研究显示，持续采用以患者为中心的研究工具将继续帮助医生确定患者的优先级。从历史上看，骨科研究的重点是干预措施的可行性和功能性，只是在过去的十年里，重点才转移到患者的体验上，而且我们仍在作为一个团体来制订有关它们使用的指南[71-73]。新的以患者为中心的工具（如离散选择实验）的发展使评估患者的价值取向成为可能[74, 75]，希望制订满足患者这些期望的治疗策略能带来更好的结果[76, 77]。将专门为上肢缺陷和截肢者设计的有针对性的结果评估工具纳入未来的研究中，还将有助于确定干预对长期功能的影响[78, 79]。

在设计患者治疗策略和开发免费的基础设施方面，研究系统层面对这些损伤的反应也将继续具有重要意义。多项研究表明，基于地理、治疗环境和种族等与损伤无关的因素，上肢损伤的治疗方式存在差异[23, 80]，这也支持成立灾难性上肢损伤的卓越治疗中心[81-84]。同样，越来越多的人认识到需要多学科方法来治疗这些患者，包括可能需要什么样的基础条件来有效地使用"骨整形"理念进行保肢治疗[85, 86]，以及这种治疗任务如何在多学科团队中分配[62]。这种在下肢应用的综合方法似乎可以改善上肢手术治疗结果，包括缩短患者功能丧失的时间[87, 88]，其可能在上肢损伤的长期治疗中有更大的优势，因为后期上肢功能重建包括肌腱和

神经移位更为频繁。

（七）重建技术的进展

解剖外重建技术的发展将继续改变实践模式并改善患者的治疗结果。两个值得注意的正在进行的研究领域是靶向肌肉神经移植术（targeted muscle reinnervation，TMR）和骨整合，这两种技术都针对截肢者，它们可能通过改善截肢的结果来改变成本效益计算。

TMR 是在截肢部位取残留的近端神经残端，并将神经移位到没有远端止点的残留肌腹中。在这种情况下，TMR 是为了辅助肌电假体的控制，即从神经再支配的肌肉获得肌电信号，然后将肌肉收缩转化为驱动电动假肢装置的电信号。最近的研究已经证明了该技术在上肢近端[89, 90] 和远端[91] 损伤模式下恢复灵巧的自主运动控制很有用。在其他情况下，TMR 是为了控制疼痛。基于 TMR 的止痛能力，对慢性疼痛的患者延期施行 TMR 被证明可有效减轻患肢痛和残肢痛[92]，也可能在急性期进行 TMR 更加有效[93]。

经皮骨整合（transcutaneous osseointegration）技术旨在减少与接受腔相关的假肢磨损问题，从而提高假肢装置的效用。锚定在骨骼的植入物穿过皮肤，机械连接到终端设备，在假肢装备和骨骼之间提供一个稳定的经皮连接[94, 95]。通过细致的手术技术产生稳定的经皮植入物以及较低的深部感染率[96]，记录的植入物长期生存率在 5 年内大于 80%，与术前水平相比，患者报道的功能评分有明显改善[97, 98]。肌电控制与经皮骨整合植入物的结合已显示出巨大的修复潜力，恢复了自主运动控制、感觉和过顶运动的范围[99]，这是传统接受腔式假肢界面所无法实现的，但目前还不能广泛使用。

参 考 文 献

[1] Bosse MJ, MacKenzie EJ, Kellam JF, et al. An analysis of the outcomes of reconstruction or amputation of leg threatening injuries. N Engl J Med. 2002;347(24): 1924–31.

[2] McCarthy ML, MacKenzie EJ, Edwin D, et al. Psychological distress associated with severe lower-limb injury. J Bone Joint Surg. 2003;85 A(9):1689–97.

[3] Harris AM, Althausen PL, Kellam JF, et al. Complications following limb-threatening lower extremity trauma. J Orthop Trauma. 2009;23(1):1–6.

[4] MacKenzie EJ, Jones AS, Bosse MJ, et al. Health-care costs associated with amputation or reconstruction of a limb-threatening injury. J Bone Joint Surg. 2007;89 A(8):1685–92.

[5] Busse JH, Jacobs CL, Swiontkowski MF, et al. Complex limb salvage or early amputation for severe lower-limb injury: a meta-analysis of observational studies. J Orthop Trauma. 2007;21(1):70–6.

[6] Johansen K, Daines M, Howey T, et al. Objective criteria accurately predict amputation following lower extremity trauma. J Trauma. 1990;30:568–73.

[7] Bosse MJ, MacKenzie EJ, Kellam JF, et al. A prospective evaluation of the clinical utility of the lower-extremity injury severity scores. J Bone Joint Surg. 2001;83A(1): 3–14.

[8] Loja MN, Sammann A, DuBose J, et al. The Mangled Extremity Score and amputation: time for a revision. J Trauma Acute Care Surg. 2017;82(3):518–23.

[9] Ly TV, Travison TG, Castillo RC, et al. Ability of lower-extremity injury severity scores to predict functional outcome after limb salvage. J Bone Joint Surg. 2008;90 A(8):1738–43.

[10] Swiontkowski MF, MacKenzie EJ, Bosse MJ, et al. Factors influencing the DEcision to amputate or reconstruct after high-energy lower extremity trauma. J Trauma. 2002;52(4):641–9.

[11] Bosse MJ, McCarthy ML, Jones AL, et al. The insensate foot following severe lower extremity trauma: an indication for amputation? J Bone Joint Surg. 2005;87A(12):2601–8.

[12] Evans AR, Agel J, DeSilva GL, et al., Orthopaedic Trauma Association: Open Fracture Study Group. A new classification scheme for open fractures. J Orthop Trauma. 2010;24:457–65.

[13] Bosse MJ, Teague D, Rider L, et al. Outcomes after severe distal tibia, ankle, and/or foot trauma: comparison of limb salvage versus transtibial amputation (OUTLET). J Orthop Trauma. 2017;31(4 Supplement):S48–55.

[14] Doukas WC, Hayda RA, Frisch M, et al. The military extremity trauma amputation/limb salvage (METALS) study. J Bone Joint Surg. 2013;95 A(2):138–45.

[15] Ellington JK, Bosse MJ, Castillo RC, et al. The mangled foot and ankle: results from a 2–year prospective study. J Orthop Trauma. 2013;27(1):43–8.

[16] Dickens JF, Kilcoyne KG, Kluk MW, et al. Risk factors for infection and amputation following open, combat-related calcaneal fractures. J Bone Joint Surg. 2013;95 A(5):1–8.

[17] Bennett PM, Stevenson T, Sargeant ID, et al. Outcomes following limb salvage after combat hindfoot injury are inferior to delayed amputation at five years. Bone Joint Res. 2018;7(2):1–8.

[18] Ramasamy MA, Hill AM, Masouros S, et al. Outcomes of IED foot and ankle blast injuries. J Bone Joint Surg Am. 2013;95 A(5):1–7.

[19] Penn-Barwell JG, Bennett PM, Gray AC. The "could" and the "should" of reconstructing severe hind-foot injuries. Injury. 2018;49(2):147–8.

[20] Kinner B, Tietz S, Muller F, et al. Outcome after complex trauma of the foot. J Trauma. 2011;70(1):159–68.

[21] Blair JA, Patzkowski JC, Blanck RV, et al. Return to duty after integrated orthotic and rehabilitation initiative. J Orthop Trauma. 2014;28(4):e70–4.

[22] Potter BK, Sheu RG, Stinner D, et al. Multisite evaluation of a custom energy-storing carbon fiber orthosis for patients with residual disability after lower-limb trauma. J Bone Joint Surg Am. 2018;100A(20):1781–9.

[23] Inkellis E, et al. Incidence and characterization of major upper-extremity amputations in the National Trauma Data Bank. JB JS Open Access. 2018;3(2):e0038.

[24] Low EE, Inkellis E, Morshed S. Complications and revision amputation following trauma-related lower limb loss. Injury. 2017;48(2):364–70.

[25] Krueger CA, Wenke JC, Ficke JR. Ten years at war: comprehensive analysis of amputation trends. J Trauma Acute Care Surg. 2012;73(6 Suppl 5):S438–44.

[26] Tscherne H, Oestern HJ. [A new classification of soft-tissue damage in open and closed fractures (author's transl)]. Unfallheilkunde. 1982;85(3):111–5.

[27] Gregory RT, et al. The mangled extremity syndrome (M.E.S.): a severity grading system for multisystem injury of the extremity. J Trauma. 1985;25(12):1147–50.

[28] Howe HR Jr, et al. Salvage of lower extremities following combined orthopedic and vascular trauma. A predictive salvage index. Am Surg. 1987;53(4):205–8.

[29] Muller M, et al. The comprehensive classification of

fractures of long bones. Springer, New York, NY; 1990.

[30] Johansen K, et al. Objective criteria accurately predict amputation following lower extremity trauma. J Trauma. 1990;30(5):568–72; discussion 572–3.

[31] Russell WL, et al. Limb salvage versus traumatic amputation. A decision based on a seven-part predictive index. Ann Surg. 1991;213(5):473–80; discussion 480–1.

[32] McNamara MG, Heckman JD, Corley FG. Severe open fractures of the lower extremity: a retrospective evaluation of the Mangled Extremity Severity Score (MESS). J Orthop Trauma. 1994;8(2):81–7.

[33] Rajasekaran S, et al. A score for predicting salvage and outcome in Gustilo type-IIIA and type-IIIB open tibial fractures. J Bone Joint Surg Br. 2006;88(10):1351–60.

[34] Orthopaedic Trauma Association: Open Fracture Study, G. A new classification scheme for open fractures. J Orthop Trauma. 2010;24(8):457–64.

[35] Durrant CA, Mackey SP. Orthoplastic classification systems: the good, the bad, and the ungainly. Ann Plast Surg. 2011;66(1):9–12.

[36] Schiro GR, et al. Primary amputation vs limb salvage in mangled extremity: a systematic review of the current scoring system. BMC Musculoskelet Disord. 2015;16:372.

[37] Loja MN, et al. The mangled extremity score and amputation: time for a revision. J Trauma Acute Care Surg. 2017;82(3):518–23.

[38] Durham RM, et al. Outcome and utility of scoring systems in the management of the mangled extremity. Am J Surg. 1996;172(5):569–73; discussion 573–4.

[39] Slauterbeck JR, et al. Mangled extremity severity score: an accurate guide to treatment of the severely injured upper extremity. J Orthop Trauma. 1994;8(4):282–5.

[40] Bosse MJ, et al. A prospective evaluation of the clinical utility of the lower-extremity injury-severity scores. J Bone Joint Surg Am. 2001;83(1):3–14.

[41] Kumar RS, Singhi PK, Chidambaram M. Are we justified doing salvage or amputation procedure based on mangled extremity severity score in mangled upper extremity injury. J Orthop Case Rep. 2017;7(1):3–8.

[42] Ege T, et al. Reliability of the mangled extremity severity score in combat-related upper and lower extremity injuries. Indian J Orthop. 2015;49(6):656–60.

[43] Fochtmann A, et al. Third degree open fractures and traumatic sub-/total amputations of the upper extremity: outcome and relevance of the Mangled Extremity Severity Score. Orthop Traumatol Surg Res. 2016;102(6):785–90.

[44] Togawa S, et al. The validity of the mangled extremity severity score in the assessment of upper limb injuries. J Bone Joint Surg Br. 2005;87(11):1516–9.

[45] Hohenberger GM, et al. The mangled extremity severity score fails to be a good predictor for secondary limb amputation after trauma with vascular injury in Central Europe. World J Surg. 2020;44(3):773–9.

[46] Prichayudh S, et al. Management of upper extremity vascular injury: outcome related to the Mangled Extremity Severity Score. World J Surg. 2009;33(4):857–63.

[47] Weinzweig J, Weinzweig N. The "Tic-Tac-Toe" classification system for mutilating injuries of the hand. Plast Reconstr Surg. 1997;100(5):1200–11.

[48] Campbell DA, Kay SP. The hand injury severity scoring system. J Hand Surg Br. 1996;21(3):295–8.

[49] Urso-Baiarda F, et al. A prospective evaluation of the Modified Hand Injury Severity Score in predicting return to work. Int J Surg. 2008;6(1):45–50.

[50] Lee CL, et al. Prediction of hand function after occupational hand injury by evaluation of initial anatomical severity. Disabil Rehabil. 2008;30(11):848–54.

[51] Saxena P, Cutler L, Feldberg L. Assessment of the severity of hand injuries using 'hand injury severity score', and its correlation with the functional outcome. Injury. 2004;35(5):511–6.

[52] Matsuzaki H, et al. Predicting functional recovery and return to work after mutilating hand injuries: usefulness of Campbell's Hand Injury Severity Score. J Hand Surg Am. 2009;34(5):880–5.

[53] Kleinert HE, Jablon M, Tsai TM. An overview of replantation and results of 347 replants in 245 patients. J Trauma. 1980;20(5):390–8.

[54] Graham B, et al. Major replantation versus revision amputation and prosthetic fitting in the upper extremity: a late functional outcomes study. J Hand Surg Am. 1998;23(5):783–91.

[55] Pet MA, et al. Comparison of patient-reported outcomes after traumatic upper extremity amputation: replantation versus prosthetic rehabilitation. Injury. 2016;47(12):2783–8.

[56] Otto IA, et al. Replantation versus prosthetic fitting in traumatic arm amputations: a systematic review. PLoS One. 2015;10(9):e0137729.

[57] Tennent DJ, et al. Characterisation and outcomes of upper extremity amputations. Injury. 2014;45(6):965–9.

[58] Mitchell SL, et al. The military extremity trauma amputation/limb salvage (METALS) study: outcomes of amputation compared with limb salvage following major upper-extremity trauma. J Bone Joint Surg Am. 2019;101(16):1470–8.

[59] Foo A, Sebastin SJ. Secondary interventions for mutilating hand injuries. Hand Clin. 2016;32(4):555–67.

[60] Russell RC, Bueno RA, Wu T-YT. Secondary procedures following mutilating hand injuries. Hand Clin.

2003;19(1):149–63.

[61] Fufa D, et al. Secondary reconstructive surgery following major upper extremity replantation. Plast Reconstr Surg. 2014;134(4):713–20.

[62] Femke Nawijn B, et al. Factors associated with primary and secondary amputation following limb-threatening upper extremity trauma. Plast Reconstr Surg. 2020;145(4):987–99.

[63] Krueger CA, et al. Common factors and outcome in late upper extremity amputations after military injury. J Orthop Trauma. 2014;28(4):227–31.

[64] Ladlow P, et al. Influence of immediate and delayed lower-limb amputation compared with lower-limb salvage on functional and mental health outcomes post-rehabilitation in the U.K. military. J Bone Joint Surg Am. 2016;98(23):1996–2005.

[65] Krueger CA, et al. Late amputation may not reduce complications or improve mental health in combat-related, lower extremity limb salvage patients. Injury. 2015;46(8):1527–32.

[66] Paryavi E, et al. Salvage of upper extremities with humeral fracture and associated brachial artery injury. Injury. 2014;45(12):1870–5.

[67] Dudkiewicz I, et al. Evaluation of prosthetic usage in upper limb amputees. Disabil Rehabil. 2004;26(1):60–3.

[68] Wright TW, Hagen AD, Wood MB. Prosthetic usage in major upper extremity amputations. J Hand Surg Am. 1995;20(4):619–22.

[69] Biddiss EA, Chau TT. Upper limb prosthesis use and abandonment: a survey of the last 25 years. Prosthetics Orthot Int. 2007;31(3):236–57.

[70] Gailey R, et al. Unilateral lower-limb loss: prosthetic device use and functional outcomes in servicemembers from Vietnam war and OIF/OEF conflicts. J Rehabil Res Dev. 2010;47(4):317–31.

[71] Gagnier JJ. Patient reported outcomes in orthopaedics. J Orthop Res. 2017;35(10):2098–108.

[72] Group, M. Patient-reported outcomes in orthopaedics. J Bone Joint Surg Am. 2018;100(5):436–42.

[73] Lubbeke A. Research methodology for orthopaedic surgeons, with a focus on outcome. EFORT Open Rev. 2018;3(5):160–7.

[74] Helter TM, Boehler CE. Developing attributes for discrete choice experiments in health: a systematic literature review and case study of alcohol misuse interventions. J Subst Use. 2016;21(6):662–8.

[75] Lancsar E, Louviere J. Conducting discrete choice experiments to inform healthcare decision making: a user's guide. PharmacoEconomics. 2008;26(8):661–77.

[76] O'Hara LM, et al. What publicly available quality metrics do hip and knee arthroplasty patients care about most when selecting a hospital in Maryland: a discrete choice experiment. BMJ Open. 2019;9(5):e028202.

[77] O'Hara NN, et al. Valuing the recovery priorities of orthopaedic trauma patients after injury: evidence from a discrete choice experiment within 6 weeks of injury. J Orthop Trauma. 2019;33 Suppl 7:S16–20.

[78] Hill W, et al. Upper Limb Prosthetic Outcome Measures (ULPOM): a working group and their findings. J Prosthet Orthot. 2009;21:P69–82.

[79] Wright V. Prosthetic outcome measures for use with upper limb amputees: a systematic review of the peer-reviewed literature, 1970 to 2009. J Prosthet Orthot. 2009;21:P3–P63.

[80] Mahmoudi E, et al. Racial variation in treatment of traumatic finger/thumb amputation: a national comparative study of replantation and revision amputation. Plast Reconstr Surg. 2016;137(3):576e–85e.

[81] Chung SY, Sood A, Granick MS. Disproportionate availability between emergency and elective hand coverage: a national trend? Eplasty. 2016;16:e28.

[82] Maroukis BL, et al. Hand trauma care in the United States: a literature review. Plast Reconstr Surg. 2016;137(1):100e–11e.

[83] Richards WT, et al. Hand injuries in the state of Florida, are centers of excellence needed? J Trauma. 2010;68(6):1480–90.

[84] Rios-Diaz AJ, et al. Inequalities in specialist hand surgeon distribution across the United States. Plast Reconstr Surg. 2016;137(5):1516–22.

[85] Fabricant PD, et al. Building bridges toward interdisciplinary surgical care. Plast Reconstr Surg. 2012;129(6):1025e.

[86] Lerman OZ, Kovach SJ, Levin LS. The respective roles of plastic and orthopedic surgery in limb salvage. Plast Reconstr Surg. 2011;127 Suppl 1:215S–27S.

[87] Boriani F, et al. Orthoplastic surgical collaboration is required to optimise the treatment of severe limb injuries: a multi-centre, prospective cohort study. J Plast Reconstr Aesthet Surg. 2017;70(6):715–22.

[88] Toia F, et al. Microsurgery and external fixation in orthoplastic reconstruction of tibial injuries. Handchirurgie, Mikrochirurgie, plastische Chirurgie : Organ der Deutschsprachigen Arbeitsgemeinschaft fur Handchirurgie : Organ der Deutschsprachigen Arbeitsgemeinschaft fur Mikrochirurgie der Peripheren Nerven und Gefasse : Organ der V... 2019;51(6):484–91.

[89] Kuiken TA, et al. Targeted muscle reinnervation for real-time myoelectric control of multifunction artificial arms. JAMA. 2009;301(6):619–28.

[90] Gart MS, Souza JM, Dumanian GA. Targeted muscle reinnervation in the upper extremity amputee: a technical roadmap. J Hand Surg Am. 2015;40(9):1877–88.

[91] Gaston RG, et al. A novel muscle transfer for independent

digital control of a myoelectric prosthesis: the Starfish procedure. J Hand Surg Am. 2019;44(2):163 e1–5.

[92] Dumanian GA, et al. Targeted muscle reinnervation treats neuroma and phantom pain in major limb amputees: a randomized clinical trial. Ann Surg. 2019;270(2):238–46.

[93] Valerio IL, et al. Preemptive treatment of phantom and residual limb pain with targeted muscle reinnervation at the time of major limb amputation. J Am Coll Surg. 2019;228(3):217–26.

[94] Tsikandylakis G, Berlin O, Branemark R. Implant survival, adverse events, and bone remodeling of osseointegrated percutaneous implants for transhumeral amputees. Clin Orthop Relat Res. 2014;472(10): 2947–56.

[95] Juhnke DL, Aschoff HH. [Endo-exo prostheses following limb-amputation]. Orthopade. 2015;44(6):419–25.

[96] Tillander J, et al. Osseointegrated titanium implants for limb prostheses attachments: infectious complications. Clin Orthop Relat Res. 2010;468(10):2781–8.

[97] Al Muderis M, Lu W, Li JJ. Osseointegrated Prosthetic Limb for the treatment of lower limb amputations: experience and outcomes. Unfallchirurg. 2017;120(4):306–11.

[98] Matthews DJ, et al. UK trial of the osseointegrated prosthesis for the rehabilitation for amputees: 1995–2018. Prosthetics Orthot Int. 2019;43(1):112–22.

[99] Ortiz-Catalan M, Hakansson B, Branemark R. An osseointegrated human-machine gateway for long-term sensory feedback and motor control of artificial limbs. Sci Transl Med. 2014;6(257):257re6.

Tyler Klenow Phil Stevens 著

一、概述

对于肢体严重损伤的患者，即使手术保肢成功，后期可能仍残留功能缺陷，需要矫形器来帮助他们重返日常的活动与工作。上肢与下肢损伤患者常出现无力、不稳、肢体挛缩、骨折与疼痛。在这种情况下，治疗目的可能包括限制目标关节活动范围、维持关节对线、机械性辅助肢体活动或受伤部位的免负重。最近，矫形器被用于转移通过受损下肢和组织的动态荷载以恢复行走时的负载力矩。

针对肢体严重损伤的矫形器的成功设计与应用，需要充分了解每个患者的病史，包括具体的功能障碍、受伤的机制、恢复的可能性，以及合并症。只有这样，康复团队才能设计和选择材料，使矫形器在患肢上发挥作用，以获得所需的生物力学效果和实现其他治疗目标。

二、矫形器应用的一般原则

矫形器是指"任何从外部应用于人体部位以改善功能的装置"[1]。矫形器应用于肢体的共同目标包括稳定无力、瘫痪或骨折的肢体节段/关节，限制或增加跨关节的活动，使身体损伤部位免负荷，减轻疼痛和辅助康复治疗。

关于矫形器，国际标准化组织（international organization for standardization，ISO）所采用的术语是由直接受装置影响的关节和身体节段来决定。这些矫形器术语常使用缩写来表示所应用的身体节段。在肢体严重损伤的治疗中，矫形器主要包括肩关节矫形器（shoulder orthosis，SO）、肘关节矫形器（elbow orthosis，EO）、腕手矫形器（wrist hand orthosis，WHO）、髋关节矫形器（hip orthosis，HO）、膝关节矫形器（nnee orthosis，KO）和踝足矫形器（ankle foot orthosis，AFO）。

此外，还经常遇到跨越多个关节节段的长矫形器，包括肘－腕－手矫形器（elbow-wrist-hand orthoses，EWHO）和膝－踝－足矫形器（knee-ankle-foot orthoses，KAFO）。如果还发生了脊柱损伤，可能需要使用腰－骶矫形器（lumbar-sacral-orthosis，LSO）或胸－腰－骶矫形器（thoracic- lumbar-sacral-orthosis，TLSO），在一些极端病例中，上／下肢矫形装置可能要与脊柱矫形器连接在一起使用。

三、矫形器的设计与材料

几十年来，矫形器都是由金属框架组成，包括一对关节和贯穿受累身体节段全长的立柱，并由金属带连接。这种金属的表面偶尔会辅以皮革，为目标关节近端与远端提供额外的软组织控制。随着技术的进步，热塑性塑料已被广泛采用，并可根据个性化需要，联合或不联合使用关节铰链结构。而最近，作为塑性材料的补充，轻质复合材料如碳纤维材料也已经被使用。同样的，技术的进步使得原有的金属关节铰链有了柔性材料的选择，如基于聚氨酯的关节铰链。最近又有了坚固的复合材料支柱，其可在动态负荷下发生形变，然后恢复至原来的长度，此时可将其形变势能转换成推进动能。剪切力和载荷吸收性材料如泡沫和硅胶材料可使矫形器使用起来更加舒适和有效（图 16-1 和图 16-2）。

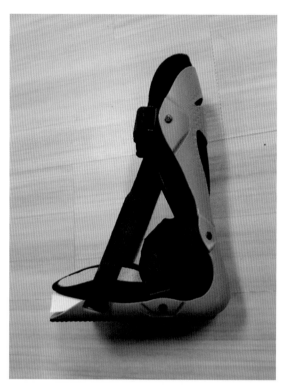

▲ 图 16-1　衬垫良好的夜间踝足矫形器，佩戴后防止踝关节活动丢失

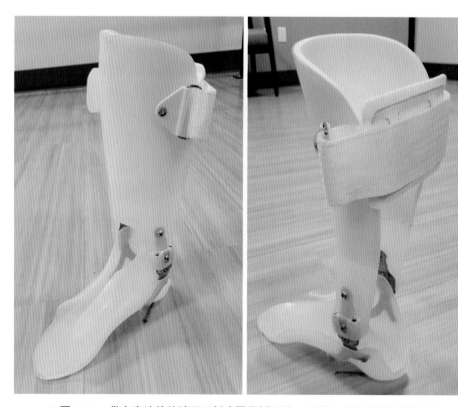

▲ 图 16-2　带有泡沫垫的地面反射式踝足矫形器，可将力分布在胫骨前侧面

四、矫形器的力学应用

下肢矫形器的基本设计生物力学原则就是三点压力系统，远端肢体节段及关节的近端免负荷。这些原则对于了解个性化矫形器的应用是至关重要的。

三点压力系统，利用这一原则可为患肢提供矢状面、冠状面或横截面的稳定性，并限制或增加关节的活动或关节间室的直接压力。这些力学应用可在单个矫形设备中单独或合并应用。构成这个系统的三个着力点有两个稳定性外力位于系统两端，一个矫正力作用于两个稳定性着力点之间[2-4]。这些力必须按照上述的顺序作用才能达到效果，并可应用到人体的几乎每个关节。

当应用这些稳定力及矫正力时，认识力臂的概念十分重要。一个物理学的基本原理是，当一个力围绕固定轴点作用在物体时产生了力矩[5]。力矩是所施加的力和从施加力的点到旋转轴的距离的乘积。力臂是指施力点与轴之间的垂直距离。因此，当施加在物体上的力保持恒定时，产生的力矩与施加力的距离（即力臂）成正比。在下肢矫形器干预的情况下，施加在身体上的力通常是步态站立相产生的地面反作用力，此时受力的部位是人体的一部分[5]。此时力臂是矫形器本身具体组件的长度。

三点压力体系中矫正力及稳定力可通过多种形式施加，包括矫形器的软垫、绑带、固定夹或仅仅依赖矫形器的边线（即边缘）[6]。此外，可能有多种干预措施来实现类似的生物力学功能。当治疗肢体严重损伤时，矫形器师的矫形装置及应用知识对于达到医生所预期的治疗效果是至关重要的。相比于硬质塑料，应用中等硬度的材料能获得更大的生物力学矫正效果，使用者的耐受性更好[7, 8]。

矫形器师的专业知识、判断力及专业技能是最优化矫形器适合性与矫形功能所必需的。矫形器压力着力点可能会给佩戴者带来不适和皮肤破溃，可以在制作矫形器的过程中主动通过缓冲骨性突起、对边线采用扩大或圆钝化处理来减少这类问题。材料的选择对于预防点压力过大至关重要，各种类型的软垫通常用作矫形器装置和使用者之间的接触界面。这些方法中的大多数可以在点压力升高时应用，然而一旦矫形器制备完成后，接触界面修饰与施加力的改变可能会受限。

在肢体严重损伤的治疗中，各种皮肤状况和瘢痕经常并存，矫形器师在设计针对每个患者和特定关节节段的矫形干预时必须考虑这些因素。当皮肤或深层的解剖结构发生改变时，材料的选择、施加力的位置和方法变得越来越重要，因为一些材料的设计是为了消散施加力和压力或减轻压迫，而另一些材料的设计是为了减少剪切力。支具上也可使用复合材料，将多种材料的特点以叠加的形式展示在支具上。各种类型的袜子和压力衣也可以用来减少矫形器使用产生的压力和摩擦。在涉及烧伤或植皮的情况下，硅胶灌注材料可用于减少皮肤破溃和促进伤口愈合[9]。

从远端肢体节段或关节免负荷是矫形器设计和应用中另一个常用的原则。在这种原则的应用中，力，特别是轴向力，从矫形器的近端通过立柱、支柱、杆或标准的矫形器结构，越过受累关节或肢体节段，传递到矫形器远端。这种免负荷效应可以通过解剖悬吊[10, 11]或全接触式结构[12]来实现（图 16-3）。在这些应用中，分散或削弱的力可以是全部或部分载荷，作用于装置的静态对线以减小轴向载荷。最近，矫形器治疗已经发展到通过对矫形器本身运动的可变响应来动态地减少不必要的力[13]。

就承重力学应用而言，全接触式加压可通过施加无数个三点加压系统来使远端肢体节

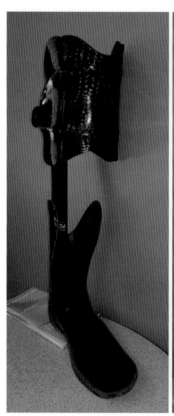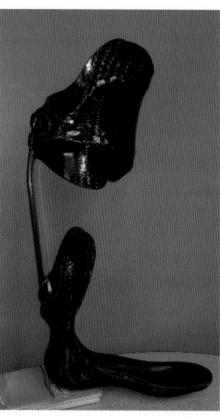

◀ 图 16-3　碳纤维踝足矫形器，具有后侧的储能复合材料支柱和近端袖套，用于远端肢体节段的免负荷

图片由 Mike Jenks，CPO，Hanger Clinic 提供

段或关节的近端免负荷[12]。这种对软组织的加压增加了肢体节段内的压力，从而将施加于长骨的轴向力通过软组织传递至周围的矫形器以支撑这些长骨。值得注意的是，在假肢接受腔中采用交替的组织加压与释放技术也有类似的效果，这可能也适用于矫形器治疗[14]。采用全接触原则来均匀分布力，这可以通过胶带接合机或棘轮闭合器将材料拉紧，也可以通过尼龙搭扣将呈双瓣或三瓣状设计的 2～3 个刚性部件固定在一起。这种方法被认为可以增加深静脉循环，类似于压力衣，其应用了相似的原理[15]。

五、骨折的矫形器治疗

矫形器的其他应用还包括骨折的治疗。肢体严重损伤的治疗经常会涉及多发骨折的矫正。骨折矫形器通常是模块化或完全定制的，必须包括适应任何手术干预（如骨折固定或手术切口）的设计组件。标准的材料选择是内层为厚的软性泡沫材料，周围覆以致密泡沫材料或塑料外壳。骨折矫形器通常应用 2 个或更多的组件以全接触式加压方式来稳定骨折的骨骼。在这些患者中，骨折的位置决定了矫形器所需的长度。长骨干中段骨折通常可以固定单个肢体节段来实现稳定。长骨近端或远端 1/3 的骨折必须跨临近关节固定，以减少由临近节段活动引起的骨折部位的应力。在应用骨折矫形器前，必须完成肢体节段的复位以确保骨与关节在最佳的对线下愈合。矫形器的潜在活动度也是其设计的重要考量因素之一。上肢骨折矫形器可用肩帽、肩带或吊带固定（图 16-4）。下肢骨折矫形器在需要承重时可以增加足托来固定，如果是卧床患者，可以采用皮带固定。这些装置可用于本章节介绍的任一程度的矫形中。

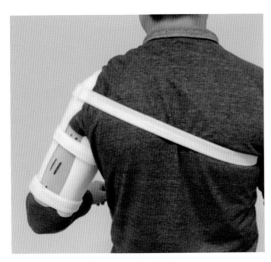

▲ 图 16-4 肱骨骨折支具

六、下肢矫形器治疗

（一）踝足矫形器

对于严重损伤的下肢，可能最常见的矫形器就是踝足矫形器（AFO）。此矫形器具有多种构型和设计组件，可个性化设计和应用于每个患者。

AFO 矫形器的高度及长度可能在具体的设计时因人而异，这在后期会影响矫形器功能。总的来说，按照力臂的原理，矫形器越长，其能提供的矫正力臂也越大，或不必要力矩越少。例如，AFO 支具的足托长度决定了足部关节的活动度。一个全长足托可以减少大部分足部活动，并且可以在自发节律运动存在时将其抵消掉。足托末端在足趾缝水平时可允许足趾的活动，在跖骨头水平时可允许足趾及中足的活动，而在跖骨 3/4 水平时可允许足趾和中足活动更多，在跟骨水平时则可允许中足获得全部的活动度，而主要限制后足的活动。

一般而言，使用矫形器治疗的目的在于制动或增加关节活动。在下肢应用中，矫形器既可以是支持步态运动的行走矫形器，也可以是维持肢体合适体位的非行走矫形器。当为了在

行走时稳定踝关节时，合适的治疗选择是固定式踝足矫形器或皮革踝关节套。值得注意的是，在所有行走矫形器的应用中，更换不同鞋跟高度的鞋子会改变生物力学参数从而实现矫形器的不同应用效果。

（二）固定式踝足矫形器

当设计固定式 AFO 时，通常是由热塑性塑料制作，也可能通过层压成型，其周围的边线与稳定性直接相关（图 16-5）。随着包裹在小腿周围的材料增多，矫形器固定的稳定性及支撑力会增加，而关节活动度降低。然而在实践中很难保留小腿周围 2/3 以上的材料，因为这将使穿戴便利性大大降低。然而，通过对矫形器进行可用性修饰，可以提高设备穿戴的便利性，即可使矫形器前缘边线相互平齐，这样也可以最大限度地保留材料。

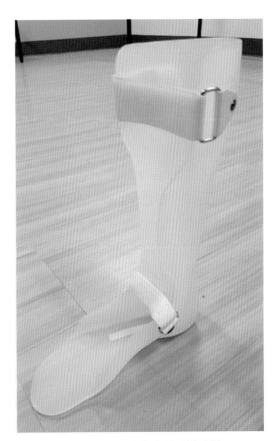

▲ 图 16-5 固定式踝足矫形器

（三）后片弹性踝足矫形器

矫形器的边线向后缩减直至具有最低可行的材料量，由此产生的这类矫形器设计被称为后片弹性（PLS）踝足矫形器。虽然这是一种低切迹设计，在外观上也很吸引人，但与传统的固定式踝矫形器设计相比，它所提供的三平面控制力被削弱，同时增加了踝关节的可活动范围。刚性材料的增加可以减少踝关节可活动范围，增强矫形器的支撑作用，但是这些材料往往难以使用，材料费用更高，并且在矫形器足托的基底部容易疲劳失效。

矫形器的边线可以只在一侧减少，这样可以防止关节向保留的一侧活动。这种设计应用主要用于防止踝关节的外翻或内翻运动，并影响胫骨的扭转。这样的构型被称为"矫正板"或"Sabolich 边线"，以临床医生 John Sabolich 来命名[6]。

（四）皮革踝关节套

固定式踝足矫形器的另一种应用形式是最初由 Arizona AFO 公司制造的皮革踝关节套。这些护套只是用皮革巧妙包裹的固定式踝足矫形器，利用一些前侧封闭的形式来实现矫形器的全接触原则（图 16-6）。在过去，踝关节套比传统的踝足矫形器要短。但若需要对踝关节近端实现无负荷，如在肢体严重损伤的长期治疗过程中，它们也可以是全长的。这种踝关节套的皮质界面可以减少对皮肤的摩擦，这在肢体严重损伤时也是很有必要的。

（五）髌韧带承重式矫形器

在需要对足部、踝部或小腿进行近端免负荷的情况下，可以使用髌韧带承重式（patellar-tendon-bearing，PTB）AFO。PTB-AFO 矫形器采用了一种经常在膝下假肢接受腔中使用的解

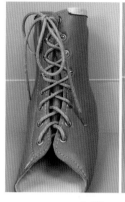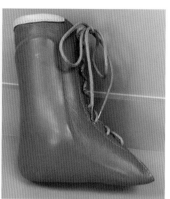

▲ 图 16-6　皮革踝关节套

剖悬吊原则，在髌韧带水平腘窝后壁相对的位置上，将支撑条改装至近端袖套内以支撑髌韧带[10]。髌韧带大部分是无血管的，通常缺乏脂肪或软组织的覆盖，而且感觉神经的数量相对较少，这些都使其可以作为一个理想的承重界面。与患者膝下解剖结构相比，髌韧带处的支撑条与腘窝后壁之间的间距小，这就产生了悬吊效应，从而使肢体近端无负荷。在下肢肢体严重损伤的患者中，PTB-AFO 可用于减轻对胫骨骨折愈合过程中的轴向负荷或跟骨损伤，如骨折、缺血性坏死或缺损。这些矫形器必须由患者充分收紧，以达到远端肢体无负荷的目的，即使如此，远端肢体仍会存在有一定的承重。如果需要完全不负重，应该对患者进行适当的指导，并为其提供合适的助行器。

（六）非行走踝足矫形器

非行走固定式踝足矫形器被用于损伤的急性期治疗。固定式 AFO 在其他位置的应用也很普遍，包括减压型 AFO（pressure relieving AFO，PRAFO），有时被称为多角靴及夜间夹板。长期卧床患者因足跟受压而后期进展为足跟疼痛，而肢体严重损伤的患者可能会发生这种情况，PRAFO 矫形器就是专门为减少足跟的压力和随后的疼痛而设计的。夜间夹板则是被设计用于防止睡眠时或长期卧床导致的踝关节

跖屈挛缩（图 16-1）。夜间夹板也被用于防止踝关节处植皮的回缩。传统夹板和石膏也可以在这些情况下使用，但这不在本章的讨论范围之内。

（七）铰链式踝足矫形器

有几种踝足矫形器的设计是支持步态中的关节活动，包括铰链式踝足矫形器（articulated AFO）、地面反射式踝足矫形器（ground reaction AFO，GR-AFO）和动态踝足矫形器（dynamic AFO）。在过去，铰链式 AFO 是根据描摹患者肢体的模式图来制作的，其中一个或两个金属立柱用来连接近端皮革袖套和远端矫形鞋，以减少关节不必要的活动。这些装置通常被称为常规 AFO。在这些矫形器中使用的关节铰链围绕旋转轴在矢状面的活动，无论是跖屈还是背屈，都可以通过铰链关节的形状来加以限制。双向作用关节铰链或 BiCAL 允许在同一个关节中实现辅助和限制关节活动的组合 [16]。这些作用是通过利用和调整关节铰链两侧室中的金属销或弹簧来实现的。这种设计进一步发展后可允许在步态周期的特定阶段提供特定的辅助或限制 [17]。

常规的 AFO 使用适应证包括水肿和皮肤条件不佳，两种情况通常都与下肢严重损伤有关。连接近端袖套和远端矫形鞋的立柱的可调整性可在很大程度上消除矫形器与皮肤或周围特殊结构（如外固定架或内固定产生的突出物）的接触。常规 AFO 也可使用 T 形带来限制冠状面的活动，这个 T 形带是材料设计的预制部分。该材料与矫形器纵向的立柱及环绕使用者肢体的环状结构相连从而产生一个矫正力。在肢体严重损伤患者的应用中，当需要矫正时，T 形带是有用的，但由于皮肤的完整性或其他特征，固定 T 形带的可用的组织往往会受到限制。

热塑板材的 AFO 可以是固定式踝关节矫形器设计，也可以是铰链式踝关节矫形器设计。铰链式热塑板材 AFO 是通过弹性聚合物关节来实现的。这些关节铰链可以被制作成允许脚踝自由活动或辅助关节在特定方向的活动，并在制作中与整个矫形器的形状一体成型。用于防止特定方向运动的"止动器"也可以装配到矫形器中，并在装置的小腿和足托部分的接触点上改变铰链的活动度。

根据患者的解剖结构和需要的治疗效果，也可以制作组合式矫形器装置。热塑材料型 AFO 通常比传统 AFO 与用户的贴合度更高，故其可为肢体提供更大的校正，但这种 AFO 可能需要金属关节铰链，这取决于穿过关节的力。在渐进式康复训练中，双向作用关节铰链可能比聚合物关节铰链更受欢迎，在这种情况下，随着患者功能的快速变化或改善，可能需要频繁调整定向运动的程度或对定向运动的辅助或限制。当踝关节需要近段免负荷时也可采用这些组合式设计。

（八）地面反射式踝足矫形器

地面反射式踝足矫形器（ground reaction AFO，GRAFO）利用在步态的站立相由踝部传递的力量来补充有限的或缺乏的身体内部推动力（图 16-2）。这种表现可见于腓肠肌-比目鱼肌复合体（小腿三头肌）或其支配神经受损时。这两种情况在肢体严重损伤时很常见。GRAFO 也在站立相提供稳定膝关节的力量 [18]。

这些 AFO 可以定制或由热塑性塑料或层压材料进行预制，具有螺旋设计的前壳或后方袖套。前壳在站立位会放大踝关节和膝关节产生的力矩，当膝关节反屈时使用前壳是禁忌。前壳的设计通常用于使损伤的前足免负荷，并在与足趾填充物配合使用时为足部分截肢患者的行走提供有效的解决方案，因为这样可以恢复缺失的前侧力臂。预制式 GRAFO 设计通常会使用支柱结构，这使得在矫形器中可以使用 T 形带。这些组合通常用于毁损程度较轻的下肢的长期治疗。

（九）储能与回弹式踝足矫形器

储能与回弹式踝足矫形器（energy storage and return AFO，ESR-AFO）利用一个或多个外骨骼石墨支柱提供指数级倍增的能量回弹来增加踝关节处力矩。支柱将强化的刚性足托与具有相似刚度的近端袖套结构相连，有时带有内 / 外侧翼以防止胫骨过度活动。2009 年，ESR-AFO 首次通过美国的 Intredpid Dynamic Exoskeletal Orthosis（IDEO™）应用于严重损伤的或保肢后的下肢，后来以民用的方式被 Exosym™ 应用[19]。这些定制的矫形器的设计原则起初是与刀片式假肢的设计有关，这种假肢允许在损伤后进行高强度活动。

与 PTB-AFO 类似，ESR-AFO 的目的是为踝关节提供近端免负荷，但 ESR-AFO 通过外骨骼支柱的偏转提供越来越高的运动阻力，从而实现了这一免负荷原则。因此，矫形器提供更多的免负荷是通过使用者运动在承重位下产生，而不是在静态的站立位。当与强化物理治疗项目一起使用时，ESR-AFO 被证明可以让美国服役人员重返岗位并进行体育活动，同时减少疼痛[13]。美国退伍军人事务部目前正在对 ESR-AFO 与传统行走 AFO 进行比较。

（十）膝踝足矫形器

当通过控制小腿无法实现对膝关节的矫正或控制时，矫形器必须穿过关节，成为膝踝足矫形器（knee-ankle-foot orthosis，KAFO）。KAFO 以类似 AFO 的方式制作，并采用相似的材料选择标准。与 AFO 相比，碳纤维层压板在 KAFO 的定制应用中更常见，然而这可能是因为 AFO 在商业上有直接可用的预制成型矫形器。KAFO 支具利用多个三点或四点压力系统在多个平面上稳定下肢。落锁结构通常用于在行走或长时间站立时固定膝关节。

关节运动辅助在 KAFO 应用中变得越来越流行，在 KAFO 应用中，通过外部安装的液压系统产生膝关节外部力矩而来辅助用户。在下肢严重损伤中，神经支配常常受损，关节运动辅助对这些病例的成功康复至关重要。

KAFO 的选择可以随着用户受伤后的治疗进展而进行修改。组合式 KAFO 允许膝关节部分与小腿部分分离。虽然这个选择最初是为了将膝关节矫形器部分从 AFO 中移除，但现在的应用方式是这两个部分都可以成为独立可用的矫形器[20]。由于很难预测任何个体可能的功能恢复程度，因此这种矫形器在肢体严重损伤的急性康复中可能会有所帮助。

（十一）姿态控制式膝踝足矫形器

姿态控制式膝踝足矫形器（stance control KAFO，SCO）可允许在步态中选择性地自动锁定和解锁膝关节。与落锁的方式[21]相比，SCO 更有利于以正常的步态模式行走，并可以通过多种方式来实现。踝关节触发式 SCO 可以在经历迈步前期时通过踝关节的背屈来解锁膝关节。当膝关节受伤时，这些设备也很有用，因为触发控制保留在踝关节，用户可以根据需要锁定或解锁膝关节。当矫形器达到某个角度并触发机械开关时，钟摆式设计会锁定膝关节。最近随着微处理器控制膝关节假肢技术的进步，计算机控制的膝关节运动在 SCO 中得到了极大的改进。这些应用程序将矫形器中多个传感器收集的数据传输到机载处理器，该处理器控制液压缸中的阀门，为用户提供适当的膝关节屈曲阻力。

（十二）术后膝踝足矫形器

非行走 KAFO 的选择是在下肢严重损伤手术修复后用来控制肢体体位的。最常见的应用是可伸缩活动的矫形器或 T-ROM 矫形器。这种应用通常有一个锁定和活动范围限制装置作用于膝关节，以防止膝关节过度活动或不活动导致的挛缩。这些矫形器可以成型定制，也可以由模块化构件组装而成。由于长期卧床、拮抗性肌群的萎缩以及植皮等因素，肢体挛缩症在肢体严重损伤的治疗过程中很常见。静态渐进式和动态渐进式 KAFO 矫形器可以作为后期挛缩治疗的选择。这些矫形器可以在选定的关节角度上不断增强体位的静态维持，或者为膝关节提供最小的持续拉伸力，以防止或减少挛缩。KAFO 矫形器通常用于股骨和胫骨平台的骨折术后处理。

（十三）膝关节矫形器

膝关节矫形器（knee orthosis，KO）虽然不常用于下肢严重损伤的急性处理，但可用于毁损程度较轻的患者的长期治疗。这种结构包含弹形荷载的关节铰链，可保护特定的韧带，如 ACL 或 PCL，以减少对膝关节某种特定活动的冲击。膝关节内侧和外侧间室减压矫形器可用于治疗下肢严重损伤重建后出现的创伤性关节炎。

（十四）髋膝踝足矫形器

需要将下肢的髋、膝、踝三个关节全部固定的情况不多见，但这可能出现在肢体严重损伤的治疗中。髋膝踝足矫形器（hip-knee-ankle-foot orthosis，HKAFO）可采用行走矫形器和非行走矫形器进行应用。在作为行走矫形器时，HKAFO 与 AFO 和 KAFO 采用了许多相同的设计原则和材料选择标准。尽管这些干预措施的疗效在文献报道中还不明确，但仍有进一步的方法来辅助髋关节或多个关节同时活动。髋关节的位置对愈合过程至关重要，在这种情况下，为维持髋关节的特定位置，可以使用定制的或模块化的髋关节外展矫形器（一种静态 HKAFO）。

七、上肢矫形器

（一）腕手 / 腕手指矫形器

腕手矫形器（wrist hand orthoses，WHO）通常用于稳定腕关节和手部结构。通过 WHO 可以实现腕部的完全固定，可以允许腕关节在所需范围内屈曲和背伸，或者辅助所需的腕关节活动。矫形器手掌的部分常用于支撑手部本身的结构。当需要维持手指于特定位置时，可以使矫形器的掌托向远端延伸，从而形成腕手指矫形器（wrist hand finger orthosis，WHFO）。

（二）肘关节矫形器

肘关节矫形器（elbow orthoses，EO）由近段肱骨部分和远端前臂部分组成，通常包绕肢体的腹面。若需要肘关节活动，则可采用肘关节铰链连接矫形器近端及远端的袖套。EO 的应用类型包括一种完全的肘关节固定矫形器；另一种是可调式肘关节铰链止动矫形器，其设计是可以基于康复治疗需要允许或限制肘关节活动；还有可调节锁定铰链矫形器，其设计是允许肘关节被固定在一个特定的关节角度进而将手放置于所需体位（图 16-7）。例如，对于支配屈肘肌的神经损伤的患者，锁定型 EO 矫形器可以使具有正常功能的手继续使用。

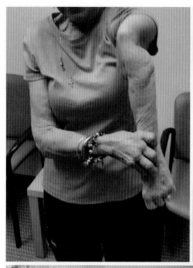
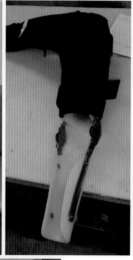
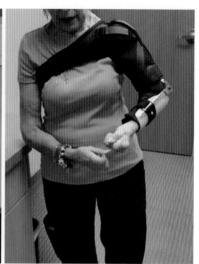

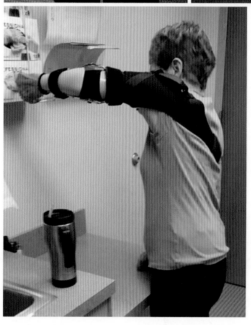

▲ 图 16-7 肘关节置换失败，机械锁定型肘关节矫形器，用于将有功能的手置于合适位置上

图片由 Kyle Rasmussen，CPO，Hanger Clinic 提供

（三）假肢

在一些应用中，可以结合假肢和矫形器治疗的原则来设计和制作假肢。在常见的应用中，WHO 可用于稳定无功能的腕 - 手复合体。若治疗目标是保留双手的功能，则可以将假肢的终端装置安装到 WHO 矫形器的手掌位置。这种终端装置可以通过肩背带固定在对侧的躯干上，同时通过增加锁定的肘关节铰链和近端肱骨袖带来处理连枷肘，从而允许肘关节产生额外的动作。在这种应用中，可以将控制性肩背带整合到假肢中，以利用经肱骨假肢的肩背带控制原理控制肘部位置（图 16-8）。

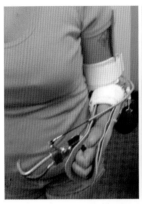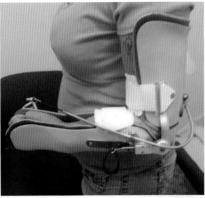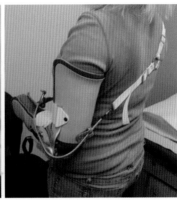

▲ 图 16-8　臂丛神经损伤，手动锁定型肘关节矫形器，用于将手置于合适位置上。但是瘫痪的手没有任何功能，因此矫形器可作为钩状假手的安装界面，利用假肢的肩背带控制原理来触发钩状假手动作

参 考 文 献

[1] Uustal H. The orthotic prescription. In: Hsu JD, Michael JW, Fisk JR, editors. AAOS atlas of orthoses and assistive devices. 4th ed. Philadelphia: MOSBY; 2008. p. 9–14.

[2] Esrafilian A, Karimi MT, Eshraghi A. Design and evaluation of a new type of knee orthosis to align the mediolateral angle of the knee joint with osteoarthritis. Adv Orthop. 2012;2012:6. https://doi.org/10.1155/2012/104927.

[3] Neville C, Bucklin M, Ordway N, Lemley F. An ankle-foot orthosis with a lateral extension reduces forefoot abduction in subjects with stage II posterior tibial tendon dysfunction. J Orthop Sports Phys Ther. 2016;46(1):26–33. https://doi.org/10.2519/2Fjo spt.2016.5618.

[4] Chalmers DD, Hamer GP. Three point dynamic orthosis. Prosthetics Orthot Int. 1985;9:115–6. Retrieved from http://www.oandplibrary.org/poi/ pdf/1985_02_115.pdf

[5] Hinman RS, Bowles KA, Metcalf BB, Wrigley TV, Bennell KL. Lateral wedge insoles for medial knee arthritis: effects on lower limb frontal plane biomechanics. Clin Biomech. 2012;27(1):27–33. https://doi-org. portal.lib.fit.edu/10.1016/j.clinbiomech.2011.07.010/

[6] Sabolich J. Modification of the posterior leaf-spring orthosis. Orthot Prosthet. 1976;30(3):35–6. Retrieved from http://www.oandplibrary.org/op/1976_03_035. asp

[7] Su S, Zhongjun M, Guo J, Fan Y. The effect of arch height and material hardness of personalized insole on correction and tissues of flatfoot. J Healthcare Eng. 2017;2017:1. https://doi.org/10.1155/2F2017 /2F8614341.

[8] Birk JA, Foto JG, Pfiefer LA. Effect of orthosis material hardness on walking pressure in high-risk diabetes patients. J Prosthet Orthot. 1999;11(2):43–6. Retrieved from https:// journals.lww.com/jpojournal/ Abstract/1999/01120/Effect_ of_Orthosis_Material_ Hardness_on_Walking.7.aspx.

[9] Perkins K, Davey RB, Wallis KA. Silincone gel: a new treateement for burn scars and contractures. Burns Incl Therm Inj. 1983;9(3):201–4. Retrieved from https://www. ncbi.nlm.nih.gov/pubmed/6831286.

[10] Svend-Hansen H, Bremerskov V, Ostri P. Fracture-suspending effect of patellar-tendon-bearing cast. Acta Orthop Scand. 1978;50(2):237–9. https://doi.org/10.3109/17453677908989761.

[11] May BJ, Lockard MA. Prosthetics & orthotics in clinical practice: a case study approach. 2nd ed. Philadelphia: F. A. Davis Company; 2011.

[12] Sarmiento A. A functional below-the-knee cast for tibial fractures. 1967. J Bone Joint Surg Am. 2004;86A(12):2777. Retrieved from https://www. ncbi.nlm.nih.gov/pubmed/15590866.

[13] Highsmith MJ, Nelson LM, Carbone NT, Klenow TD, Kahle JT, Hill OT, Maikos JT, Kartel MS, Randolph BJ. Outcomes associated with the Intrepid Dynamic Exoskeletal Orthosis (IDEO): a systematic review of the literature. Mil Med. 2016;181(S4):69–76. https:// doi. org/10.7205/MILMED-D-16–00280.

[14] Klenow TD, Highsmith MJ, Fedel FJ, Ropp J, Kahle JT. Comparative efficacy of transfemoral prosthetic interfaces: analysis of gait and perceived disability. J Prosthet Orthot. 2017;29(3):130–6. https://doi.org/10.1097/JPO.0000000000000135.

[15] Styf JR, Nakhostine M, Gershuni DH. Functional knee braces increase intramuscular pressures in the anterior compartment of the leg. Am J Sports Med. 1992;20(1):46–9. https://doi. org/10.1177/036354659202000112.

[16] Kobayaski T, Orendurff MS, Hunt G, Lincoln LS,

Gao F, LeCursi N, Foreman KB. An articulated ankle-foot orthosis with adjustable plantarflexion resistance, dorsiflexion resistance and alignment: a pilot study on mechanical properties and effects on stroke hemiparetic gait. Med Eng Phy. 2017;44:94–101. https://doi.org/10.1016/j.medengphy.2017.02.012.

[17] Campbell J, LeCursi N, Zalinski N. 2015. US20160361189A1. U. S. Patent and Trademark Office. Retrieved from https://patents.google.com/ patent/US20160361189A1/en.

[18] Aboutorabi A, Arazpour M, Bani MA, Saeedi H, Head JS. Efficacy of ankle foot orthoses types on walking in children with cerebral palsy: a systematic review. Ann Phys Rehabil Med. 2017;60:393–402. https:// doi.org/10.1016/j.rehab.2017.05.004.

[19] Blanck RV. 2011. US20120271214A1. U. S. Patent and Trademark Office. Retrieved from https://patents. google.com/patent/US20120271214A1/en.

[20] Klenow TD, Kartel MS. A functional evaluation of a custom modular KAFO in a Veteran subject with TBI. In: 99th American Orthotic & Prosthetic Association 2016 National Assembly: Treatment Options in Lower Limb Orthotics. Boston; 2016.

[21] Hebert JS, Liggins AB. Gait evaluation of an automatic stance-control knee orthosis in a patient with postpoliomyelitis. Arch Phys Med Rehabil. 2005;86(6):1676–80. https://doi.org/10.1016/j. apmr.2004.12.024.

John Rheinstein Kevin Carroll Phil Stevens 著

尽管目前在治疗肢体严重损伤和病变方面取得了有效进展，但截肢可能仍是重伤患者恢复活动能力、恢复功能或减少疼痛的最佳或唯一选择[1]（图17-1）。近年来，针对截肢患者的假肢装置及护理发展迅速[2]，出现各式各样的设计与技术来帮助患者重建正常步态及手部功能，并帮助其重返正常生活。这些进展使得截肢手术不再被视为一种失败后的选择，而被认为是一种行之有效的"肢体重建手术"。正如一个成功的修复手术可以挽救肢体一样，一个有效的截肢可以提供功能性的"步态挽救"或"握力挽救"。从积极的角度来看，患者和医生也更容易接受截肢，并进一步获得最佳结果，特别是在一系列不成功的肢体抢救程序之后。本章立足于临床知识和实践，以期恢复患者功能，满足日常活动要求并实现他们未来的目标与活动潜力。

一、一般人口统计和观察结果

在美国，由于损伤造成的肢体缺失在全部截肢患者中所占比例较小，但其对下肢功能的影响却较大[3, 4]。大部分损伤为继发于危险工作环境和机动车事故的挤压伤，少部分则来源于战争损伤，但战争损伤可提供有关治疗的有用信息[5-7]。然而，无论面对哪种原因所致的截肢患者，都应该采取一些明确的行动来帮助他们从截肢中恢复，假肢不失为一个好的选择，其可帮助患者重返正常生活。图17-2展示了假肢康复患者的一般性时间轴，具体的时间点则视患者自身情况而定。

上肢截肢常见于年轻男性，多由损伤事件导致[3]，而下肢截肢则主要来自于有血管问题伴其他健康问题的高龄患者。先天性上肢缺陷和由癌症导致的截肢并非上肢缺失的常见原因[3]。此外，手指和手截肢的发生率为经桡骨和经肱骨截肢的10倍。2005年的一项调查显示，在美国160万肢体缺失的患者中，仅有8%的人经历了上肢大部截肢[3]。

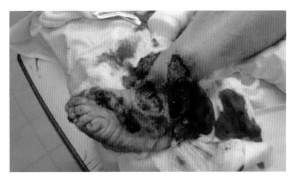

▲ 图 17-1　严重损伤需要截肢的肢体

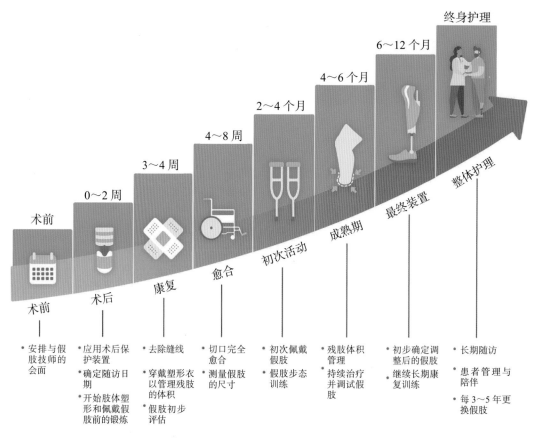

▲ 图 17-2 一般截肢的时间表

图片由 Hanger Clinic，Austin，TX 提供

二、优化临床预后

为了获得最佳的治疗结果，实施截肢手术的外科医生需立足于患者需求和团队成员专业知识，结合后期康复治疗，解决以下基本目标：①需提前考虑到未来安装假肢的需求，故术前需与假肢技师进行充分沟通和设计；②及时合理地进行围术期管理，保护好患者残肢；③患者健康教育；④病友的支持与咨询；⑤物理和（或）作业治疗；⑥与康复团队进行紧密合作；⑦提供个性化诊疗方案；⑧对可能影响患者假肢功能的基础疾病进行积极干预；⑨对患者功能性活动能力、生活质量和满意度等数据进行收集与监测。

三、截肢重建手术

尽管各类患者的临床表现和损伤原因不同，但其选择截肢手术的目的一致。符合以下几点的残肢重建将极大提升假肢功能，从而提高患者生活质量：①足够血供保证伤口愈合；②恰当的软组织进行缓冲覆盖；③有效地神经治疗以预防慢性疼痛；④愈合良好无粘连的皮肤，并有足够的可塑性来承担压力和剪切力；⑤残肢保留长度须合适，既不能太长也不能太短；⑥截肢近段关节须保证足够活动度和肌肉功能，避免因肌力不平衡造成的肢体挛缩；⑦残端形态须平滑自然，不能过于接近球状或尖锐（图 17-3）；⑧残端需要通过手术固定肌肉和筋膜以保证软组织的稳定性和运

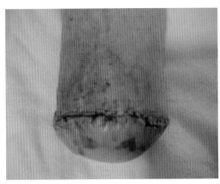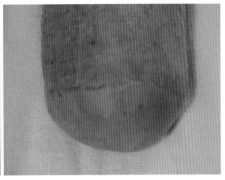

▲ 图 17-3　重建后的残肢

图片由 Dr. Lew C. Schon，Baltimore，MD 提供

动动力。然而，在现实诊疗过程中，以上诸多目标获得实现并非总能如人所愿。因此需结合患者表现、身体情况、需要手术的其他损伤、生活需要和功能预期，对以上目标进行合理取舍，实现个性化诊疗。例如，当缺乏足够的软组织时，就不得不牺牲肢体长度来保证残端覆盖和伤口正常愈合。此外，在对患者进行诊疗时，治疗团队允许从不同的角度思考判断，且需让患者知道治疗会结合团队中的各种意见进而最终决定方案，而非闭门造车、单打独斗。

当多发肢体损伤同时伴有需要截肢的状况时，截肢重建手术的合理分期极其重要。被截肢的肢体或其他受伤的肢体可能至少暂时地依赖另一肢体承担一定负重。通常情况下，被截肢肢体在术后 4～6 周方可进行明显负重。在那些复杂的病例当中，若伤口愈合前需要负重（图 17-4），则可使用能弯曲的膝关节假肢帮助胫骨平面截肢患者进行负重，如果残肢合并骨折，则可使用外固定架进行固定（图 17-5）。当面对可能进行对侧或远端肢体截肢的患者时，应考虑其他骨折的刚性稳定以允许早期

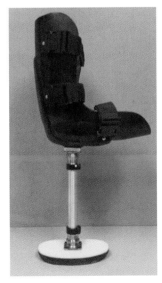

▲ 图 17-4　屈曲的膝关节假肢

图片由 Hanger Clinic，Austin，TX 提供

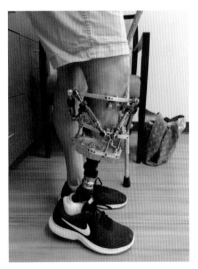

▲ 图 17-5　附着于假肢的残肢外固定架

图片由 Morgan Oxenrider，Hanger Clinic，Austin，TX 提供

负重。其他不太重要的手术修复，如肩袖修复，可待患者恢复下肢的承重能力后再分期进行。

> **建议**
> 1. 采用外科技术，建立有效的、可重建的、有弹性的残肢。
> 2. 伤口关闭后应保证膝关节完全伸展，髋关节呈充分伸展、内收位。
> 3. 理解手术质量和康复结果之间的联系。
> 4. 加强外科手术与康复团队之间的反馈沟通。
> 5. 术前假肢患者与外科医生都与有经验的假肢技师进行充分沟通。
> 6. 如果将手术和康复团队聚集需要一些时间，则可分阶段进行手术，开始时行长残端的断头台斩断式环形截肢术，同时考虑最后残肢或手的形状，对于部分手指、部分手部和多肢体截肢的决定可能比较复杂并需根据个体情况而变化。在团队一起制订治疗计划时，也应让患者了解这是团队整体在为了最佳结果而努力。

翻修手术

患者术后经历慢性疼痛、持续皮肤破裂或功能不佳，若多次尝试调整更换假肢后，仍无法缓解时，则应考虑行重建翻修手术[8]。再次进行手术需考虑以下因素，包括患者的目标、动机和心理状态，疼痛程度和类型，现有功能和改进潜力，假肢使用史，对假肢的考量（组件空间、重量、复杂性和耐用性），外观问题，手术史，患者的整体健康状况、手术和麻醉的耐受性，愈合的潜力，患者依从性，外科医生的经验和财务问题，如保险覆盖范围、脱产时间等。

> **建议**
> 1. 翻修手术前应考虑各种假肢材料和假肢接受腔的设计。
> 2. 假肢穿戴遇到的一些问题只有通过对残肢进行修整才能解决。

四、围术期管理

"截肢后对残肢的管理为是手术中不可缺少但却常被忽视的因素，良好的围术期管理对于实现患者远期最佳预后极为重要"[9-11]。精心设计和细心周到的术后护理可显著提高患肢成功进行假肢康复的概率，这些护理不仅仅是为了帮助患者治愈手术伤口，更是为了让他们的残肢为假肢修复做好准备。最近一组临床实践指南[12]和相关证据[13]指出围术期护理要包含三个关键要素，即残肢管理、患者教育和病友指导。

残肢管理

与仅用软敷料覆盖相比，术后至假肢安装前的护理可以为残肢成功安装假肢和早日行走做好准备[14]。术后管理的目标是：①提供一个清洁的伤口愈合环境；②减少肿胀和相关疼痛；③保护肢体免受外部损伤；④减少膝关节屈曲挛缩、伤口开裂和褥疮的发生率；⑤缩短住院时间；⑥减少首次使用假肢等待时间；⑦提供早期步行；⑧激发个人潜力，最大限度恢复正常生活。

建议

1. 应使用可拆卸的刚性敷料（RRD）（图 17-6），以减少残肢愈合时间和经胫骨截肢后的安装假肢的等待时间。

2. 可拆卸的刚性敷料应作为经胫骨截肢术后减少水肿的首选方法。

3. 鉴于两种治疗方案观察到的伤口感染率相当，可拆卸的硬质敷料在术后护理中优于软敷料。

4. 弹力袜，管状弹性硅凝胶衬垫可配合 RRD 使用，以帮助减少水肿和塑造肢体，合适的填充物应放在适当的位置以防止皮肤磨损。

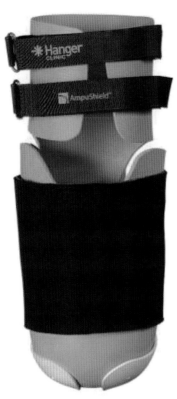

▲ 图 17-6　**AmpuShield 术后保护装置 RRD**

图片由 Hanger Clinic，Austin，TX 提供

五、患者教育

早期对患者进行假肢相关的教育有助于减少患者对未来功能和康复所需时间的焦虑。因此，强烈建议由委员会认证的假肢设计专家在医院对患者进行教育指导，以提供关于可能的假肢选择和假肢装配步骤的信息。在设定目标与避免不合理的预期的同时，向患者强调其潜力的积极面。截肢对患者来说是毁灭性的打击，特别是年轻患者，假肢医生的任务应该是帮助他们跳出悲剧与损失，着眼未来，目标瞄准于恢复患者充分生活的能力。同时患者还需注意，幻肢感觉会使患者感觉缺失肢体仍然存在，在没有提供相应的保护装置时，可能会导致摔倒和受伤。

建议

1. 在围术期，应针对个人情况和需要，对患者进行以下方面主题的书面或口头教育，具体如下。
- 残肢护理。
- 幻肢感觉。
- 安装假肢康复的过程。
- 对可能结果的预期和范围。
- 综合的假肢信息。
- 相关财务信息。
- 提供支持小组和病友导师。

2. 围术期教育必须考虑以下因素，具体如下。
- 年龄和相关的合并症，如听力或视力丧失、认知或记忆缺陷。
- 当前疼痛水平及其对患者吸收和保留信息能力的影响。
- 药物及其对患者吸收和保留信息能力的影响。

- 患者目前的情绪状态。
- 有利于信息交流的环境。
- 使用非专业术语。
- 患者接受信息的目的：计划与应对。

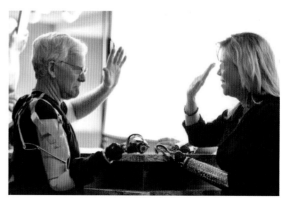

▲ 图 17-7　病友支持

六、病友的支持和指导

除了许多技术上的假体修复方案外，病友的交流拜访可以为患者及家属提供情感支持、康复动力和相关信息，可显著提高治疗疗效。截肢者很可能经历直接损伤或长期挣扎在保肢的巨大心理压力之下。由经过培训的病友在其受伤之初便及时探视，对患者和家人均有巨大价值，特别是当患者脑部遭受损伤或在服用镇静剂的情况下。一个发生过类似情况的病友，不仅亲身经历了失去肢体的痛苦并进行了有效的情绪调整，而且还是一个假肢成功使用的榜样，故可为患者提供安慰和希望。他们的出现和回答问题的意愿可以鼓励患者在康复治疗过程中加油前行。一些患者可能还需要心理医生或精神科医生提供额外的专业指导和帮助。有一些在线网站可以提供已认证的病友支持，如 AMPOWER 网 http://www.empoweringamputees.org 和美国截肢者联盟 https://www.amputee-coalition.org，以及损伤幸存者网 www.traumasurvivorsnetwork.org。许多医院和康复中心都有自己的互助小组（图 17-7），如果所在医院没有互助小组资源，则可以选择寻求以上在线帮助。

> 建议
> - 在围术期，截肢患者应及时获得经过适当培训的病友的指导。

七、物理和作业疗法

物理治疗师和作业治疗师在肢体康复过程中发挥着不可或缺的作用。最重要的是，他们帮助患者为假肢的使用做好准备，并提高他们有效使用设备所需的能力。治疗的关键目标包括瘢痕管理、活动范围、皮肤护理、力量、平衡、耐力和假肢训练。治疗师通常比康复团队的其他成员更频繁地与患者接触，可以强化假肢使用的重要元素，如皮肤护理和容量管理。治疗和康复的时间长短取决于患者的身体状况、认知能力和步态偏差。

在术后早期，避免瘢痕组织黏附和屈曲挛缩在很大程度上属于治疗师的职责范围。瘢痕粘连更容易在假肢内发生皮肤破裂，也可能影响相邻关节的活动范围。治疗师将按摩瘢痕区域，并教患者自我护理，以保持皮肤的活动性，以防止它黏到远端骨头。此部分内容在治疗的章节有更详细的说明。

在所用假肢康复计划前，应注意保持活动范围和避免屈曲挛缩。屈曲挛缩常发生于新近截肢肢体近端关节未保持伸直，肢体未规律移动，或手术闭合残端时处于屈曲位置。这种挛缩可能会极大地限制他们的行走能力，从而限制他们参与日常、娱乐和职业活动的潜力。当治疗师减少屈曲挛缩时，假肢技师必须调整假肢的对齐方式以适应新的关节角度。这突出了康复团队成员之间合作的重要性，为患者提供高质量的假肢护理。当被提供新的假肢或出现功能缺陷时，患者应接受全面的物理治疗。技术的进步对假肢的成功设计非常重要。

并不是每个治疗师都习惯于处理假肢，特别对于遭受过严重损伤且有一个或多个肢体严重受损的患者。鼓励患者与在截肢者康复方面有经验的物理治疗师一起工作，使患者更专注于掌握平衡、力量和在各种行走和跑步速度下的有效对称步态。

> **建议**
>
> 1. 确保患者在有经验的治疗师指导下尽快接受充足的住院和门诊物理治疗。
> 2. 如果患者有新的假肢或功能缺陷，则需要额外的物理治疗。

八、康复团队

恢复患者日常生活功能的目标需要一支技术娴熟，经验丰富的专业团队的参与，包括外科医生、假肢技师、物理治疗师和作业治疗师，以及社会工作者。该团队还可以包括基于每个患者的独特需求和合并症的专家，如心理学家、精神病学家和医学专家。

截肢患者未来多年的活动能力和生活质量可能很大程度上取决于其在康复关键阶段所接受有经验的治疗师提供的专业指导。因此，明智的做法是仔细研究和选择最熟练和最有经验的假肢技师和康复专家，他们可以提供建议、支持和解决患者的具体需求，而非选择便利或容易联系的专家。对于较少见的截肢情况，如

髋关节平面、骨盆半切除，或较复杂的情况，如多肢体截肢，建议与该领域有具体经验的康复团队合作。一些患者可能需要异地求医才能获得如此高水平的截肢后护理，医生也可以向领域内熟知专家推荐转院。军队以四肢损伤修复方面的高水平而闻名，并可在国内提供专业领域指导。

创伤性截肢患者以年轻人为主，这一群体有着迫切的需求重返岗位。因此，他们需要有针对性的面向职业活动的康复训练和相关假肢。康复小组也可以与当地的职业康复部门合作，帮助患者克服身体上的挑战，并提供假肢，使他们重新获得职业。

> **建议**
>
> 1. 通过协调不同团队成员的努力，治疗师可以提供极大的帮助。
> 2. 当面对复杂情况时，积极寻求外部专家帮助。

收集和监测结果

通过收集动态数据，康复小组可以发现表明治疗成功或需要修改的变化。最近的研究强调了行动能力、生活质量和患者满意度之间的关系[16]（图 17-8）。

> **建议**
>
> 1. 在患者康复过程中监测患者的康复情况，并相应地调整治疗和假肢护理。
> 2. 数据结果和清晰记录有助于合理计算治疗和假肢护理的相关费用。

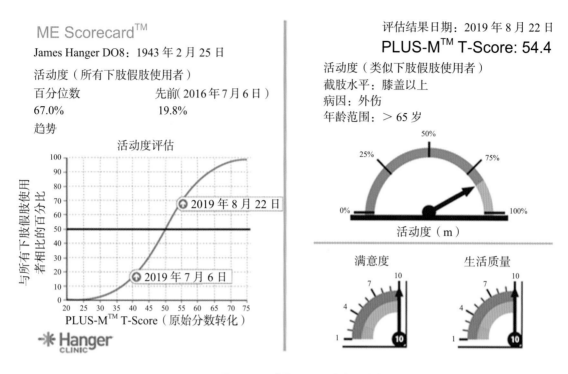

▲ 图 17-8　成果——活动度记分卡

图片由 Hanger Clinic，Austin，TX 提供

九、上肢和下肢假肢修复的预期结果

没有假肢能完全复制正常肢体的功能和外观。选择单假肢或组合假肢取决于患者的身体状况、能力、动机、局限性、个人偏好、审美和假肢使用史，以及他们对日常生活、职业和爱好等所需活动量的要求和目标。每种假肢设计在功能、外观、重量、环境适应性、维护和成本方面都有优点和缺点。这些设计要求可能会随着患者年龄的增长、康复过程的进展、身体和形象的变化、残肢的改变、面临的不同环境、日常活动及目标的改变而发生变化。依据患者的需要，不同的任务可能需要不同的假肢，更换的间隔也受到以上这些因素的影响。

没有精确的公式预测某个人将如何使用假肢设备及其将来可能使用哪些设备。假肢使用是否成功需要由使用者来合理判断，而判断的依据通常立足于假肢能否满足患者及其家属的预期。可预测假肢使用的因素包括：①身体和认知能力及限制；②患者积极性；③合并症的医疗条件；④心理问题；⑤环境因素；⑥获得包括经济资源在内的适当照护。一些因素可能会受到干预措施的积极影响，如改变假肢设计、增加假肢设备、接受物理或作业治疗师的培训、矫正残肢问题的手术，以及心理或情感问题的治疗。其他的预测因素如肢体长度过短、皮肤质量差、肌肉功能丧失、关节损伤、慢性疼痛或创伤性脑损伤都是永久性的，尽管并非不可能干预，但仍使假肢的使用更具挑战性。个人使用假肢的历史和他们目前的使用模式可以用来预测他们未来的假肢使用情况。

十、上肢假肢治疗

上肢截肢的治疗和护理极具挑战性。尽管上肢假肢康复技术不断进步，但现代设备只能部分复制失去的肢体的功能、灵活性和外观。

此外，上肢截肢常与因急性损伤事件导致旧的职业无法胜任的痛苦记忆相关。概括而言，这些因素和人口统计学也解释了为何有接近 1/3 的上肢截肢患者表现出临床抑郁的倾向[17, 18]。由此导致，与一般人群相比，此类患者的生活满意度和生活质量显著降低[19]。

疼痛是上肢截肢处理的另一个核心考虑因素。与下肢截肢相关的疼痛相比，上肢缺失患者所经历的疼痛更为普遍、频繁和强烈[16]。几乎所有上肢丧失的患者都会经历某种类型的慢性疼痛。疼痛和非疼痛的幻肢感觉是最常见的疼痛来源，其次是残余肢体疼痛和由于过度使用导致的健全侧肢体、背部或颈部疼痛[20]。然而，尽管幻肢疼痛是一种常见的不适感来源，但对大多数人来说，它对日常活动的干扰似乎比其他疼痛来源小[15, 18]。

相比之下，在健全侧的肢体、颈部和肩带经历的过度使用的疼痛似乎是最具破坏性的疼痛来源[18]。事实上，最近的观察表明，肌肉骨骼过度使用疼痛可能比肢体本身缺失对个体感知的总体和心理健康产生更有害的影响[21]。过度使用疼痛的来源包括上髁炎、肩部撞击综合征、腱鞘炎、骨关节炎、反射性交感神经营养不良和腕管综合征等[22]。而疼痛患病率和疼痛部位因发表的报道而异，颈椎病、背部疼痛和健侧肢体疼痛发病率为 30%～60%[18-20, 23]。

十一、上肢假肢的预期结果

考虑到手所具备为力量、灵活性和实用性，因此患者、家庭成员、转诊医生，以及医疗卫生保健人员等，在与患者沟通时需帮助其对上肢假肢建立合理和准确的预期。一个由假肢使用者和有经验的临床专家组成的国际小组试图定义成功的适当标准。在这方面，许多较为理想化的定义尚未被认可，包括"使用的假肢进行截肢前的工作或活动""可达到截肢前相同的活动标准"以及"能在与之前相同的时间参数内执行活动"。而康复领域对成功的上肢假肢康复的定义为在特定的生活场景中，佩戴上肢假肢后不需其他人帮助可完成个人护理和日常生活活动，并对自己的上肢功能较为满意以及尽其所能地发挥作用[24]。

因此对这一共识定义的准确理解是必要的，且有助于在康复过程中建立和加强适当、合理的期望，并可以防止令人沮丧地追求无法实现的目标。上肢丧失的患者应该知道成功使用假肢的情况因人而异。虽然有些患者喜欢全天都戴着设备，但其他人在使用时更加谨慎，他们只在进行双手活动时才戴上假肢，完成后便取下设备。鉴于假肢与原本肢体相比而下的局限性，广大患者更多时候将其视为一种"功能工具"，而不是将其视为融入了自己身体的一部分。

对假肢不切实际的期望可能会导致部分患者放弃他们的上肢假肢。已报道的假肢弃置率差异较大，在后天肢体缺失的成年人中，对假肢的平均弃置率约为 25%[25]。以下任何一个因素都会影响上肢假肢的成功使用，包括适当的假肢技术、有经验的上肢假肢技师和有多学科知识的作业治疗师。尽管有人不用假肢，但每个失去肢体的人都应该获得使用假肢的机会。

提供合适的假肢是上肢假体康复的重要一步。然而，假肢的接受、使用和融入日常活动通常需要患者与经验丰富的上肢假肢治疗师合作进行大量的工作。医生、治疗师、假肢技师和最终用户之间定期互动、反馈及交流，是上肢截肢后假肢成功整合的理想环境。与有类似截肢程度的患者进行交流互动，也可能有助于患者对截肢的心理调整和动力。术前请有经验的上肢假肢技师交流有助于决定截肢平面和设定患者预期。如果因创伤性上肢截肢的紧急性导致无法进行术前会诊，早期的术后复诊也通常是有帮助的。

十二、上肢假肢设计

上肢假肢的基本设计要素包括放置残肢的接受腔、悬挂方式、一个或多个提供主动或被动抓握与对掌活动的终端装置和控制机制（身体或外部动力）。根据用户的需求、目标、身体和认知能力进行选择，这些都是根据详细的历史记录和评估确定的。对于许多使用者来说，大部分截肢前活动和功能的恢复需要多种类型的假肢。例如，一个外部供电的肌电控制的系统可同时提供灵巧和适当的握力，但这样的设备可能不适宜在潮湿或肮脏的环境应用。一种更具弹性、以身体为动力的假肢则可以在不同的应用和环境中满足患者对双手使用的要求。

十三、特定平面截肢注意事项

（一）手指部分截肢

几十年来，手指部分截肢的修复体管理很大程度上依赖于高精度的硅胶修复。目前主张通过恢复手指对掌长度来改善屈指功能，这对涉及示指、中指、环指截肢的患者尤其有用。此外，这类材料还可以恢复手指外观，并保护敏感的远端截肢部位（图 17-9）。

近年来，新技术的发展扩大了可用假肢的选择范围。在指间关节水平使用刚性连杆或缆索结构，由近端关节运动带动远端假肢运动，可提供远端良好的活动度（图 17-10）。然而该方案可造成软组织受压和低下的机械效率，产生的动力相对较弱。而当以握持强度和耐用性为目标时，棘轮手动控制位置数字系统可促进各种手部位置的功能握持。虽然这些

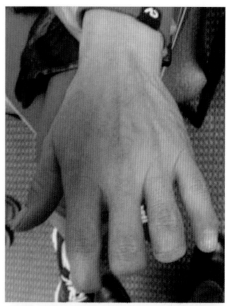

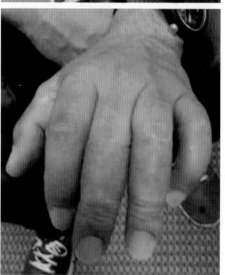

▲ 图 17-9　部分手指截肢的高精度硅胶套修复

图片由 Philip M.Stevens, Salt Lake City, UT 提供

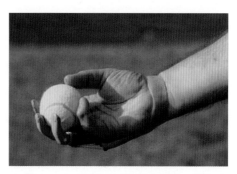

▲ 图 17-10　部分 M 指假肢设计，例如在假肢 IP 关节处产生的 MCP 屈曲

图片由 Partial Hand Solutions, Warren, MI 提供

系统可以增加功能，但其机械外观则可能会导致患者选择更加美观的高精度硅胶修复方案（图 17-11）。

（二）手掌部分截肢

与手指部分截肢一致，手掌部分截肢过去也局限于固定式对掌位硅胶修复假体（图 17-12）。近年来，引入了身体动力、电缆驱动的数字系统以提高灵活性（图 17-13），并引入了被动可调的数字系统以改善各种手部位置的抓持力（图 17-14）。此外，外部供电数字系统提供的动力，可通过肌电信号进行控制，可提供轻至中等手部功能（图 17-15）。部分手假肢的肌电控制可通过 Starfish 手术强化，借此每个手指的骨间肌肉转移到手背，而不损伤血管神经蒂。然后这些肌肉充当肌电电位，通过外部动力假肢控制手指屈曲，使每个手指都能独立运动[26]。

（三）手腕关节平面截肢

腕部平面截肢修复方案以被动、肌电、自身力源、活动特异性为特点。主要的优势包括提举杠杆臂长、近端修剪线较低、主动地旋前和旋后、远端面较宽。尺桡骨茎突的隆起形状可使假肢具有较低的近端修剪线以使其舒适地自我悬吊。在腕关节水平上的假肢管理的主要限制是延长长度的残肢会妨碍了大多数腕关节旋转组件的使用，并可能导致外观问题。

（四）桡骨平面截肢

经桡骨截肢是最常见的上肢截肢平面，允许患者使用合适的假肢来完成许多日常生活活动。在条件允许的情况下，肘关节应优先考虑保留。当前臂有接近 2/3 的长度获得保存时，残肢便可获得良好的力量、提举能力和旋转功能，同时也可为假肢安装提供空间，更重要的是，较短的桡平面截肢残肢也可有效配合假肢使用。

有多种假肢可供选择，包括被动的、自身力源的、外部供电的（通常由肌电信号控制）和活动特定的假肢。自身力源的或外部动力的

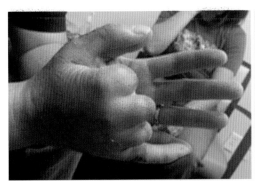
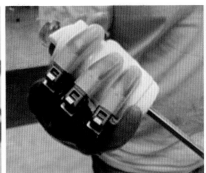
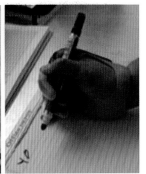
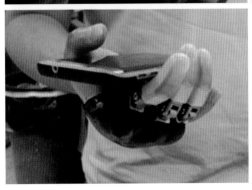

▲ 图 17-11　可以由棘轮装置被动控制屈曲范围的 Titan 手指

图片由 Philip M. Stevens, Salt Lake City, UT 提供

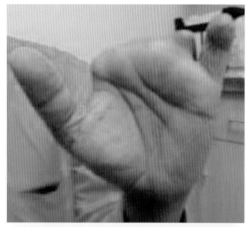

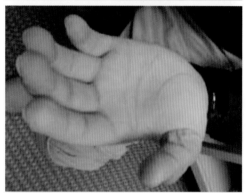

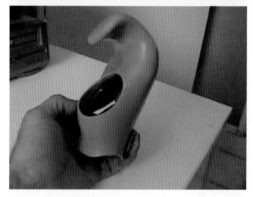

▲ 图 17-12　用于部分手部截肢的固定式对掌位硅胶修复体

图片由 Philip M. Stevens, Salt Lake City, UT, and John Rheinstein, New York, NY 提供

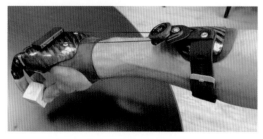

▲ 图 17-13　自身力源与线缆驱动的 M 指假肢

图片由 Partial Hand Solutions, Warren, MI 提供

钩状假肢比肌电假肢更合适，体积小巧同时视野更好（图 17-16）。而拟人化的终端设备（手）则因其极佳的外形和更好的抓取功能而更受青睐（图 17-17）。近年来，随着科技进步，多关节电动手系统可提供更加多样的握持模式和手势（图 17-18）。但此类设备一般仅限于轻便和适度的使用。然而，假肢的选择常常由患者现有的保险支付范围所决定，肌电假肢在许多欧洲医疗体系中被视为标准治疗，但在美国的一些医疗计划中却被排除在外。外部供电的终端设备比自身力源型在花费更少的努力下可以提供更多的抓握力，且操作的动作更接近正常。自身力源系统则为用户提供了在钩或手的位置上的本体感受输入，而且更经济、更轻、更耐环境破坏、更容易维护。

对于肌电系统，可以考虑使用电动手腕旋转器，允许主动控制终端设备的旋前和旋后动作。在传统肌电控制中，这带来了两个肌电输入（腕屈肌和腕伸肌）控制四个自由度运动（手的打开／闭合和手腕旋后／旋后）的挑战。这些信号时间和强度的变化可交替控制腕和手的功能。

（五）肘平面截肢

此平面的截肢对假肢的安装使用来说，既有优势亦有挑战，较长的残肢长度，为举和推的动作提供了机械优势。如果肱骨髁被保留，并且剩余组织很少，就可制造能使患者主动控制肱骨内外旋转的自悬式的接受腔。这种截肢水平的长度无法使用独立的假肢肘关节，需要使用外部锁定肘关节。这种关节增加了假肢的体积，且机械上不如经肱骨肘关节耐用。此外，尽管混合系统（具有自身力源肘关节和电动终端设备）是一个有效的选择，但这一平面安装的假肢通常是由自身力源的。肱骨截骨短缩术，即切除肱骨的一部分并保留髁，提供了经肘关

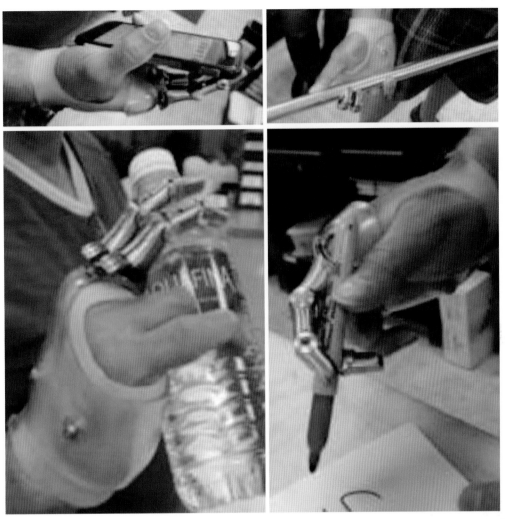

▲ 图 17–14　可被动调节的 **Point Design** 手指假肢展示了一系列的手指抓取功能

图片由 Philip M. Stevens，Salt Lake City，UT 提供

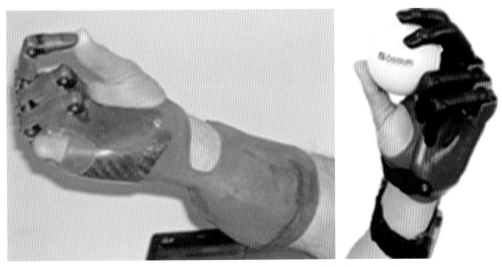

▲ 图 17–15　肌电控制的部分手部假肢

图片由 Philip M. Stevens，Salt Lake City UT and Ossur, Reykjavik, Iceland 提供

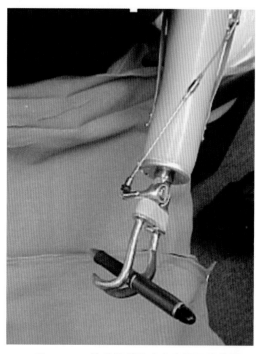

▲ 图 17-16　钩状终端的自身力源假肢装置

图片由 Philip M. Stevens, Salt Lake City, UT 提供

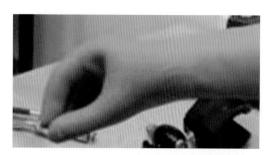

▲ 图 17-17　单纯抓握终端的自身力源假肢

图片由 Philip M. Stevens, Salt Lake City, UT 提供

节截肢的益处，并允许使用标准的人工肘关节（图 17-19）。

（六）肱骨平面截肢

由于肱骨呈圆柱形、残肢端呈圆锥形，缺乏肌肉远端止点，标准的经肱骨平面截肢给假肢的安装带来了挑战，如假肢的悬吊和围绕长轴旋转等问题。因此，临床医生通常试图通过宽的近端接受腔覆盖以及跨越肩带至对侧肩或胸壁的肩带和安全带来稳定使用者和假肢之间的连接，所有这些都限制了相关肩关节的活动度。角度截骨术，将肱骨远端一部分以 90° 与肱骨干连接，与标准肱骨平面截肢相比，提供了更好的旋转控制和悬吊条件[27]（图 17-20）。

假肢解决方案主要是自身力源、肌电动力，或两者的"混合"组合。对于自身力源系统，通常使用单一的共享控制钢索来调节肘和终端设备的位置。另一根钢索锁定和打开肘关节。因此，肘部和末端装置的激活是有固有先后顺序的。

肌电系统可提供更强的抓握力，并可根据控制策略同时控制肘部和终端设备。当肌电信号是唯一的控制手段时，上述经桡骨应用的控制策略可用于允许用户在终端设备和肘部之

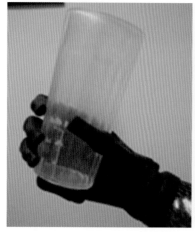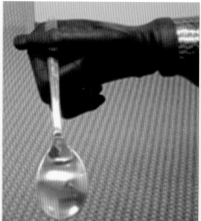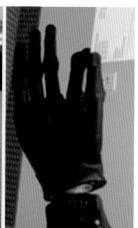

▲ 图 17-18　多关节的 I 型肢体手展示了一系列的抓握模式

图片由 Philip M. Stevens, Salt Lake City, UT 提供

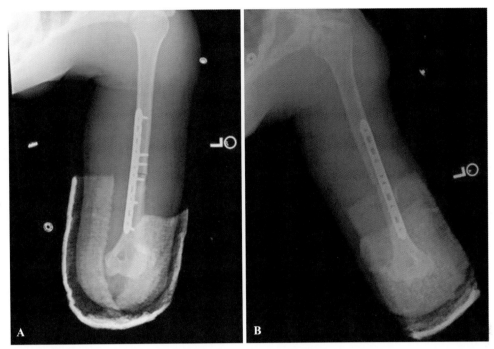

▲ 图 17-19　肱骨短缩截骨术

Beltran，M J. Military Medicine, 175, 9: 693, 2010

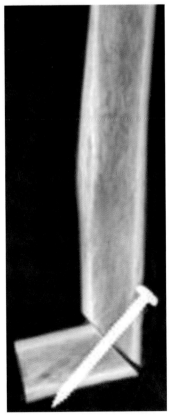

▲ 图 17-20　角度截骨术

Arch Orthop Trauma Surg116, 263-265, 1997

间顺序地切换主动控制，以及在需要时切换手腕旋转器。另外，肘关节的位置控制经常是由嵌入在悬吊肩带中的线性传感器调节的。盂肱侧屈曲或肩伸展拉长传感器，可实现肘部屈曲（图 17-21）。盂肱伸展或肩部回收，传感器弹性回复，实现肘部伸展。这使得来自肱二头肌和肱三头肌的肌电信号专用手腕和终端设备的功能，实现手部和肘部的同步功能。

在混合系统中，肌电终端设备通常与自身力源肘部相结合。这大大减少了假肢的重量，省去了较重的电动肘部假肢，并将先进的力量和灵活的外部动力用于终端设备，这通常对使用者更有利。被动型和特定活动型假肢在这个截肢层面上不太常见，但仍然可用（图 17-22）。

（七）肩胛带平面截肢

肩带平面的截肢因需要用有限数量的控制输入来控制终端设备、手腕、肘部和肩部的多个自由度的活动，且可供假肢悬吊的表面积也有限，因此极具挑战性。此外，由于假肢较长的结构导致设备重量增加，同时若为达到较好的灵活性和较好的力量，采用纯肌电系统，则假肢的重量会继续增加。而仅依靠自身力源系统，假肢重量虽然会大大减轻，但抓持力较弱，且需要整个身体的活动，方可带动系统内的各个关节的运动，通常使用自身力源系统无法获得满意的活动度和有效强度。故混动系统的假肢较为常用，其中肩关节采用被动动力系

统，与一个被动动力或以自身力源肘关节及一个外部提供动力的末端装置相结合（图 17-23）。如果肘部假肢为外部动力驱动，则可以一个线性传感器控制肘部，电极控制终端设备（图 17-24）。

在肩部水平，现有假肢技术的有限的功能和相对较高的假肢重量可能阻碍全天的日常使用。在这种截肢水平的假肢使用者，特别是单侧使用者，最终可能会选择只在进行特定的活动佩戴设备。

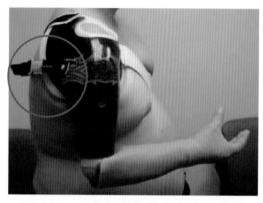

▲ 图 17-21　线性传感器集成在经肱骨假肢的后部绑带中

图片由 Philip M. Stevens，Salt Lake City，UT 提供

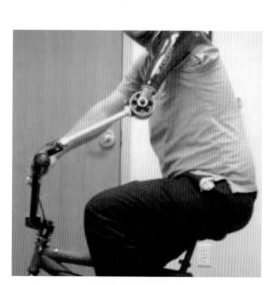

▲ 图 17-22　供经肱骨假肢使用者使用的自行车运动专用假肢

图片由 Philip M. Stevens，Salt Lake City，UT 提供

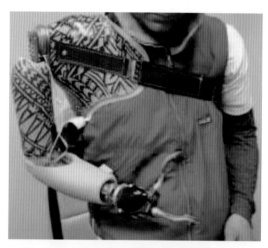

▲ 图 17-23　带有被动肩部、被动锁定肘部和电动钩的混合型肩关节截肢用假肢

图片由 Philip M. Stevens，Salt Lake City，UT 提供

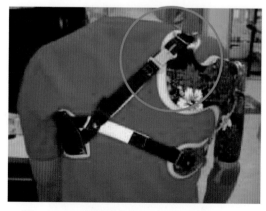

▲ 图 17-24　外部动力肩关节截肢用假肢。终端设备由躯干上的两个肌电极控制。线性传感器通过肩部抬高和压低来控制肘部位置

图片由 Philip M. Stevens，Salt Lake City，UT 提供

（八）上肢假肢的进展

上肢假肢日新月异的进展，可能会对未来假肢治疗策略产生实质性的影响，从而导致功能效益、日常接受度和利用率的提高，这些技术的进展包括控制策略、感觉恢复和连接方法。

（九）控制策略

目前肌电控制的标准是一个双位点系统，通常残肢上两个相拮抗的肌肉提供输入信号，进而控制假肢运动（如终端设备的打开和关闭或肘关节的弯曲和伸展）。然而，即使在相对较远的截肢水平，这种控制也不能像腕屈伸肌肉一样原地控制义手的持握。在更近端的截肢水平上，提供输入信号的肌肉群和由此产生的假肢运动之间的差异逐渐被消除，因为上臂、肩胛带和躯干的肌肉被调用发出假肢终端设备和手腕的运动的信号。此外，截肢平面越靠近近端，剩余的肌群越常被用于控制多个关节节段的假肢运动。例如，在肩部水平截肢时，胸壁和上背部的肌肉经常通过顺序激活一个个关节，从而控制假肢肘关节、手腕和终端设备的运动。

假肢靶向肌肉神经移植术（targeted muscle reinnervation，TMR）是解决这一局限性的一种新的尝试。在这种方法中，近端肌群在外科上分成两个或多个肌腹，随后由脂肪组织边界分开。然后，识别、分离臂丛的残余神经，并单独转移到这些新的靶向肌肉的肌腹上（图 17-25）。一旦神经分布重建完成，患者就可以产生更多的独立的肌电控制信号，信号神经和假肢运动之间则会有更自然的联系[28]。另一种假肢控制方法是再生性周围神经接口（regenerative peripheral nerve interface，RPNI）。这些游离肌肉移植物被用作周围神经长入的生理靶点，提供离散的肌电移植物位点。此外，TMR 和 RPNI 在治疗症状性截肢后神经瘤和幻肢痛方面均显示出疗效[29, 30]。

肌电模式识别的发展也有相关进展。在目前标准的直接肌电控制中，信号肌腹和接收电极之间存在着一一对应的关系。在模式识别中，残肢表面则放置多电极阵列。然后要求患者产生与所需假肢运动相关的肌肉活动，记录器会记录并识别这些肌电模式，向假肢发出信号以执行所需动作[27]。这种策略增加了残肢可以产

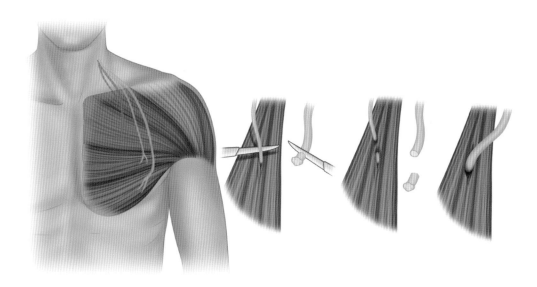

▲ 图 17-25　靶向肌肉神经移植术（TMR）

图片由 Dr. Gregory A Dumanian，Chicago，IL 提供

生的离散肌电输入信号的数量，由于肌肉收缩是直观的，因此比双位点系统需要更少的训练。TMR 和模式识别结合，可在机电控制中产生更高的精确度[31]。

（十）感觉恢复

目前上肢假肢康复最明显的限制是患者无法接收来自假肢的远端感觉刺激。因此，患者可能无法将假肢与自己视为整体，而仅将其视为一种工具。若可通过假肢感知周围刺激，并使刺激进入使用者的神经系统，可能会提高上肢假肢的接受度和性能。

这种感觉恢复最近被开发为使用植入袖带电极包裹周围神经，并通过经皮电导线与假肢连接[32]。迄今为止，报道的最长的植入感觉电极的时间为 40 个月[30]。机械传感器集成到假肢手允许实现抓握力和手距有关的信号输入。然后这些信号通过经皮导线传输到内部的袖带电极，在那里被作为感觉输入。正如预期的那样，初步结果表明，这种感觉输入的恢复改善了上肢假肢的表现和使用者对其的信心。

（十一）连接方法

残肢和假肢之间的直接连接可以通过骨整合实现，因假肢可附着在与残肢骨或剩余骨结合的经皮植入物上。本主题将在后续章节中详细探讨。

（十二）创新整合

上述的几个进展已被创造性地整合在一起，开发出了骨整合人机交互系统（osseointegrated human-machine gateway，OHMG）[33]。在经肱骨截肢水平进行，骨整合座连接残余肱骨和外部假肢，也伴有双向导线。这些导线将运动冲动从肌外膜电极传导到假肢，同时也将感觉冲动从假肢传导到肢体的感觉神经。肌电信号使

用模式识别算法处理，以更准确地区分假肢手、手腕和肘部所需的控制动作[31]。将这些假肢的创新技术统筹在一起，同时解决了目前假肢控制、感觉恢复和机械连接的局限性，但该方案在临床实践中并不常见。

十四、下肢假肢设计和装置

（一）下肢假肢的预期结果

对于大多数患者，特别是年轻的损伤患者，当他们有足够的力量、肢体长度、关节活动，并且疼痛可控没有其他复合损伤时，可以预期使用下肢假肢帮助恢复行走功能[34]。假肢技术和现代材料迅速发展，现在假肢技师能够设计和创造出比以往能提供更舒适和更自然的步态的假肢。这些进步给了患者功能和信心，使他们能够积极地生活并参与劳动生产，通常是在他们以前工作的领域。其中一些发展包括凝胶衬垫，柔软透气，可以缓冲和保护爆炸、挤压和脱套损伤造成的各种不规则残肢形态（一些衬垫还可以散热和排汗）；可调节接受腔，使佩戴者可立即定制合适假肢；微处理器和传感器，可防止跌倒，节约动力，提供即时响应步态和地形的变化，并且用户可选择各种模式以满足各种功能需求，允许患者进行开车、长时间站立和体育运动等多种活动。技术进步亦可帮助需要进行特定活动的患者，依据其职业和娱乐要求进行定制。在户外环境工作的人，如园丁、渔民和受伤的军人，可以提供假肢设备，帮助其在恶劣的环境条件下工作，如冲突地区的多尘和道路崎岖条件等。

在与患者进行互动的过程当中，对结果保持客观预期非常重要，但仍应与患者分享积极的态度，鼓励他们在未来艰苦的康复过程中继续努力。

（二）特定平面截肢注意事项

每一级截肢都有独特的考虑和挑战，尤其是双侧截肢。截肢水平面越高，假肢使用消耗的能量就越多。下肢假肢的基本设计要素包括：①贴在皮肤上的凝胶衬垫；②放置残肢的接受腔；③悬吊方法；④假肢组件，如脚、膝关节和髋关节；⑤允许对齐改变的可调式连接器。任何假肢成功安装的关键是一个舒适的接受腔。当假肢与佩戴者有效适配时，佩戴者可通过接受腔将力量有效传递至地面，反之，则仅会产生微小的内部运动。它还可以分配承重压力，防止组织损伤。当严重损伤的肢体发生脱套或需要植皮愈合时，这一点尤为重要。

接受过大量皮肤移植的患者通常在开始站在假肢上前，需要先习惯于在皮肤上涂擦凝胶覆盖物，这个适应期可能需要几周到几个月，直到患者可以安全穿戴承重假肢，同时不会对移植皮肤造成损害。凝胶衬垫可以通过使用浸渍粉末来防止其与皮肤移植物粘连，当浸渍粉末开始失去非黏附性时，可用新鲜材料替换。

（三）部分足部截肢

部分足部截肢的范围很广，可从脚趾缺失到足部缺失至只剩下跟骨。这一截肢水平的假肢装置也千差万别。可选择的范围包括从足趾填充的踝足矫形器（AFO）到膝关节高度的假肢（图 17-26）。选择主要是基于用户在站姿阶段结束时的起步、稳定性和缓冲的需要。为了从生物力学上替代前足缺损，假肢必须延伸至胫骨结节高度[35]。

当整个足都严重受伤时，且在足的其余部分进行皮肤移植的条件下，设计一个合适的假肢来有效地支持覆盖着异常脆弱的皮肤的残足是一个挑战。无论假肢的设计如何，人依靠

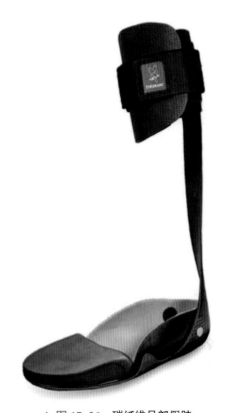

▲ 图 17-26　碳纤维足部假肢

图片由 Thuasne USA– Townsend Design, Bakersfield, CA，and Chris Toelle，LCO，Hanger Clinic, Austin，TX 提供

植皮后的足是很难实现舒适行走的。在这种情况下，应仔细考虑高位翻修截肢的可能性。在足部极度疼痛的情况下，如果截肢，患者的生活质量会更好，Syme 截肢或胫骨水平截肢后的残肢则可以更好的适配假肢，发挥更多的功能[34]。

（四）Syme 截肢术

如果跟垫和足底曲面被完整保留以允许远端承重的话，由于残肢杠杆臂较长，Syme 截肢术或踝关节水平的截肢则可实现非常成功的假肢效果。在这一水平截肢的缺点是一个类球状的假肢接受腔来容纳残肢，限制了假肢足的空间。那些特别在意自己外表的患者可能不愿意接受这种形状不漂亮的脚踝。这种外观上的缺陷需事先与患者进行详细沟通，以避免患者在

截肢后对外形的后悔、失望或潜在抑郁等消极
情绪出现。

十五、膝下胫骨平面的截肢

如前所述，经胫骨平面的截肢的患者，如
果残肢重建良好，很可能获得成功的假肢康复
效果。在经胫骨截肢水平的假肢装置允许患者
进行一些包括跑步和跳跃在内的活跃活动，除
非合并有并发症。有许多设计和组件需要根据
患者情况来个性化选择。

由于血管损伤而必须牺牲完整的足部时，
外科医生可通过抢救足底的完整组织以避免更
高平面的截肢。将厚而坚固的足底组织缝合到
小腿受损部位，可以形成皮瓣移植，赋予残肢
与原始位置的脚底相似的承重能力（图 17-27）。
这种手术最好由具有相当皮瓣移植经验和技术
的整形外科医生来尝试。

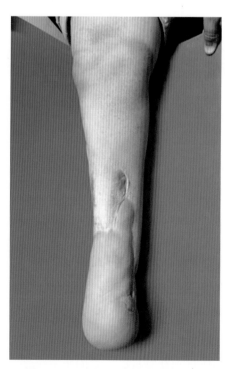

▲ 图 17-27　将截肢足底的皮肤转位到胫
骨远端

图片由 Hanger Clinic, Austin, TX 提供

十六、膝关节平面截肢

膝关节平面截肢是一种很好的截肢选择，
因为患者通常可以在残肢末端承受部分或全部
的重量。较长的肢体长度和大腿肌肉及其附着
点的保留可为患者提供显著力学优势，使他们
能够高效和有力地行走和活动。就像 Syme 的
截肢术一样，一些患者认为股骨髁突出的外观
不美观。此外，在坐位时，假肢膝盖会比健侧
外展得更远。无论是否安装假肢，都需要与患
者有一个详细的谈话，以确保他们了解截肢后
的肢体外形。

十七、膝上股骨平面截肢

在股骨水平的假肢具有很好的成功潜力。
然而，对于患者而言，学习在一个包含膝关节
的假肢上行走比使用更远端水平截肢设计的假
肢更具挑战性。康复时间大大延长，操作假肢
能量比更近端水平的假肢也更多。

适当的固定肌肉组织将增加假肢康复成功
的机会。肌固定术是通过外科手术将分离的肌
肉重新附着到股骨上，用于保证残余肢体力量
和稳定性。当肌肉没有附着在骨头上时，它们
在收缩时拉紧自己，会围绕股骨旋转，便无法
提供实现最佳假肢控制所需的力量和稳定性。

理想情况下，患者原有的完整皮肤可用于
手术缝合。然而，经股骨截肢的残肢仍然存在
皮肤移植、内陷区域和其他具有挑战性的问题，
现代灵活的接受腔系统和新的特殊凝胶和硅胶
材料使假肢技师能够创造性地解决大多数皮肤
问题。可调节式接受腔可以提供舒适度和悬吊，
即使穿戴者的残肢外形发生改变（图 17-28）。

经股骨双侧截肢使康复过程成倍复杂化和
延长，同时提高使用假肢的能量消耗，力量和
平衡能力要求。研究和临床经验表明，最好的

方法是让患者从使用很短的假肢开始，并在康复过程中逐渐增加假肢的长度[36]。此外，也应努力寻求在双侧或极近端水平截肢方面经验丰富的康复专业人士的帮助。

（一）经髋平面及半骨盆截肢

损伤所致髋关节平面的截肢，是假肢装配最大的挑战。尽管存在挑战，许多骨盆挤压伤的患者已经成功康复，并使用假肢行走。由于没有外在的肌肉来驱动假肢，患者必须使用他们的腹部发力向前迈步。此类假肢需依靠髋、膝关节以提供稳定站姿。尤其在创伤性截肢中，当皮肤和肌肉无法覆盖骨盆的剩余骨骼时，对于假肢安装极具挑战。幸运的是，硅胶接受腔技术可以配置设计以保护暴露的骨骼，同时防止皮肤擦伤或破裂。接受腔内部不同区域的可变硬度在对应的地方提供缓冲和支撑。硅胶的自然黏性也可以防止假肢的扭转和旋转（图 17-29）。

（二）下肢截肢和修复术的进展

Ewing 截肢术是新近发展起来的一种截肢技术，其主要目的是为肢体制备一个主动肌 - 拮抗肌神经接口（agonist-antagonist myoneural interface，AMI）。该系统包括一个手术科结构和神经控制结构，设计成一个双向接口。它能够将假肢关节的本体感觉、速度和扭矩的感觉反映到中枢神经系统上。AMI 提供了改善假肢控制和恢复肌肉肌腱本体感觉的可能性[37]。假肢设计的早期试验包括背屈和跖屈，以及假肢踝关节外翻和内翻的能力。

手术技术、微处理器控制技术、人体假肢接口和电池容量的进步，会继续提升患者的功能、舒适度和假肢设备的响应能力。疼痛控制[38, 39]和帮助人们应对截肢损伤的相关方法也正在开发中。我们期望这些创新在未来可继续造福于假肢使用者。

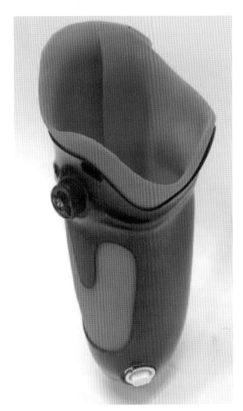

▲ 图 17-28 **ComfortFlex Adapt™** 的经股骨可调节假肢接受腔

图片由 Hanger Clinic，Austin，TX 提供

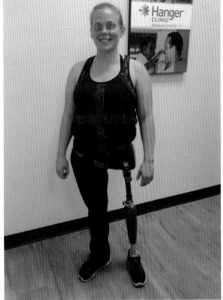

▲ 图 17-29 带有柔性硅胶内接受腔的髋关节截肢用假肢

图片由 Hanger Clinic，Austin，TX 提供

参 考 文 献

[1] Doukas WC, et al. The Military Extremity Trauma Amputation/Limb Salvage (METALS) Study: Outcomes of Amputation Versus Limb Salvage Following Major Lower-Extremity Trauma. J Bone Joint Surg. 2013;95(2):138–45.

[2] Staruch RMT, et al. Comparing the surgical timelines of military and civilians traumatic lower limb amputations. Ann Med Surg. 2016;6:81–6.

[3] Ziegler-Graham K, MacKenzie EJ, Ephraim PL, Travison TG, Brookmeyer R. Estimating the prevalence of limb loss in the United States: 2005 to 2050. Arch Phys Med Rehabil. 2008;89:422–9.

[4] Esquenazi A, Yoo SK. Lower limb amputations – epidemiology and assessment. PM&R Now website. https://now.aapmr.org/lower-limb-amputations-epidemiology-and-assessment/#references. Updated 5/03/2016.

[5] Stansbury LG, et al. Amputations in U.S. Military personnel in the current conflicts in Afghanistan and Iraq. J Orthop Trauma. 2008;22:1.

[6] Clasper J, Ramasamy A. Traumatic amputations. Br J Pain. 2013;7(2):67–73.

[7] Wallace D. Trends in traumatic limb amputation in Allied Forces in Iraq and Afghanistan. J Mil Vet Health. 2012;20(2):31–5.

[8] Honkamp N, Amendola A, Hurwitz S, Saltzman CL. Retrospective review of eighteen patients who underwent transtibial amputation for intractable pain. J Bone Joint Surg Am. 2001;83(10):1479–83.

[9] Smith DG, McFarland LV, Sangeorzan BJ, Reiber GE, Czerniecki JM. Postoperative dressing and management strategies for transtibial amputations: a critical review. J Rehabil Res Dev. 2003;40(3):213–24.

[10] Nawijn SE, van der Linde H, Emmelot CH, Hofstad CJ. Prosthetics Orthot Int. 2005;29(1):13–26.

[11] Smith D. General principles of amputation surgery. In: Smith D, Michael J, Bowker J, editors. *Atlas of amputations and limb deficiencies: Surgical, prosthetic, and rehabilitation principles*. 3rd ed. Rosemont: American Academy of Orthopaedic Surgeons; 2004. p. 27–8.

[12] Stevens P, Rheinstein J, Campbell J. Acute postoperative care of the residual limb following transtibial amputation: a clinical practice guideline. Arch Phys Med Rehabil. 2016;97(10):21.

[13] Reichmann JP, Stevens PM, Rheinstein J, Kreulen CD. Removable rigid dressings for postoperative management of transtibial amputations: a review of published evidence. PM&R. 2018;10:516–23. https:// doi.org/10.1016/j.pmrj.2017.10.002.

[14] Churilov I, Churilov L, Murphy D. Do rigid dressings reduce the time from amputation to prosthetic fitting? A systematic review and meta-analysis. Ann Vasc Surg. 2014;28(7):1801–8.

[15] Pinzur MS. The dark side of amputation rehabilitation: commentary on an article by COL (Ret) William C. Doukas, MD, et al.: "The Military Extremity Trauma Amputation/Limb Salvage (METALS) study outcomes of amputation versus limb salvage following major lower-extremity trauma". J Bone Joint Surg. 2013;95(2):e12.

[16] Wurdeman SR, Stevens PM, Campbell JH. Mobility Analysis of AmpuTees (MAAT I): quality of life and satisfaction are strongly related to mobility for patients with a lower limb prosthesis. Prosthetics Orthot Int. 2018;42(5):498–503.

[17] Desmond DM, MacLachlan M. Prevalence and characteristics of phantom limb pain and residual limb pain in the long term after upper limb amputation. J Rehabil Res. 2010;33:279–82.

[18] Davidson JH, Khor KE, Jones LE. A cross-sectional study of post-amputation pain in upper and lower limb amputees, experience of a tertiary referral amputee clinic. Disabil Rehabil. 2010;32(22):1855–62.

[19] Ostlie K, Franklin RJ, Skjeldal OH, Skrondal A, Magnus P. Musculoskeletal pain and overuse syndromes in adult acquired major upper-limb amputees. Arch Phys Med Rehabil. 2011;92:1967–73.

[20] Hanley ME, Ehde DM, Jensen M, Czerniecki J, Smith DG, Robinson LR. Chronic pain associated with upper-limb loss. Am J Phys Med Rehabil. 2009;9(88):742–54.

[21] Postema SG, BOngers RM, Brouwers MA, Burger H, Norling-Hermansson LM, REneman MF, Dijkstra PU, and van der Sluis CK. Musculoskeletal complaints in transverse upper limb reduction deficiency and amputation in the Netherlands: prevalence, predictors, and impact on health. Arch Phys Med Rehabil. 2016.

[22] Jones LE, Davidson JH. Save that arm: a study of problems in the remaining arm of unilateral upper limb amputees. Prosthetics Orthot Int. 1999;23:55–8.

[23] Datta D, Selvarajah K, Davey N. Functional outcome of patients with proximal upper limb deficiency--acquired and congenital. Clin Rehabil. 2004 Mar;18(2):172–7.

[24] Nimhurchadha S, Gallagher P, MacLachlan M, Wegener ST. Identifying successful outcomes and important factors to consider in upper limb amputation rehabilitation: an international web-based Delphi survey. Disabil Rehabil. 2013;35(20):1726–33.

[25] Biddiss EA, Chau TT. Upper limb prosthesis use and

abandonment: a survey of the last 25 years. Prosthetics Orthot Int. 2007 Sep;31(3):236–57.

[26] Gaston RG, Bracey JW, Tait MA, Loeffler BJ. A novel muscle transfer for independent digital control of a myoelectric prosthesis: the starfish procedure. J Hand Surg Am. 2019;44(2):163.

[27] Stevens PM, Europe's pursuit of a better transhumeral residual limb, O&P edge, May 2017. https://opedge. com/Articles/ViewArticle/2017–04–21/2017–05_02

[28] Lipshutz RD. Targeted muscle Reinnervation: prosthetic management. In: Krabich JI, Pinzur MS, Potter BK, Stevens PM, editors. Atlas of amputations and limb deficiencies: surgical, prosthetic, and rehabilitation principles. 4th ed. IL, American Academy of Orthopedic Surgeons: Rosemont; 2016. p. 339–50.

[29] Dumanian GA, et al. Ongers RM, Broneuroma and phantom pain in major limb. Amputees Random ClinTrial Ann Surg. 2019;270(2):238–46.

[30] Woo SL, Kung TA, Brown DL, Leonard JA, Kelly BM, Cederna PSI. Regenerative peripheral nerve interfaces for the treatment of post amputation neuroma pain: A Pilot Study. Plast Reconstr Surg Glob Open. 2016;4(12):e1038.

[31] Cheesborough JE, Smith LH, Kuiken TA, Dumanian GA. Targeted muscle reinnervation and advanced prosthetic arms. Semin Plast Surg. 2015;29(1):62–72.

[32] Schiefer M, Tan D, Sidek SM, Tyler JD. Sensory feedback by peripheral nerve stimulation improves task performance in individuals with upper limb loss using a myoelectric prosthesis. J Neural Eng. 2016;13(1):016001.

[33] Ortiz-Catalan M, Hakansson B, Branemark R. An osseointegrated human-machine gateway for long-term sensory feedback and motor control of artificial limbs. Sci Trans Med. 2014;6(257):257re6.

[34] Doukas WC, et al. The Military Extremity Trauma Amputation/Limb Salvage (METALS) Study: outcomes of amputation versus limb salvage following major lower-extremity trauma. J Bone Joint Surg. 2013;95(2):138–45.

[35] Berke G, Rheinstein J, Michael J, Stark G. Biomechanics of ambulation following partial foot amputation: a prosthetic perspective. J Prosthet Ortho. 2007;19(8):85–8.

[36] Irolla C, Rheinstein J, Richardson R, Simpson C, Carroll K. Evaluation of a graduated length prosthetic protocol for bilateral Transfemoral amputee prosthetic rehabilitation. J Prosthet Ortho. April 2013;25(2):84–8.

[37] Tyler R. The ewing amputation: the first human implementation of the agonist-antagonist myoneural interface. Plast Reconstr Surg. 2018;6(11):e1997.

[38] Hunter CW, Yang A, Davis T. Selective radiofrequency stimulation of the dorsal root ganglion (DRG) as a method for predicting targets for neuromodulation in patients with post amputation pain: a case series. Neuromodulation. 2017;20(7):708–18.

[39] Soin A, Shah NS, Fang ZP. High-frequency electrical nerve block for post amputation pain: a pilot study. Neuromodulation. 2015 Apr;18(3):197–205.

Ashley B. Anderson   Jonathan A. Forsberg   著

一、背景

经肱骨截肢的患者，包括普通居民和军人，通常很难使用现有的基于接受腔的悬吊假肢[1, 2]。上肢假肢的最新研究进展，包括多自由度的假肢、改进的末梢控制、甚至人工感觉反馈，对提高其假肢的使用效果几乎无作用，其中部分原因是假肢与上肢的结合不良。

在传统的假肢使用中，已经描述了佩戴接受腔型假肢的患者遇到的一系列问题，包括软组织损伤、接受腔不适配、悬吊方法不当、出汗过多以及对界面材料的不耐受[3-5]。现有的假肢附着在身体上的方式是造成问题的主要原因。现代的假肢需要一个更加贴合的接受腔，在传导至残端骨骼之前，它能将患者所处环境（如行走时的地面）产生的应力传导到患者的皮肤、皮下及肌肉组织上。

对于传统的接受腔型假肢，接触假肢的软组织面常常会出现问题。例如，中厚皮片移植患者通常可保留残肢，使其长度更长，但在传统的接受腔下，其耐磨性较差，且容易发生溃疡。此外，在战伤人群中异位骨化发生率高达 60%[2, 6, 7]，这种高发生率的异位骨化通过引起组织并发症、溃疡和局部疼痛加剧了接受腔型假肢的问题，也增加了症状性神经瘤的数量[8, 9]。所有这些问题都会严重限制或削弱截肢者有效使用假肢，对患者的残肢功能和生活质量等各个方面都造成负面影响。

相反，经皮骨整合假肢允许残端骨骼与外部假体进行骨连接，因此无须使用接受腔支架，这种技术通常称为"骨整合"。它通过金属骨植入物或界面将外部假体直接固定在骨骼上，从而避免了传统接受腔的必要。对于那些无法使用传统的接受腔假肢来进行有效的活动的截肢者，骨整合假肢存在改善患者生活质量的潜能[10]。

二、骨整合假肢

骨整合被定义为皮质骨与金属植入物的有效结合。20 世纪 50 年代，Per-Ingvar Brånemark 教授发现骨组织在钛上的整合特性，随后开发了一系列用于颅颌面重建的钛植入物[11]。在口腔外科中，钛种植体直接骨锚定的概念被认为是最先进的牙齿缺失治疗方法[4]。自 1965 年以来，已有 60 多万牙齿缺失患者接受了治疗，最近发表的一项 Meta 分析[12] 显示，该方法远期成功率为 92.8%。此外，在耳鼻喉科手术中，该技术也用于固定外耳道，重建肿瘤术后颌面缺损，以及固定外耳道助听器[13]。

近年来，骨整合假肢在促进四肢截肢患者假肢安装方面受到了较多关注及研究。然而，如 Cutler 和 Blodgett [14]、Mooney [15]、Esslinger [16]，以及 Hall and Rostoker [17-20] 所描述，所进行的动物实验和早期临床实验都在进行相对较短的时间后被搁置。具体细节可参照 Ling [21] 所撰写的综述。

Per-Ingvar Brånemark 教授在 20 世纪 60 年代中期开发的骨整合技术已经在牙科植入领域得到了广泛应用 [11]。之后，Rickard Brånemark 教授（Per-Ingvar 之子）在 1990 年将这项技术应用于长骨。当时，他在两阶段手术的第一阶段（阶段 1）将纯钛固定装置置于股骨截肢残端 [3, 10]。第二阶段手术（阶段 2）对软组织进行重塑，并在张力下将钛基座及配套基座螺钉与内部固定装置整合固定 [10]。该复合装置被称为截肢者康复用假肢（osseointegrated prostheses for the rehabilitation of amputees，OPRA），钛基座突出皮肤作为外部假肢的附着点（图 18-1 和图 18-2）[22]。这就避免了截肢患者在行走过程中对假肢接受腔的依赖，通常是需要借助假肢接受腔来容纳残肢并传递力。

当然，OPRA 技术并不是骨整合假体唯一的附着方法。其他可选的骨锚定方法包括经皮骨内截肢假肢（intraosseous transcutaneous amputation prosthesis，ITAP）[23] 和 Aschoff 等描述的整合系统（既往称为内 - 外装置）[24]。图 18-2 显示经肱骨截肢者的骨整合假肢（图片由 Dr. John Ingari 提供）。

三、假肢治疗的主要目标

Skalak 和 Brånemark 从不同的角度引用了几种骨整合的定义 [25]。然而，Esposito 等从截肢者的角度对其进行了很好的总结；骨整合可以定义为 [12] 如果一个固定装置能够在功能负荷下为残肢提供一个稳固的支撑，且不带来疼痛、无炎症反应或松动，那么这种情况就达到了骨整合。

然而，从生物学角度的定义更为基础，反映了骨与内固定装置之间的关系。在这种情况下，这个术语被定义为固定装置在骨中的骨整合，是指新骨和改造骨与固定装置紧密结合，接合面粗糙，在光镜下，没有中间结缔组织或纤维组织，假体和骨组织建立了直接的结构和功能连接，能够承受正常的生理负荷而不会过度变形，也不会触发排斥。

因此，骨整合手术术后早期的主要目标是促进新骨、改造骨与内固定装置之间的紧密结合 [26]。过早的对整合系统施加过大的扭转或轴向应力将破坏骨和内固定装置的完整性，并导致无法实现最终的骨整合 [12]。植入物和骨组织之间可能形成纤维组织增生，进而出现假关节。如果假体植入手术最终无法实现骨整合，最后的结局很可能是需要再次手术将假体取出。

因此，OPRA 既需要良好的外科技术，又必须有相应的康复日程与之配合，尽力实现骨整合，以长时间维持假肢的稳定性，并保持内部固定装置和相关部件的完整性。假肢组件，包括植入物、基座、固定螺钉的设备和外部假肢组件，这些组件必须被视为一个协调工作的

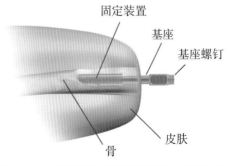

▲ 图 18-1　用于截肢者康复的骨整合假肢（OPRA）由三部分组成：固定装置、基座和基座螺钉

经许可转载，引自 British Editorial Society of Bone and Joint Surgery [12]

整体，以保护骨内植入物，并促使截肢者拥有最佳的活动度和功能（图 18-1）[22]。

四、前期研究

虽然之前的经皮骨整合手术的研究主要集中在下肢，其中很多基本原则也适用于上肢。例如，在经股骨截肢患者中，51 名患者接受 OPRA 治疗，并进行至少 2 年的随访[10]。评估前后显示，与传统的基于接受腔的假肢相比，OPRA 患者在假肢使用、活动性和功能状态方面都有显著的改善（具备统计学差异），OPRA 的接合界面问题也更少[10]。尽管 OPRA 浅表感染的发生率相对较高，但安全性结果显示，植入物的 2 年存活率为 92%。尽管 28 名患者中累计发生 41 次（54.9%）感染，大多数患者都能通过口服抗生素得到有效治疗[10]。在所有患者中，4 例植入假体需要移除，其中，3 例为无菌性松动，1 例为假体感染[10]。

在这组骨整合假肢的研究结果中，最振奋人心的一个发现是，截肢残端可以通过假体辨别不同类型的接触刺激。这种现象被称为"骨感知"，且对于上肢骨整合植入物尤为重要[27]。另外，还必须注意的是，上肢产生的应力远低于负重行走过程产生的应力。再者，与大腿相比，手臂软组织包膜通常更稳定，使得上肢浅表感染率低于下肢。因此，理论上上肢植入物达到骨整合状态较下肢更为容易。

Tsikandylakis 等报道了 18 例经肱骨截肢者使用 OPRA 进行骨整合的患者[22]。物体植入 2 年和 5 年存活率分别为 85% 和 82%。与下肢一样，浅表感染是最常见的并发症，2 年和 5 年的发病率分别为 18%（3/16）和 35%（5/14）[22]。然而，上肢感染的频率远低于下肢。与下肢类似，他们的治疗也包括局部经皮清洗，局部抗感染或口服抗生素，以及应用硅胶衬垫来限制

软组织的活动，随访的 5 例病例中的 2 例经过外科翻修假肢。只有 1 例因二期手术后 3.5 年发生深部感染而行植入物取出。值得注意的是，在感染治疗过程中，除了 1 名患者外，所有患者都能继续使用假肢[22]。

五、下肢应用

与上肢一样，临床上也存在多种下肢经皮植入系统[28]。每个系统都尽力在产生稳定的骨植入界面与避免感染和松动等并发症之间寻找平衡。下肢截肢患者使用接受腔型假体时会产生较多问题。自 1990 年起，经股骨截肢患者的经皮骨整合假肢的临床研发已经步入正轨[10]。如今，多种适用于下肢截肢的骨整合植入系统正处于研究之中。最常用的五种系统包括 OPRA、经皮压缩植入物（CTI）、整体式腿部假肢（ILP）、骨集成式假肢（OPL）和经皮骨集成式假肢（POP）[28]。然而，目前唯一被 FDA 批准的植入系统是 OPRA 系统[28]。与上肢一样，适用骨整合假肢系统的患者有以下特征，包括使用传统的接受腔假肢出现并发症、骨骼发育已成熟、残肢有足够的骨量储备、对康复方案依从性好，以及整体健康状况良好[10, 24, 26, 28-32]。

六、目前进展

美国国防部正在进行一项经肱骨截肢者骨整合研究（Transhumeral Amputee Osseointegration Study，TAOS）临床安全性试验，试验中，经肱骨截肢者在康复过程中将阶段式应用 OPRA 装置[33]。到目前为止，在 6 名患者队列中，随访 24 个月数据显示，与术前筛查时相比，患者上肢功能障碍评分（DASH）评分以及患者报告结局测量信息系统（Patient-Reported Outcomes Measurement Information System，

治疗 / 康复阶段中 TAOS 患者的平均 DASH 评分

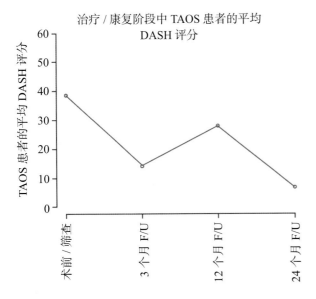

治疗 / 康复阶段中 TAOS 患者的平均评分

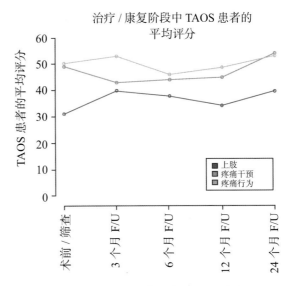

上肢
疼痛干预
疼痛行为

▲ 图 18-3　OPRA 手术和康复阶段 TAOS 患者 PROMIS 平均得分，其中 PROMIS 得分增加表示患者的情况改善 [31, 32]

TAOS. 经肱骨截肢者骨整合研究；PROMIS. 患者报告结局测量信息系统；OPRA. 截肢者康复用骨整合假肢

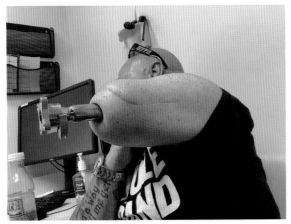

▲ 图 18-2　OPRA 程序和康复各阶段的 TAOS 患者的 DASH 平均得分，DASH 得分降低意味着患者的情况改善 [30, 32]。经肱骨截肢者的骨整合假肢可应用多个终端设备

TAOS. 经肱骨截肢者骨整合研究；DASH. 上肢功能障碍评分；OPRA. 截肢者康复用骨整合假肢

发症或不良事件。然而，随着更多的患者加入，我们正继续确立和验证经肱骨 OPRA 的安全性和有效性，并将其肢体功能状态与经肱骨截肢者使用接受腔型假肢进行比较。美国国防部也正在进行一项类似的研究，即经股骨截肢者骨整合研究（TFAOS）。

总之，对于不适用佩戴传统假肢的患者，骨锚定或"骨整合"假肢存在促进肢体功能并改善此类患者生活质量的潜能 [10, 22]。随着研究的不断深入，与传统的接受腔型假体相比，这些假肢对于经肱骨截肢患者来说是很有前景的康复和功能替代品。然而，骨整合假肢在更广泛的患者群体中的潜在疗效仍然需要进行更详细的对照研究，以证明其作为假肢系统的潜在优势。

PROMIS）均显示出改善的趋势（图 18-2 和图 18-3）[34, 35]。重要的是，在为期 1 年的随访中，没有受试者表现出与骨整合手术相关的并

参考文献

[1] Wright TW, Hagen AD, Wood MB. Prosthetic usage in major upper extremity amputations. J Hand Surg. 1995;20(4):619–22. https://doi.org/10.1016/ s0363–5023(05)80278–3.

[2] Alfieri KA, Forsberg JA, Potter BK. Blast injuries and heterotopic ossification. Bone Jt Res. 2012;1(8):174–9. https://doi.org/10.1302/2046–3758.18.2000102.

[3] Krajbich JI, Pinzur MS, Potter BK, Stevens PM. Atlas of amputations and limb deficiencies: surgical, prosthetic and rehabilitation principles. 4ᵗʰ ed. 2004.

[4] Adell R, Eriksson B, Lekholm U, Brånemark PI, Jemt T. Long-term follow-up study of osseointegrated implants in the treatment of totally edentulous jaws. Int J Oral Maxillofac Implant. 1990;5(4):347–59.

[5] Aschoff H-H, Clausen A, Tsoumpris K, Hoffmeister T. Implantation der Endo-Exo-Femurprothese zur Verbesserung der Mobilität amputierter Patienten. Oper Orthop Traumatol. 2011;23(5):462–72. https:// doi.org/10.1007/s00064–011–0054–6.

[6] Potter BK, Burns TC, Lacap AP, Granville RR, Gajewski DA. Heterotopic ossification following traumatic and combat-related amputations. J Bone Jt Surg. 2007;89(3):476–86. https://doi.org/10.2106/ jbjs.f.00412.

[7] Potter MBK, Forsberg LJA, Davis TA, et al. Heterotopic ossification following combat-related trauma. J Bone Jt Surg. 2010;92:74–89. https://doi. org/10.2106/jbjs.j.00776.

[8] Tintle LSM, Baechler LMF, Nanos CGP, Forsberg LJA, Potter MBK. Traumatic and trauma-related amputations. J Bone Jt Surg. 2010;92(18):2934–45. https://doi. org/10.2106/jbjs.j.00258.

[9] Tintle LSM, Baechler LMF, Nanos CGP, Forsberg LJA, Potter MBK. Reoperations following combat-related upper-extremity amputations. J Bone Jt Surg. 2012;94(16):e119. https://doi.org/10.2106/ jbjs.k.00197.

[10] Brånemark R, Berlin O, Hagberg K, Bergh P, Gunterberg B, Rydevik B. A novel osseointegrated percutaneous prosthetic system for the treatment of patients with transfemoral amputation: a prospective study of 51 patients. Bone Jt J. 2014;96–B(1):106–13. https://doi.org/10.1302/0301–620x.96b1.31905.

[11] Brånemark PI, Hansson BO, Adell R, et al. Osseointegrated implants in the treatment of the edentulous jaw. Experience from a 10–year period. Scand J Plastic Reconstr Surg Suppl. 1977;16:1–132.

[12] Esposito M, Hirsch J, Lekholm U, Thomsen P. Biological factors contributing to failures of osseointegrated oral implants, (I). Success criteria and epidemiology. Eur J Oral Sci. 1998;106(1):527–51. https://doi.org/10.1046/j.0909–8836..t01–2–.x.

[13] Håkansson B, Carlsson P. Skull simulator for direct bone conduction hearing devices. Scand Audiol. 1989;18(2):91–8. https://doi. org/10.3109/01050398909070728.

[14] Murphy EF. History and philosophy of attachment of prostheses to the musculoskeletal system and of passage through the skin with inert materials. J Biomed Mater Res. 1973;7(3):275–95. https://doi. org/10.1002/jbm.820070319.

[15] Mooney V, Predecki PK, Renning J, Gray J. Skeletal extension of limb prosthetic attachments– problems in tissue reaction. J Biomed Mater Res. 1971;5(6):143–59. https://doi.org/10.1002/ jbm.820050612.

[16] Esslinger JO. A basic study in semi-buried implants and osseous attachments for application to amputation prosthetic fitting. Bull Prosthet Res. 1970;10(13):219–25.

[17] Hall CW. Developing a permanently attached artificial limb. Bull Prosthetic Res. 1974;22:144–57.

[18] Hall CW, Cox PA, Mallow WA. Sketeal exension development: criteria for future designs. Bull Prosthetic Res. 1976;10:69–94.

[19] Hall CW. A future prosthetic limb device. J Rehabilitation Res Dev. 1985;22(3):99. https://doi. org/10.1682/ jrrd.1985.07.0099.

[20] Andersson GB, Gaechter A, Galante JO, Rostoker W. Segmental replacement of long bones in baboons using a fiber titanium implant. J Bone Jt Surg Am. 1978;60(1):31–40. https://doi. org/10.2106/00004623–197860010–00005.

[21] Ling RSM. Observations on the Fixation of Implants to the Bony Skeleton. Clin Orthop Relat R. 1986; 210(NA):80–96. https://doi. org/10.1097/00003086–198609000–00012.

[22] Tsikandylakis G, Berlin Ö, Brånemark R. Implant survival, adverse events, and bone remodeling of Osseointegrated percutaneous implants for Transhumeral amputees. Clin Orthop Relat Res. 2014;472(10):2947–56. https://doi.org/10.1007/s11999–014–3695–6.

[23] Kang NV, Pendegrass C, Marks L, Blunn G. Osseocutaneous integration of an intraosseous transcutaneous amputation prosthesis implant used for reconstruction of a transhumeral amputee: case report. J Hand Surg. 2010;35(7):1130–4. https://doi. org/10.1016/j.jhsa. 2010.03.037.

[24] Aschoff HH, Kennon RE, Keggi JM, Rubin LE. Transcutaneous, distal femoral, intramedullary attachment for above-the-knee prostheses. J Bone Jt Surg. 2010;92(Supplement _2):180–6. https://doi.org/10.2106/jbjs.j.00806.

[25] Skalak R. Biomechanical considerations in osseointegrated

prostheses. J Prosthet Dent. 1983;49(6):843–8. https:// doi.org/10.1016/0022–3913(83)90361–x.

[26] Hagberg K, Brånemark R. One hundred patients treated with osseointegrated transfemoral amputation prostheses–rehabilitation perspective. J Rehabil Res Dev. 2009;46(3):331–44. https://doi.org/10.1682/ jrrd.2008.06.0080.

[27] Hagberg K, Häggström E, Jönsson S, Rydevik B, Brånemark R. Psychoprosthetics. London: Springer-Verlag London Limited; 2008. p. 131–40. https://doi. org/10.1007/978–1–84628–980–4_10.

[28] Zaid MB, O'Donnell RJ, Potter BK, Forsberg JA. Orthopaedic osseointegration. J Am Acad Orthop Surg. 2019;27:e977–85. https://doi.org/10.5435/ jaaos-d-19–00016.

[29] Sullivan J, Uden M, Robinson KP, Sooriakumaran S. Rehabilitation of the trans-femoral amputee with an osseointegrated prosthesis: the United Kingdom experience. Prosthetics Orthot Int. 2003;27(2):114–20. https://doi.org/10.1080/03093640308726667.

[30] Tillander J, Hagberg K, Hagberg L, Brånemark R. Osseointegrated titanium implants for limb prostheses attachments: infectious complications. Clin Orthop Relat Res. 2010;468(10):2781–8. https://doi. org/10.1007/

s11999–010–1370–0.

[31] Hagberg K, Brånemark R, Gunterberg B, Rydevik B. Osseointegrated trans-femoral amputation prostheses: prospective results of general and condition-specific quality of life in 18 patients at 2–year follow-up. Prosthetics Orthot Int. 2008;32(1):29–41. https://doi. org/10.1080/03093640701553922.

[32] Muderis MA, Khemka A, Lord SJ, de Meent HV, Frölke JPM. Safety of osseointegrated implants for transfemoral amputees. J Bone Jt Surg. 2016;98(11):900–9. https://doi. org/10.2106/jbjs.15.00808.

[33] Forsberg, JA. Transhumeral Amputee Osseointegration Study (TAOS) FDA Early Feasibility Study IDE# G150155.

[34] Hudak PL, Amadio PC, Bombardier C, et al. Development of an upper extremity outcome measure: the DASH (disabilities of the arm, shoulder, and head). Am J Ind Med. 1996;29(6):602–8. https://doi. org/10.1002/ (sici)1097–0274(199606)29:6<602::aidajim4> 3.0.co;2–l.

[35] Cella D, Yount S, Rothrock N, et al. The patient-reported outcomes measurement information system (PROMIS). Med Care. 2007;45(5):S3–S11. https:// doi. org/10.1097/01.mlr.0000258615.42478.55\.

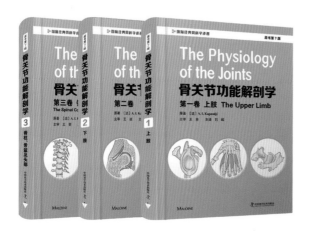

书　名：骨关节功能解剖学
引进地：MALOINE
主　审：王　岩
主　译：刘　晖
开　本：大 16 开（精装）
定　价：236.00 元（各册统一定价）

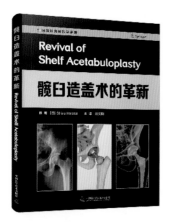

主　译：刘文刚
开　本：大 16 开（精装）
定　价：80.00 元

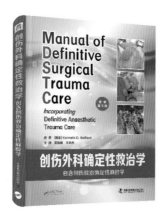

主　译：姜保国　王天兵
开　本：大 16 开（精装）
定　价：298.00 元

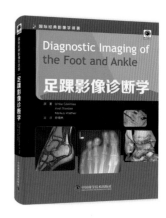

主　译：麻增林
开　本：大 16 开（精装）
定　价：178.00 元

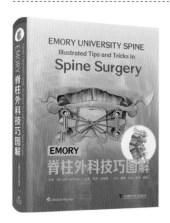

主　译：黄　霖　何　达
　　　　赵　宇　秦　毅
开　本：大 16 开（精装）
定　价：398.00 元

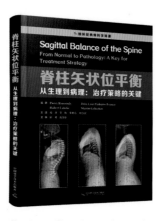

主　译：海　涌　李　利
　　　　李危石　郑召民
开　本：大 16 开（精装）
定　价：198.00 元

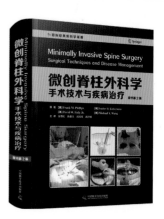

主　译：张雪松　陈雄生
　　　　祁同伟　周许辉
开　本：大 16 开（精装）
定　价：428.00 元